Checkliste Intensivmedizin

einschließlich Vergiftungen

Hans-Peter Schuster, Tiberius Pop,
Ludwig Sacha Weilemann

Geleitwort von Paul Schölmerich

3., überarbeitete und erweiterte Auflage
26 Tabellen

1988
Georg Thieme Verlag Stuttgart · New York

CIP-Titelaufnahme der Deutschen Bibliothek

Schuster, Hans-Peter:
Checkliste Intensivmedizin einschließlich Vergiftungen /
Hans-Peter Schuster ; Tiberius Pop ; Ludwig Sacha Weilemann.
Geleitw. von Paul Schölmerich. – 3., überarb. u. erw. Aufl. –
Stuttgart ; New York : Thieme, 1988.
(Checklisten der aktuellen Medizin)

NE: Pop, Tiberius:; Weilemann, Ludwig Sacha:

Wichtiger Hinweis: Medizin als Wissenschaft ist ständig im Fluß. Forschung und klinische Erfahrung erweitern unsere Kenntnisse, insbesondere was Behandlung und medikamentöse Therapie anbelangt. Soweit in diesem Werk eine Dosierung oder eine Applikation erwähnt wird, darf der Leser zwar darauf vertrauen, daß Autoren, Herausgeber und Verlag größte Mühe darauf verwandt haben, daß diese Angabe genau dem **Wissensstand bei Fertigstellung des Werkes** entspricht. Dennoch ist jeder Benutzer aufgefordert, die Beipackzettel der verwendeten Präparate zu prüfen, um in eigener Verantwortung festzustellen, ob die dort gegebene Empfehlung für Dosierungen oder die Beachtung von Kontraindikationen gegenüber der Angabe in diesem Buch abweicht. Das gilt besonders bei selten verwendeten oder neu auf den Markt gebrachten Präparaten und bei denjenigen, die vom Bundesgesundheitsamt (BGA) in ihrer Anwendbarkeit eingeschränkt worden sind. Benutzer außerhalb der Bundesrepublik Deutschland müssen sich nach den Vorschriften der für sie zuständigen Behörde richten.

1. Auflage 1983
2. Auflage 1985
1. Nachdruck 1985
2. Nachdruck 1986
3. Nachdruck 1987

Printed in Germany
Satz: Druckhaus Dörr, Inhaber Adam Götz, D-7140 Ludwigsburg
(Linotype System 5 [202])
Druck: Clausen + Bosse, Leck

ISBN 3-13-636803-7 3 4 5 6

Unseren Frauen
Renate, Marlies und Irene
gewidmet

Anschriften

Prof. Dr. med. Felix Largiadèr
Vorsteher des Departements Chirurgie
und Direktor der Klinik für Viszeralchirurgie
Universitätsspital
CH-8091 Zürich

Prof. Dr. med. Tiberius Pop
II. Medizinische Klinik
und Poliklinik der Johannes-Gutenberg-Universität
Langenbeckstr. 1
6500 Mainz

Prof. Dr. med. Hans-Peter Schuster
Medizinische Klinik I
Städtisches Krankenhaus Hildesheim
Lehrkrankenhaus der Medizinischen Hochschule Hannover
Weinberg 1
3200 Hildesheim

Prof. Dr. med. Alexander Sturm
Direktor der Med. Universitätsklinik
Ruhruniversität Bochum
Marienhospital
4690 Herne/Westf.

Prof. Dr. med. Ludwig S. Weilemann
II. Medizinische Klinik
und Poliklinik der Johannes-Gutenberg-Universität
Langenbeckstr. 1
6500 Mainz

Dr. med. Otto Wicki
Chefarzt der Chirurgischen Abteilung
Kantonales Spital
CH-6110 Wolhusen

Geleitwort

Das akute Versagen vitaler Funktionen stellt den Arzt vor die Notwendigkeit einer raschen Erfassung der Notfallsymptomatik und einer unmittelbaren Umsetzung diagnostischer Überlegungen in therapeutische Aktionen. Die Sofortmaßnahmen können häufig nur symptombezogen, nicht kausal orientiert sein. Erst die Überwindung der lebensbedrohlichen Krise macht die Weiterbehandlung auf einer Intensivbehandlungsstation möglich.

Richtige Symptombewertung und situationsgerechte Wahl der Sofortmaßnahmen, sorgfältige pflegerische Überwachung und apparatives Monitoring, richtiger Einsatz medikamentöser und technischer Therapieverfahren sind Vorbedingungen für den Erfolg der weiteren Behandlung. Im Gegensatz zur Therapie von nicht vital gefährdeten oder chronisch Kranken ist bei Notfall- und Intensivpatienten eine strengere Systematisierung der diagnostischen und therapeutischen Maßnahmen möglich und notwendig. Die meisten Stationen haben eigene Handlungsrichtlinien mit einem mehr oder weniger großen Grad an Verbindlichkeit.

Es ist den Verfassern der bescheiden als „Checkliste" bezeichneten Publikationen zu danken, daß sie die Erfahrungen der Intensivbehandlungsstation der II. Medizinischen Universitätsklinik in Mainz aus fast zwei Jahrzehnten zu einer umfassenden Darstellung kondensiert haben. Monitoring mit starkem Technikbezug, diagnostische Verfahren einschließlich der Labormethodik und prognostische Skalierung bilden die Basis für eine Darstellung der organbezogenen oder systemischen Funktionsstörungen, die den Ausfall vitaler Funktionen befürchten lassen. Der Hauptteil umfaßt eine textlich und besonders tabellarisch übersichtlich angeordnete Systematik der manifesten Krankheitsformen, wie sie in der Intensivmedizin beobachtet werden. Dabei liegt die Gliederung in Definition, Pathophysiologie, Diagnose, Differentialdiagnose, Sofortmaßnahmen, Intensivtherapie, Komplikationen nahe. Die therapeutischen Techniken und medikamentösen Behandlungsverfahren sind dann mit genauen Dosisangaben, Listen über Nebenwirkungen und Hinweisen auf Komplikationen in überwiegend tabellarischer Anordnung erfaßt.

Es gibt zahlreiche monographische Darstellungen der Intensivmedizin. Das Besondere an dieser Publikation ist die komprimierte Vermittlung der Gesamtproblematik in übersichtlicher Form, die von einfacher Symptomanalyse bis zur Aufstellung prognostischer Indices, von Befundprofilen der Labormedizin bis zur Anwendung der Computertomographie und von prophylaktisch-hygienischen Elementarmaßnahmen bis zur Technik der Hämoperfusion reicht.

Die Checkliste spiegelt die große Erfahrung der Verfasser, die seit Jahren die Intensivbehandlungsstation der II. Medizinischen Klinik betreuen. Die Darstellung setzt einen hohen Standard in Diagnostik und Therapie, für den man den Autoren dankbar sein kann. Zugleich ist das Buch Zeugnis einer therapeutisch orientierten Gruppe, an deren Wirksamkeit alle auf der Station Tätigen ihren bewährten Anteil haben.

Mainz 1983 P. SCHÖLMERICH

Vorwort der Herausgeber zur 3. Auflage

Die Checklisten der aktuellen Medizin sollen als Informations- und Nachschlagewerk dienen. Durch ihr handliches Format sind sie immer griffbereit und erlauben dem Arzt eine rasche Orientierung über

- wesentliche Haupt- und Nebensymptome einer Erkrankung,
- notwendige und wichtige Untersuchungen zu ihrer Diagnostik,
- konservative und evtl. chirurgische Therapiemöglichkeiten,
- differentialdiagnostische und differentialtherapeutische Überlegungen bei schwierigen und wesentlichen Krankheitsbildern.

Die Checklisten wollen und können ein diagnostisches Handbuch oder ein großes Lehrbuch nicht ersetzen; sie sollen als übersichtliche Gedächtnisstütze dienen. Zur straffen, aber nicht vereinfachenden Gliederung wurden die meisten Angaben nur stichwortartig formuliert. Bewußt wurde zugunsten einer übersichtlichen praxis- und kliniknahen Aktualität in Diagnostik und Therapie der Nachteil fehlender Literaturhinweise und der Verzicht auf die Beschreibung sehr seltener Krankheitsbilder in Kauf genommen.

Die Checklisten sind vornehmlich bestimmt für die Klinikärzte, die auf dem einzeln abgehandelten Fachgebiet nicht spezialisiert sind, für niedergelassene Ärzte aller Fachrichtungen sowie fortgeschrittene Studenten.

Die Checkliste gliedert sich in drei Teile:

- Der erste Teil (graue Balken) beschreibt die Untersuchungstechniken in Praxis und Klinik.
- Der zweite Teil (blaue Balken) behandelt Ätiologie, Pathogenese und klinische Symptomatologie, zur Diagnose führende Befunde und Untersuchungsmethoden, evtl. Differentialdiagnose sowie die konservative Therapie der einzelnen Krankheitsbilder.
- Der dritte Teil (rote Balken) enthält – soweit für das besprochene Fachgebiet notwendig – kurze Hinweise zur möglichen Operationsindikation, Operationsprinzip und -technik und/oder Hinweise für intensivtherapeutische Maßnahmen.

Bisher erschienen folgende Checklisten:

- Konservative Medizin: „Gefäßsystem – Hypertonie“, „Endokrinologie und Stoffwechsel“, „Intensivmedizin“, „Onkologie“, „Gastroenterologie“, „Hämatologie“, „Pneumologie“, „Dermatologie und Venerologie“, „Bildgebende Verfahren“, „Psychiatrie und neurologische Notfälle“.
- Operative Fächer: „Urologie“, „Viszerale Chirurgie“, „Gynäkologie“, „Geburtshilfe“, „Orthopädie“, „ Traumatologie“, „Kinderchirurgie“, „Ambulante Chirurgie“, „Gipstechnik“
- Außerdem ist eine Checkliste zum Thema „Krankenpflege“ erschienen.

Für die Checkliste „Intensivmedizin“ wurde vier Jahre nach ihrer ersten jetzt eine dritte Auflage notwendig. Diese Tatsache demonstriert, daß es den Autoren gelungen ist, das große und schwierige Gebiet der Intensivmedizin übersichtlich und für alle Fachrichtungen patientenorientiert verständlich darzustellen. Wir hoffen, daß sich

auch die dritte Auflage, die zahlreiche Änderungen enthält, an die Erfolge ihrer Vorgänger anschließen kann.
Wir sind dem Georg Thieme Verlag, insbesondere den Herren Dr. h.c. G. Hauff und Dr. D. Bremkamp für die tatkräftige Förderung und Realisierung dieses gemeinsam erarbeiteten Konzeptes sehr zu Dank verpflichtet.

Herne-Bochum, Zürich, Wolhusen
Januar 1988

Alexander Sturm
Felix Largiadèr
Otto Wicki

Vorwort der Verfasser zur 3. Auflage

In den beiden letzten Jahren seit Erscheinen der 2. Auflage dieser Checkliste haben sich keine wesentlichen neuen Verfahren in der Intensivmedizin als Routine etabliert. Wohl aber hat sich eine Fülle neuer Erkenntnisse zur Wahl und Dosierung von Medikamenten, zur Deutung physiologischer und biochemischer Befunde und zur Rangfolge bestimmter Behandlungsmaßnahmen ergeben. Wir haben versucht, den Text wiederum auf den heutigen Stand zu aktualisieren, wobei uns persönliche Erfahrung und allgemeine Akzeptanz als Kriterien galten.

Wir haben erwogen, einen Abschnitt über die viel diskutierten Begrenzungen der Intensivmedizin aufzunehmen, also Hinweise und Richtlinien für Therapieverzicht, Therapiereduktion oder Therapieabbruch. Vieles wurde hierzu in den letzten Jahren überdacht, manches auch publiziert. Dennoch haben wir letztlich auf ein solches Kapitel verzichtet unter dem Anspruch, in den Checklisten primär den überwiegend akzeptierten Standard der Intensivmedizin darzustellen. Zu unterschiedlich sind noch die Auffassungen über Therapiebegrenzung, zu vieles stützt sich noch mehr auf persönliche Ansicht als auf objektiv meßbare Daten.

Wir wünschen uns auch für die 3. Auflage der Checkliste zahlreiche und kritische Leser.

Hildesheim/Mainz, im Herbst 1987

H. P. Schuster
T. Pop
L. S. Weilemann

Vorwort der Verfasser zur 1. Auflage

Dieses Buch ist für alle geschrieben, die in der Intensivmedizin tätig sind. Wir sind uns des Wagnisses, eine Checkliste Intensivmedizin vorzulegen, durchaus bewußt. Die Behandlung des Intensivpatienten beruht im besonderen Maße auf pathophysiologischem Verständnis und Anpassung der aktuellen Therapie an die individuelle Situation. Die weltweite klinische und grundlagenorientierte Erforschung der Pathophysiologie, Pathobiochemie und Therapie bei kritisch Kranken fördert in rascher Folge eine Vielzahl von Daten, aus denen sich zum Teil rasch wechselnde Therapiekonzepte ergeben. Wir sind das Wagnis dennoch eingegangen, weil wir glauben, daß die moderne Intensivmedizin eine Phase erreicht hat, in der allgemein akzeptierte Standards für die Indikation zur Aufnahme in die Intensivstation sowie die Intensivüberwachung und Behandlung selbst erkennbar und formulierbar sind.
Daraus resultiert auch die Gliederung des Buches in 3 Hauptteile: die Intensivüberwachung, die Behandlung typischer Krankheitsbilder der internistischen Intensivmedizin einschließlich der Vergiftungen sowie die Darstellung allgemeiner Standardmaßnahmen wie der parenteralen Ernährung, der Infusionstherapie und Bilanzierung, der Respiratortherapie, der kardiopulmonalen Reanimation, der Elektrotherapie, der Pharmakotherapie, der Verfahren einer extrakorporalen Elimination. Jeder Hauptteil ist in seinen einzelnen Abschnitten nach einem festen Schema gegliedert und aufgebaut, was dem Leser das Auffinden der Antworten auf seine Fragen erleichtern soll.
Wir hoffen, daß es uns gelungen ist, die Grundlagen und allgemeingültigen Standards der Intensivmedizin aufzuzeigen, ohne die Grenzen einer Schematisierung allzuoft überschritten zu haben. Auch den Autoren dieses Buches sei das Recht auf individuelle Meinungen in einzelnen Punkten mit Nachsicht zugestanden!

Mainz, im Dezember 1982 DIE VERFASSER

Inhaltsverzeichnis

Intensivüberwachung

Krankheitsbilder

Prinzip – Indikationen – Technik

- Neben elektronischem Monitoring und laboranalytischer Überwachung steht auch auf der Intensivstation die unmittelbare klinische Überwachung des Patienten durch Ärzte und Schwestern oder Pfleger im Mittelpunkt. Sie erstreckt sich auf systematische und zeitlich festgelegte Untersuchungen sowie auf aktuelle Untersuchungen aufgrund besonderer Daten und Situationen. Kein Patient ist davon ausgenommen.

Inspektion:	insbesondere	Allgemeinzustand des Patienten. Unruhezustände. Krämpfe. Hydratationszustand. Haut- und Schleimhautzustand. Hautdurchblutung, Hautläsionen. Thoraxexkursionen. Umfangsmessungen. Kontrolle von Lagerung und Gelenkstellungen. Lage, Eintrittsstellen und Fixation von Kathetern, Sonden, Tuben.
Auskultation:	insbesondere	Lagekontrollen von Tubus und gastrointestinalen Sonden, Kontrolle der Lungenbelüftung. Bronchialsekretion. Pulmonale Infiltrate. Herztöne und Geräusche. Darmgeräusche.
Palpation:	insbesondere	Schmerzauslösung. Hydratationszustand. Katheterführende Gefäße. Herzaktionen. Bauchdeckenspannung.
Perkussion:	insbesondere	Flüssigkeitsansammlungen. Thoraxbelüftung. Meteorismus.
Neurologisch:	insbesondere	Bewußtseinszustand Ansprechbarkeit. Reflexe. Pupillen. Schmerzreaktionen.

Registrierung und Durchführung

- Alle Intensivüberwachungsmaßnahmen erfordern einen zeitlich vorgegebenen und festgelegten Rhythmus. Dies bezieht sich sowohl auf Anordnungen, die vom Pflegepersonal ausgeführt werden und schriftlich zu fixieren sind, als auch auf die ärztliche Untersuchung.
  - Grundrahmen bilden Routinedurchgang morgens und abends sowie einmal gezielt nachts. Schriftliche Verlaufsaufzeichnung morgens und abends.
  - Davon unberührt besteht die Forderung nach permanentem und direktem Kontakt zum Patienten. Jede Auffälligkeit ist dem Arzt zu melden, der daher stets ansprechbar und auf der Intensivstation anwesend sein muß.
- Sämtliche von Schwestern und Pflegern erhobenen Untersuchungsergebnisse und Überwachungsdaten sind auf dem Überwachungsbogen mit Zeitangabe zu protokollieren.

Prinzip

- Monitoring bedeutet kontinuierliche Überwachung biologischer Funktionsabläufe mittels elektronischer Geräte. Meßobjekte sind die Biosignale; die Meßkette reicht vom Meßfühler oder Rezeptor am Patienten über ableitende Kabelsysteme und Impulsverstärker oder Impulswandler bis hin zum Monitor, der die gemessenen Funktionen kontinuierlich anzeigt (Abb. 1).

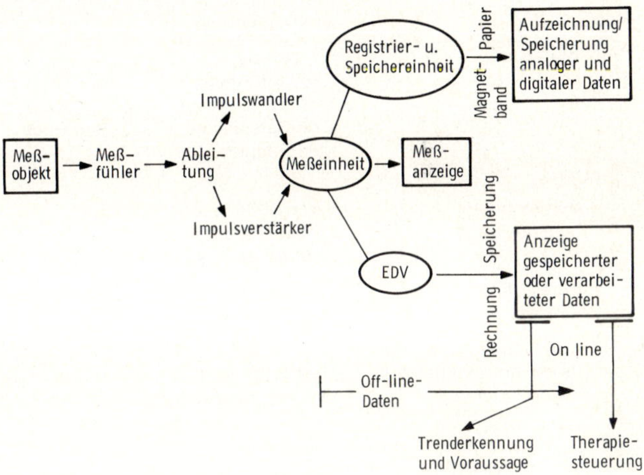

Abb. 1 Meßkette der elektronischen Patientenüberwachung

- Anforderungen an das Monitoring sind:
  - Kontinuierliche Darstellung der zu überwachenden Funktion = fortlaufende Anzeige.
  - Sofortiges Erkennen kritischer Abweichungen der aufgezeigten biologischen Funktionen = Grenzwertalarmierung.
  - Frühzeitiges Erkennen bedrohlicher Abweichungen der überwachten Größe = Trendalarmierung (noch weitgehend im experimentellen Stadium).
- Die fortgeschrittenste Form der automatischen Datenspeicherung und Datenwiedergabe stellen elektronische Datenverarbeitungsanlagen (EDV-Systeme) dar. On line und off line erfaßte Daten werden in Rechenanlagen gespeichert, programmierbar verarbeitet und die erwünschten Ergebnisse in variabler Form auf dem Monitor-Display wiedergegeben und wahlweise ausgedruckt. Praktische Anwendung finden Überwachungsanlagen mit elektronischer

Monitoring

Tabelle 1 Möglichkeiten des Monitoring am Patienten

Meßobjekte	Meßmethodik	Angezeigte und abgeleitete Größen
Zirkulation		
Aktionspotentiale des Herzens	Hautelektroden	EKG, Herzfrequenz, Extrasystolen
Pulswelle	Optische Transmissionsmesser Drucksensoren	Pulskurve, Pulsfrequenz, Δ-Herz-Puls-Frequenz
Blutdruck	Intravasale Kanüle-Katheter / Statham-Element, Katheterspitzen-Mikromanometer	Druckpuls, systolischer Blutdruck, diastolischer Blutdruck, mittlerer Blutdruck
ZNS		
Aktionspotentiale des Hirns	Externe Klebe- oder intrakutane Stichelektroden	EEG
Intrakranielle Drücke	intrakranielle Druckaufnehmer	Hirndruck
Körpertemperatur		
Rektaltemperatur Hauttemperatur	Thermistorsonden Thermistorschleifen	Temperaturkurve, Δ-Haut-Rektal-Temperatur
Atmung		
Atemmechanik	Thermistorsonden/ Atemluftstrom, Thoraximpedanz	Atemkurve, Atemfrequenz, Apnoedauer
Atemvolumina	Spirometrie	Atemzugvolumen, Atemminutenvolumen
Atemwegsdrücke	Druckrezeptoren, Membranmanometer oder Potentiometer	Endinspiratorischer, endexspiratorischer, mittlerer Atemwegs-Druck Compliance, Resistance
Blutgase intravasal	Katheterelektrode, Polarographie	pO_2
	Katheterelektrode Severinghaus-Prinzip	pCO_2
	Diffusionsmembrankatheter, Massenspektrometrie	pO_2, pCO_2
	Fiberoptikkatheter, Reflexionsoxymetrie	SO_2

Tabelle 1 (Fortsetzung)

Meßobjekte	Meßmethodik	Angezeigte und abgeleitete Größen
transkutan	Geheizte Hautelektrode, Polarographie	pO_2
	Ohrklipp, Oxymetrie	SO_2
Atemluftgase	Atemgasprobe, Massenspektrometrie	pO_{2E}, pCO_{2E}, FO_{2E}, FCO_{2E} O_2-Verbrauch, CO_2-Produktion, Energieumsatz
Stoffwechsel		
Säure/Basen-Status Blutzucker	Kontinuierliche Absaugung von Blut, externe Durchfluß-elektrode, Autoanalyser (Hexokinasemethode)	pH, pCO_2, $[HCO_3^-]$ Glucosekonzentration

Datenverarbeitung besonders als Arrhythmie-Computer und als Computer zur Überwachung gemessener und berechneter Parameter der Herz-Kreislauf-Funktion und der Flüssigkeitsbilanz.

Indikation

- Monitoring ist für viele Funktionen anwendbar (Tab. 1), allerdings mit großen Unterschieden hinsichtlich Praktikabilität und klinischer Erfahrung.
- Als Basisüberwachung ist Monitoring von EKG und Herzfrequenz obligat. Für Patienten mit akuten kardiovaskulären Problemen (akuter Myokardinfarkt, Kardiochirurgie) ist die kontinuierliche Überwachung intravasaler Drücke gut etabliert.
- Die Auswahl weiterer Funktionsgrößen für das Monitoring hängt ab von Art des Krankengutes und Ausstattung der Station. Allgemeinverbindliche Regeln können nicht gegeben werden.
- Die kontinuierliche Überwachung von EEG und Hirndruck wird wahrscheinlich zu wenig genutzt. Indikationen sind Patienten mit akuten Intoxikationen, nach kardiopulmonaler Reanimation, mit metabolischen Komata, im Status epilepticus, relaxierte Patienten unter Respiratortherapie.

- Große praktische Bedeutung haben die in Therapiegeräte eingebauten Monitore erlangt (Dialysemonitore, Respiratormonitore, Monitore in Infusions- und Injektionsautomaten). Sie dienen einmal der Überwachung der Gerätefunktionen selbst, darüber hinaus erlaubt die Elektronik moderner Respiratoren ein Monitoring weiterer biologischer Funktionsabläufe. Wichtige Beispiele sind das Monitoring der totalen Thoraxcompliance während kontrollierter Beatmung sowie das Monitoring des Energieumsatzes auf der Grundlage der indirekten Kalorimetrie durch Messung von O_2-Verbrauch und CO_2-Eliminationsrate an Respiratoren („metabolic computer").

Instrumente – Technik

Monitoren

- Die Wiedergabe der überwachten Größe am Monitor erfolgt in Form biologischer Kurven auf Oszilloskopen (analoge Signale) und in Form der Zeigeranzeige oder Digitalanzeige für numerische Meßdaten (digitale Signale).
- Der EKG-Monitor soll über einen elektronischen Kurzzeitspeicher verfügen, der die dem unmittelbaren Ereignis vorangehenden Signale für einige Sekunden speichert und wiedergeben kann.
- Die Meßanzeige soll mit einem Grenzwertmelder ausgestattet sein, der bei Überschreitung vorwählbarer Grenzen der angezeigten Meßgröße akustischen und optischen Alarm auslöst.
- Der Monitor soll mit einer Registriereinheit verbunden sein. Kurven (analoge Signale) werden in der Regel mit Papierschreibern registriert, die selektiv einschaltbar und über den Grenzwertmelder als Alarmschreiber automatisch einschaltbar sein sollen. In Alarmsituationen müssen die kurzzeitgespeicherten Daten als Vorlauf mit registriert werden.
  Numerische Daten (digitale Signale) können in wahlweisen Intervallen digital ausgedruckt werden. Sie können auch in Graphikform als Registrierpunkte über einen längeren Zeitraum am Monitor angezeigt oder in Form der Punktschreibung mittels Papierschreiber aufgezeichnet werden (Trendanzeige oder Trendschreiber).
- In Kombination mit elektronischen Speicher- und Rechenanlagen (EDV-gestütztes Monitoring) können die gespeicherten Daten als tabellarischer Datensatz oder als Verlaufsdiagramm der Funktionsgrößen über die Zeit wiedergegeben werden. Diese aufwendigste Form der elektronischen Überwachung ist bisher nur in ausgewählten Kliniken realisierbar und in ihrem endgültigen Nutzeffekt für die Behandlung kritisch Kranker noch nicht beurteilbar.

Überwachungssysteme (Abb. 2)

- Rein zentrale Überwachungsanlage: Die Information wird über Vorverstärker an die Zentrale gegeben und dort an einem Monitor angezeigt.
  Vorteil: Gleichzeitige Erfassung der Vitaldaten mehrerer Patienten in der Zentrale.
  Nachteil: keine unmittelbare Information am Krankenbett.
- Rein bettseitige Überwachungsanlage: Die gesamte Ableitung, Verarbeitung und Anzeige der Daten erfolgt am bettseitigen Monitor.
  Vorteil: komplette Information am einzelnen Krankenbett.
  Nachteil: fehlende Informationszusammenschau der Daten an einem zentralen Punkt der Station.
- Kombinierte Überwachungsanlage Typ 1: Die in der Zentrale erfaßten Daten werden an einen bettseitigen Tochtermonitor rückübermittelt.
  Nachteil: Der Tochtermonitor am Bett ist vollständig von der Zentrale abhängig.
- Kombinierte Überwachungsanlage Typ 2: Die bettseitig erfaßten und aufgearbeiteten Daten werden an die Zentrale weitergegeben und dort gesammelt dargestellt.
  Vorteil: Unabhängigkeit der bettseitigen Monitore von der Zentrale.

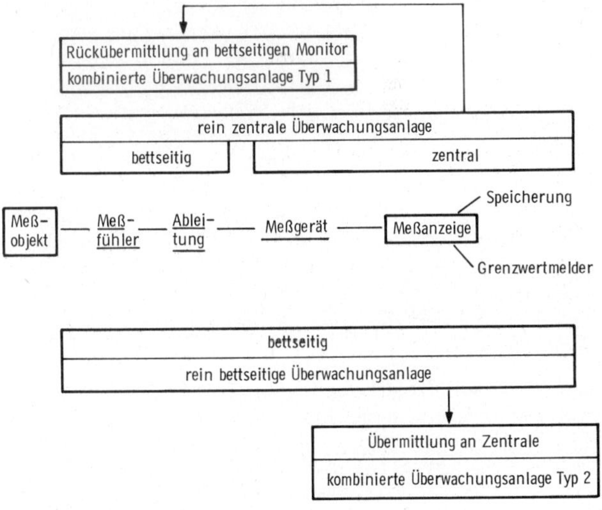

Abb. 2 Grundmechanismen der Bestandsstörungen

Nachteil: größere Abmessungen der bettseitigen Monitoren, relativ hohe Kosten.

Pflegerische Aspekte

- Die Möglichkeiten zur Rationalisierung der Schwesternarbeit durch Monitoring wurden lange überschätzt („elektronische Krankenschwester").
  Zwar führt das Monitoring einfacher Meßdaten wie Herzfrequenz, Atemfrequenz, Körpertemperatur zu einer Entlastung der Schwester am Krankenbett, doch bedingen andererseits moderne Überwachungsformen wie kontinuierliche Messung blutiger Druckwerte oder Blutgase zusätzlichen Arbeitsaufwand. Monitoring wird primär nicht durch Rationalisierung des Pflegeaufwandes, sondern durch Optimierung der Patientenüberwachung und Therapieführung begründet.

Prinzip

- Venenverweilkatheter mit Lage der Katheterspitze im großen intrathorakalen, klappenlosen Venensystem. Exakte Lage in der oberen Hohlvene, tolerable Lage in einer V. brachiocephalica.
- Zugangsweg zur Messung des zentralen Venendruckes sowie für Dauerinfusionen.

Indikationen

- Messung des zentralen Venendruckes (s. S. 28).
- Durchführung einer Langzeitinfusion zur
  - bilanzierten Infusionstherapie (s. S. 215),
  - parenteralen Ernährung (s. S. 209),
  - Giftelimination durch forcierte Diurese (s. S. 206).
- Kontinuierliche oder häufig wiederholte Medikamentenzufuhr.

Technik

- Die zentralen Venenkatheter werden durch perkutane Punktion eingeführt. Typische Zugangsstellen:
  - V. cubitalis (Kubitaliskatheter).
  - V. subclavia (Subklaviakatheter).
  - V. jugularis interna (Jugulariskatheter).
- Vor- und Nachteile des Kubitaliskatheters:
  - einfache, rasche, komplikationslose Punktion,
  - häufige Fehllage der Katheterspitze, insbesondere Fehllage in der V. axillaris oder V. subclavia,
  - hohe Rate an thrombotischen Komplikationen,
  - Behinderung der Armbewegungen.
- Vor- und Nachteile des Subklaviakatheters:
  - rasche Punktion, erfolgreiche Punktion auch im Schock und Kreislaufstillstand,
  - wenig Einschränkung der Körperbeweglichkeit,
  - lebensbedrohliche Komplikationen bei der Punktion möglich (Pneumothorax, Hämatothorax, Infusionsthorax).
- Vor- und Nachteile des Jugulariskatheters:
  - geringe Komplikationsrate,
  - komplizierte Punktionstechnik,
  - Gefahr der Infektion bei gleichzeitigem Tracheostoma.
- Auswahl des Zugangsweges erfolgt nach individueller Erfahrung und Übung sowie der verfügbaren Zeit nach der Gesamtsituation des Patienten.

Die Subklaviapunktion soll vermieden werden:
- während der Überdruckbeatmung, insbesondere bei positivem endexspiratorischem Druck;
- bei Blutungsneigung;
- bei laufender thrombolytischer Therapie.

- *Instrumente:*
  Venenkatheter, Staubinde, Desinfektionsmittel, Lokalanästhesie, steriles Tuch, sterile Handschuhe, Injektionsspritze mit Spüllösung (physiolog. Kochsalzlösung), Venendruckmeßgerät.
- *Punktionsstellen:*
  - V. basilica: an der Ellenbeuge.
  - V. jugularis externa: nach Kompression des Gefäßes oberhalb der Klavikula, etwa in der Mitte des M. sternocleidomastoideus.
  - V. jugularis interna: unterhalb des Winkels V. jugularis externa und M. sternocleidomastoideus in Höhe der Incisura thyroidea superior. Punktionsnadel in einem Winkel von 45 Grad zur Vertikalebene in Richtung auf den klavikulären Ansatz des Muskels vorschieben.
  - V. subclavia infraklavikulär: Klavikulamitte mit Nadel in Richtung auf den Oberrand des Sternoklavikulargelenkes vorschieben.
  - V. subclavia supraklavikulär: zwischen lateralem Rand des M. sternocleidomastoideus und Klavikula. Nadel in einem Winkel von 45 Grad zur Sagittal- und 15 Grad zur Horizontalebene vorschieben.

Komplikationen

- Zu unterscheiden sind Komplikationen
  a) beim Einführen des Katheters:
    - Verletzungen.
    - Katheterembolie.
    - Fehllagen.

  b) bei liegendem Katheter:
    - Phlebothrombose.
    - Infektion und Sepsis.
    - Katheterembolie.
- Komplikationen durch Verletzungen.
  1. Versehentliche Punktion der benachbarten Arterie oder Verletzung der Vene können neben größeren Hämatombildungen beim Subklaviakatheter zum Hämatothorax führen. Nach Arterienverletzungen evtl. arteriovenöse Fistel.
  2. Verletzungen von Pleura und Lunge können insbesondere beim Subklaviakatheter durch Ausbildung von Pneumothorax, Spannungspneumothorax, Hautemphysem lebensbedrohlich sein.

3. Vorschieben in der Adventitia, Perforation der Venenwand kann zum Infusions- oder Transfusionsthorax führen.

- Katheterembolie, d. h. Embolisation abgescherter Katheterstücke, kann bei unsachgemäßer Handhabung sowohl während Einführen des Katheters durch Abscheren an der Punktionsnadel als auch infolge unsachgemäßer Pflege und Überwachung beim länger liegenden Katheter entstehen.
  Embolisierte Katheterstücke werden transvenös durch spezielle Extraktionstechniken oder durch Thorakotomie entfernt.
- Häufigste Komplikationen beim Einführen der Venenkatheter sind Fehllagen.
  1. Gefährlichste Fehllage ist das Vordringen der Katheterspitze in den rechten Vorhof oder rechten Ventrikel. Hierdurch können Rhythmusstörungen erzeugt werden und tödliche Herzwandperforationen mit Ventrikeltamponade auftreten.
  2. Beachte!
     Die Lage der Katheterspitze wird auch von Kopfbewegungen und Körperbewegungen beeinflußt. Durch Vorbeugen von Kopf und Rumpf kann die Katheterspitze bis zu 7 cm tiefer treten. Für die Beurteilung der Katheterlage im Röntgenbild ist dies zu beachten, die Katheterspitze sollte nicht unmittelbar vor dem rechten Vorhof, sondern einige Zentimeter weiter distal liegen.
  3. Typische Fehllagen sind:
     - Lage der Katheterspitze in der V. axillaris oder V. subclavia.
     - Abweichen des Katheters nach kranial und Eindringen in die V. jugularis interna.
     - Abweichen des Katheters auf die kontralaterale Seite und Lage der Katheterspitze in V. subclavia, V. axillaris oder auch V. jugularis interna der Gegenseite.
     - Abweichen des Subklaviakatheters nach lateral in die V. axillaris.
     - Abweichen des Katheters in eine Thoraxwandvene.
     - Schlingenbildungen des Katheters.
  4. Bei jeder Fehllage der Katheterspitze in einer kleineren Vene (V. axillaris, V. subclavia, V. jugularis interna) besteht erhöhte Thrombosegefahr, außerdem entspricht der gemessene Druck nicht dem zentralen Venendruck.
     Schlingenbildung bedeutet Gefahr von Phlebitis und Drucknekrosen.
- Häufigste Komplikation bei länger liegendem Venenkatheter ist die Thrombose der katheterführenden Vene.
  1. Die katheterinduzierte Thrombose ist um so häufiger, je kleiner der Venendurchmesser an der Kathetereintrittsstelle und je länger das katheterführende Venenstück ist. Daher ist Phlebothrombose beim Subklaviakatheter und besonders beim Jugularis-interna-Katheter seltener als beim Kubitaliskatheter.

2. Häufigkeitsangaben von Thrombosen nach klinischen Untersuchungen (Gesamt 4–10%, Kubitaliskatheter 8–10%, Subklaviakatheter 0,5%, Jugulariskatheter 2%) liegen eher zu niedrig. Die Thromboserate nimmt mit der Verweildauer zu.
   a) Akute, hochentzündliche Thrombophlebitis der katheterführenden Vene ist zwar schmerzhaft, hat aber gute Rückbildungsfähigkeit nach Entfernen des Katheters.
      Behandlung:
      – Hochlagerung des Armes.
      – Lokale Kühlung, Salbenverbände mit antiphlogistischen und heparinhaltigen Salben.
      – Erforderlichenfalls systemische Gabe von Antiphlogistika.
      – Antikoagulation.
   b) Relativ blande entstehende Thrombosen, die manchmal erst nach Entfernen des Venenkatheters an den Zeichen der Abflußstauung bemerkt werden, sind wesentlich schlechter rückbildungsfähig.
      Behandlung:
      – Überprüfung der Indikation zur Gefäßoperation oder Thrombolyse.
      – Antikoagulation.
      – Druckverband.
3. Im Zweifelsfall ist zur Klärung die Venographie des betroffenen Armes indiziert.

- Gefährlichste Komplikation des länger liegenden Katheters ist die Sepsis durch infizierte Venenkatheter.

1. Die Häufigkeit der Kathetersepsis wird mit 1–7%, im Mittel mit 2–3% angegeben. Deutlich häufiger ist die Keimbesiedelung der Katheterspitze mit pathogenen Keimen in 20–40% der Fälle. Die Sepsisrate nimmt mit der Verweildauer zu.
2. Nicht jede Sepsis mit unbekanntem Sepsisherd bei liegendem Venenkatheter ist gleich Kathetersepsis. Koinzidenz bedeutet nicht Kausalität. Dennoch ist bei liegendem Venenkatheter und unbekanntem Sepsisherd stets der Katheter als Sepsisquelle zu erwägen. In Zweifelsfällen ist der Venenkatheter zu entfernen, falls dies mit der Vitalüberwachung zu vereinbaren ist. Andernfalls muß nach Entnahme von Blutkulturen sofort mit einer antibiotischen Therapie begonnen werden, die den allgemeinen Regeln zur Initialtherapie einer Sepsis folgt (s. S. 255).
3. Der Beweis einer Kathetersepsis wird erbracht durch Entfieberung nach Entfernen des Venenkatheters und Nachweis der Sepsiserreger an der Venenkatheterspitze.

Prophylaxe der Komplikationen – Pflege des Katheters

- Strenge Indikationsstellung zur Einführung zentraler Venenkatheter.
- Sachgerechte Handhabung der Punktionsbestecke entsprechend den Anweisungen des Herstellers.
- Aseptisches Vorgehen beim Einführen des Katheters.
- Röntgenkontrolle der Katheterlage, erforderlichenfalls mit Kontrastmittelfüllung des Katheters (s. S. 45).
  - Röntgenkontrolle sofort nach Einlegen des Katheters.
  - Gegebenenfalls Lagekorrektur und Dokumentation der korrigierten Lage.
  - Wiederholte Kontrollen im Verlauf, da die Katheterlage sich verändern kann.
- Fixation des Katheters an der Austrittsstelle durch speziellen Pflasterverband.
- Täglicher Verbandwechsel.
  - Kontrolle ob Schwellung, Rötung, Austritt von Flüssigkeit aus der Kathetereintrittsstelle sichtbar.
  - Reinigen der Kathetereintrittsstelle und Anwendung von desinfizierenden Sprays oder Lösungen.
- Entfernen des Katheters bei Phlebitis, Thrombose, Verdacht auf Infektion, sofern mit der Vitalsituation des Patienten vereinbar.
- Hygienisch einwandfreies Arbeiten bei Anschließen und Wechseln von Infusionen, bei Zuspritzen von Medikamenten in den Venenkatheter oder das zuführende Schlauchsystem sowie beim Messen des zentralen Venendruckes.
- Kontinuierliche Heparinisierung senkt signifikant das Thromboserisiko. Bei Patienten, die nicht bereits aus anderer Indikation antikoaguliert werden, Zusatz von Heparin zur laufenden Infusion unter Beachtung der Dosierungsrichtlinien für die prophylaktische Heparinisierung (s. S. 315).

Prinzip, Indikation und Geräte

- Ein Harnblasenkatheter dient der
  - Kontrolle der Urinausscheidung.
  - Verhütung von Komplikationen bei Harninkontinenz.
  - Spülung der Harnblase bei Blutung.
- Jeder bewußtlose oder bewußtseinsgetrübte Patient der Intensivstation stellt eine Indikation für einen Blasenkatheter dar, aber auch wache Patienten mit besonderen Flüssigkeitsbilanzproblemen.
- Grundsätzlich sind *zwei Verfahren* zum Blasenkatheterismus möglich:
  1. Transurethraler Katheter.
     Vorteil – technisch einfach.
     Nachteil – höheres Infektionsrisiko, Schleimhautläsionen.
  2. Suprapubische Blasenpunktion.
     Vorteil – geringeres Infektionsrisiko, keine Schleimhautläsionen der Harnröhre.
     Nachteil – technisch schwieriger.
- In jedem Fall sollte die Blasendrainage unter sterilen Bedingungen mittels geschlossenem System für die gesamte Liegedauer erfolgen. Eine Diskonnektion Beutel-Katheter erhöht das Infektionsrisiko um ein Vielfaches.

Registrierung

- Die Messung und Protokollierung der Urinausscheidung erfolgt durch die Pflegekraft auf schriftliche Anordnung. Folgendes Vorgehen hat sich bewährt:
  1. Vierstündiges Ablesen für die Routine.
  2. Stündliches Ablesen bei Oligurie.
  3. Zwölfstündliches Messen der Menge in Gefäßen. (Ablassen des Urins durch besondere Ventile) und Kontrolle der Osmolalität (des spezifischen Gewichtes), Untersuchung auf Glukose, Azeton, Blut mittels Teststäbchen.
  4. 24 Stunden Sammelperiode für Errechnung der Kreatininclearance sowie für weitere spezifische Untersuchungen je nach Fragestellung (Elektrolyte, Phosphat, Gifte).

Komplikationen

- Verstopfung
  Beachte!
  Bei jeder Anurie vor Diuretikagabe Katheter auf Durchgängigkeit prüfen.
- Infektionen lokal und aszendierend.
- Schleimhautläsionen.
- Blutungen.
- Nach Beendigung der Blasendrainage ist eine sorgfältige Nachbeobachtung erforderlich, da Entleerungsstörungen funktionell und pathologisch-anatomisch bedingt auftreten können.
- Merke:
  Ein sogenanntes Blasentraining durch Abklemmen des Katheters ist unsinnig und fördert aszendierende Infektionen.

Gastrointestinale Sonden

Prinzip und Indikationen

- Die durch den unteren Nasengang eingeführte Plastikverweilsonde im Magen dient der Diagnostik, Therapie, Bilanzierung und Überwachung. Die Magensonde ist beim bewußtlosen und bewußtseinsgetrübten sowie intubierten Intensivpatienten obligat.
  1. Diagnostik:
     - pH-Wert-Bestimmung des Magensaftes.
     - Toxikologische Analyse aus dem Magensaft.
     - Früherfassung von Blutungen.
     - Erkennen von Kopremesis bei Ileus.
  2. Therapie:
     - Einbringen von Antazida.
     - Zuführen von Sondennahrung.
     - Spülen bei Blutungen.
  3. Überwachung und Bilanz:
     - Kontrolle der Magensaftproduktion, erforderlichenfalls der Elektrolytverluste.
     - Vorbeugen der Aspiration von Magensaft.
     - Verlaufskontrolle bei Blutungen.
- Spezielle Indikationen:
  1. Magensonde mit Sogwirkung zum Absaugen bei Magenatonie, Magenausgangsstenose, Pankreatitis, Ileus, Peritonitis.
  2. Dünndarmsonden zur enteralen Ernährung.
  3. Doppellumige Sonde mit gastraler und enteraler Öffnung (s. S. 260).

Technik

Je nach Indikation ein- oder zweilumige Sonde aus Silikonkautschuk oder Polyurethan. Kein PVC-Material (Weichmacher!). Lumen nach Indikation. Mindeststärke zur Diagnostik Charrière 15.

- Eine gekühlte Sonde schiebt sich leichter.
  Gleitmittel verwenden (Xylocain-Gel).
- Sonde vorher mit Mittel gegen Verklebung einsprühen.
- Einführen durch den unteren Nasengang.
- Das Hineingleiten in den Ösophagus läßt sich durch Anheben des Kopfes erleichtern.
- Bei Schwierigkeiten Vorschieben unter Sicht mit der Magill-Zange.
- Auskultatorische Lagekontrolle.
- Radiologische Lagekontrolle.

- Dauersog kann über *Heberdrainage* (graduiertes Auffanggefäß mit mindestens 1000 ml Fassungsvermögen, gefüllt mit 500 ml H_2O) oder Saugpumpen erzeugt werden.

- Dünndarmsonde unter endoskopischer Sicht legen oder „natürlichen“ Weitertransport unter radiologischer Kontrolle versuchen.

Registrierung

- Das gemessene Magensekretvolumen wird schriftlich fixiert. Bilanzierungszeiträume zeitlich festlegen (Minimum 12stündlich).
- Bei Magensaftverlust von über 500 ml/die und/oder bei entsprechender Fragestellung ist die Bilanzierung der Elektrolytverluste über den Magensaft erforderlich (s. S. 129).

Komplikationen

- Verletzung der Schleimhäute.
- Perforation des Ösophagus.
- Zu tiefes Eindringen und Lage der Magensonde im Dünndarm.
- Abknicken der Sonde.
- Verstopfung der Sonde.
- Anlegen der Sonde an die Magenwand.
- Magenschleimhautläsionen bei Verwendung zu starrer Sonden.

Pflegerische Aspekte

- Korrektes Fixieren der Nasen-Magen-Sonde an der Nasenöffnung zur Vermeidung von Druckulzera und Schleimhautverletzungen durch zu große Mobilität.
- Durchgängigkeit sicherstellen.
- Tägliche Lagekontrolle.

Drainagen

Prinzip

- Drainagen dienen der Sicherstellung eines freien Abflusses von Flüssigkeitsansammlungen und Luft aus physiologischen oder pathologischen Körperhöhlen und Zwischenräumen.
- Intensivmedizinisch bedeutungsvoll sind
  - Drainagen der Bauchhöhle.
  - Drainagen des Pleuraraumes.
  - Drainagen des Mediastinums.
  - Drainagen des Perikards.

Indikationen

- Drainage der Bauchhöhle:
  - Therapie bei Peritonitis.
  - Ableiten von toxischen Substanzen aus der Bauchhöhle bei tryptischen Prozessen.
  - Ableiten von Flüssigkeitsansammlungen aus der Bauchhöhle.
  - Abszeßdrainagen.
    Spülbehandlung über operativ plazierte Drains (z. B. bei diffuser eitriger Peritonitis oder nekrotisierender Pankreatitis).

  Beachte!
  Indikation und Drainagegebiet von Chirurgen schriftlich fixieren lassen.
- Drainagen des Pleuraraumes:
  1. Ableiten von Luft bei Pneumothroax jeglicher Genese.
  2. Ableiten pathologischer Flüssigkeitsansammlungen entzündlicher und nicht entzündlicher Art.
     - Die Drainage erfolgt über geschlossene Saugsysteme.
- Drainagen des Mediastinums und Perikards: zum Ableiten pathologischer Flüssigkeitsansammlungen entzündlicher, nichtentzündlicher und postoperativer Art.

Instrumente und Technik

Grundsätzlich Einmalmaterial verwenden.

- *Bauchhöhlendrainage*
  - Die Drains werden, falls sie nicht intra operationem eingeführt wurden, unter sterilen Bedingungen gelegt, entweder mit Trokar und Drainagekatheter oder mit Einmalpunktionssets, die ein gefahrloseres Arbeiten und bessere Sterilität gewährleisten.
  - Jede Drainage muß sorgfältig fixiert werden. Auf gute Wundadaption ist zu achten.

- *Pleuradrainage*
  - Die Drainage des Pleuraraumes soll bei iatrogenem Pneumothorax (Subklaviakatheter, Überdruckbeatmung) als Notfallmaßnahme vom Intensivmediziner durchgeführt werden.
  - Vor jedem Eingriff aktuelles Röntgenbild anfertigen oder Ultraschalldiagnostik. (Ausnahme vital bedrohlicher Notfall bei Spannungspneumothorax.)
  - Das Einführen des Katheters erfolgt mittels Trokar nach Stichinzision, am besten mit sterilen Einmalsets.
  - Sterile Bedingungen sicherstellen und beachten.
  - Inzision und Eingehen in der Regel im 4.–5. ICR in der hinteren Axillarlinie. Instrument zunächst in sagittaler Richtung durch die Haut bis zur Rippe, dann streng tangential nach oben durch den nächst höher gelegenen ICR in die Pleurahöhle einführen. Hochschieben des Katheters bis in Höhe 1.–2. ICR.
    Alternativ:
    Inzision und Eingehen in 2. ICR in der Medioklavikularlinie.

  Beachte!
  Bei Flüssigkeitsdrainagen tiefsten Punkt der Pleurahöhle in der hinteren Axillarlinie oder mittlere Skapularlinie wählen (meist 8.–9. Rippe).
  - Anschließend Saugvorrichtung anschließen, Sogwirkung kontrollieren und Sogstärke festlegen.
  - Auf exakten Wundverschluß und Fixierung achten.
  - Thoraxkontrollaufnahmen zur Verifikation und Dokumentation der korrekten Lage. Ggf. Kontrolle durch Ultraschall.
- Perikarddrainage: s. Kapitel Perikarderguß, S. 80.

Registrierung

- Drainierte Flüssigkeitsmengen messen und dokumentieren. Bilanzierungszeiten festlegen, mindestens 12stündlich.
- Bei mehreren Drainagen muß das jeweilige Lagegebiet gekennzeichnet und getrennt bilanziert werden.
- Regelmäßige Kontrolle und Registrierung des Sogdruckes.

Komplikationen

- Drainagen der Bauchhöhle.
  - Blutungen und Verletzungen von Blutgefäßen.
  - Darmverletzungen.
  - Abflußbehinderungen.
  - Infektionen – Keimverschleppung.
  - Eiweiß- und Elektrolytverluste.

Drainagen

- Drainagen des Pleuraraumes.
  - Interkostalgefäßverletzungen.
  - Verletzungen der Lunge.
  - Infektionen – Keimverschleppung.
  - Ventilations- und Zirkulationsstörungen durch Druckanstieg bei Drainageverlegung.
  - Bronchusanschluß (daran denken bei zu geringer Sogwirkung).

Pflegerische Aspekte

- Überwachung und Pflege der Drainagen sind nur bei Kenntnis des Lagegebietes der Katheter und der Indikationsstellung sinnvoll durchführbar.
  Entsprechende Information und Hinweise auf mögliche Komplikationen sind erforderlich.
- Bilanzierung protokollieren.
- Verbandwechsel und Prüfung der Funktionstüchtigkeit sollen regelmäßig durchgeführt werden. Entsprechende Anordnung schriftlich treffen.

Prinzip

- Klinische Überwachung und elektronisches Monitoring müssen durch die regelmäßige Erstellung bestimmter klinisch-chemischer, hämatologischer und gerinnungsphysiologischer Analysen ergänzt werden.
- Dabei läßt sich ein für alle kritischen Krankheitszustände gültiges Mindestprogramm als Basisprogramm von ausgewählten Spezialprogrammen abgrenzen. Die Durchführbarkeit des Basisprogrammes muß zu jeder Tages- und Nachtzeit garantiert sein, während die Spezialprogramme ebenso wie die normalen Verlaufskontrollen in der Regel zu Routinezeiten im Routinelaboratorium durchgeführt werden können.

Indikationen

- Das Basisprogramm ist bei kritisch Kranken, die der Intensivbehandlung bedürfen, grundsätzlich indiziert bei Aufnahme in die Intensiveinheit sowie in Kontrollen mindestens einmal innerhalb 24 Stunden.
  Ein gekürztes Basisprogramm ist bei Patienten der kardiologischen Intensivüberwachung gerechtfertigt.
  - Basisprogramm (Tab. 2).
  - Blutgas- und Säure-Basen-Analysen, Untersuchungen des Blutbildes, der Elektrolyte, der Glukose, der harnpflichtigen Substanzen, des Gesamteiweißes, der Leberenzyme; Globaltests der Gerinnung und Urinuntersuchungen gehören grundsätzlich zum Mindestprogramm.
  - Die Bestimmung der Blutlaktatkonzentration ist äußerst wünschenswert. Hyperlaktatämien sind bei Intensivpatienten ein häufiger Befund, und die Laktatkonzentration hat zumindest bei Kreislaufschock, Kreislaufstillstand und akuten Intoxikationen prognostische Aussagekraft. Sie ist weiterhin geeignet zur Beurteilung von Schweregrad und Verlauf bedrohlicher Krankheitszustände überhaupt. Eine ansteigende oder anhaltend hohe Laktatkonzentration zeigt stets einen schweren Verlauf oder eine Komplikation an mit der Konsequenz einer zu ändernden Therapie.
    Die Analyse der Osmolalität in Serum und Urin ist wünschenswert. Osmolalitätsparameter sind für die Erkennung und Überwachung von Störungen des Wasser-Elektrolyt-Haushaltes und für die Frühdiagnose des akuten Nierenversagens von großem Wert. Ihnen kommt auch allgemeine prognostische Bedeutung zu.

Tabelle 2 Basisprogramm der Laboranalysen für Intensivbehandlungspatienten

Blutgase- und Säure-Basen-Status

Serumkonzentrationen
- Glukose
- Gesamteiweiß
- Kreatinin, Harnstoff
- Natrium, Kalium
- [Laktat]

Serumaktivitäten
- Leberenzyme
- [CK (CK-MB)]
- [Lipase]

Hämatologische Analysen
- Hämoglobin
- Erythrozyten
- Leukozyten
- Hämatokrit

Gerinnungsphysiologische Untersuchungen
- Thrombozyten
- PTT
- Quick-Wert
- Thrombinzeit
- Fibrinogenkonzentration
- [Fibrin-(ogen)Spaltprodukte]
- [Reptilasezeit]
- [Antithrombin III]

Urinuntersuchungen
- Glukose
- Eiweiß
- Azeton

[Toxikologische Untersuchungen]
- Blutalkohol
- Cholinesteraseaktivität
- CO-Hb
- Met-Hb

[Liquoruntersuchungen]
- Zellzahl
- Zellart
- Gesamteiweiß
- Glukose

[ ] = nur bei speziellen Fragestellungen s. Text

- Die Messung des onkotischen Druckes in Plasma und Ödemflüssigkeit ist noch nicht allgemein etabliert. Ihre Wertigkeit für die Intensivbehandlung wird noch kontrovers beurteilt. Der onkotische Plasmadruck in Relation zum Pulmonalkapillardruck hilft in der Differenzierung kardialer und permeabilitätsbedingter Lungenödeme und hat möglicherweise prognostischen Aussagewert.
- Die Kenntnis der Serumaktivitäten der Leberenzyme, CK sowie CK-MB und Lipase ist zur Sicherung und Verlaufskontrolle der Notfalldiagnostik bei Myokardinfarkt, Lebererkrankungen, Pankreatitis und exogenen Intoxikationen erforderlich.
- Werden auf der Intensivstation Patienten mit Intoxikationen behandelt, so sollte außerdem die Bestimmung der Cholinesteraseaktivität, der Konzentration von CO und Methämoglobin sowie des Blutalkohols möglich sein.

- Zur Versorgung neurologischer und neurochirurgischer Patienten sind Liquoruntersuchungen der Zellzahl, der Zellart, der Glukosekonzentration und des Gesamteiweißes notwendig.
- Für die Beurteilung und Behandlung von Anfallsleiden ist die Bestimmung der Phenobarbital- und Phenytoinkonzentration erforderlich.
- Zur Beurteilung der bei kritisch Kranken häufigen intravasalen Gerinnungsstörungen und Hyperfibrinolyse sind neben Globaltests der Blutgerinnung (PTT, Quick-Wert, Thrombinzeit, Thrombozytenzahl) die Bestimmung der Fibrinogenkonzentration, der Fibrin-(ogen)Spaltprodukte, der Reptilasezeit und der Aktivität des Antithrombin III zu fordern. Die Bestimmung von Plasminogen (Abfall bei Steigerung der Fibrinolyse) und Plasma-Präkallikrein (Abfall bei Steigerung der intravasalen Gerinnung) sind wünschenswert.

Technik – Organisation

- Die Analysen des Basisprogrammes können entweder in einem stationseigenen Labor der Intensiveinheit oder in einem speziellen Notfallabor des Zentrallabors durchgeführt werden. Die Routinelabors des Zentrallabors werden den Anforderungen des Rund-um-die-Uhr-Dienstes in der Regel nicht gerecht werden können.
- Vorteile und Nachteile des Stationslabors:
  - Verarbeitung der Proben ohne Zeitverlust (besonders Blutgase und Laktatanalyse).
  - Keine Transportwege.
  - Direkte Befundübermittlung, Rückfragen auf Zuruf möglich.
  - Bettseitige Geräte stehen zur Verfügung: Blutgasanalyse, Blutzuckerbestimmung, Laktatanalyse, Gerinnungsanalysen, Osmometrie, Onkometrie.

  Nachteile sind:
  - Teurer Rund-um-die-Uhr-Dienst einer Laborantin *oder*
  - Verlust an Pflege- und Behandlungszeiten, wenn die Analysen außerhalb der regelmäßigen Dienstzeit einer MTA durch Personal der Intensivstation erstellt werden (dies kann den Zeitaufwand für Transportwege aufwiegen oder überwiegen) *und*
  - Probleme in der Sicherung der Meßqualität (Qualitätskontrollen, einheitliche Technik, Eichungen) sowie der Gerätepflege und Wartung, wenn eine große, rasch wechselnde, von der jeweiligen Schichtbesetzung abhängige Zahl von Ärzten und Schwestern oder Pflegern die Analysen durchführen müssen.
- Aufgaben an das Notlabor im Zentrallabor:
  - Wenn das Zentrallabor die Untersuchungen des Basisprogrammes übernimmt, muß hierfür ein rund um die Uhr einsatzfähiges Notfallabor (Cito-Labor) eingerichtet werden.

Laboranalysen

1. Anforderungen an die Organisation:
   a) Kontinuierliche Bereitschaft während 24 Stunden.
   b) Exakte Identifikation des Untersuchungsmaterials mit Kennzeichnung der Uhrzeit.
   c) Rasche und fehlerfreie Übermittlung der Ergebnisse.
      – Telefonübermittlung hat die Vorteile der Promptheit sowie der Möglichkeit für sofortige Erledigung von Rückfragen. Allerdings ist die Fehlerquote bei der Übermittlung und der definitiven Dokumentation groß. Telefonate bedeuten auch Zeitverlust für die MTA. Telefonübermittlung darf in keinem Falle die einzige Form der Befundweitergabe sein.
      – Schriftliche Befunde werden durch Boten, Rohrpost oder Fernschreiber übermittelt.
      – Die direkte Ergebnisübermittlung durch elektronische Datenverarbeitung ist aufwendig und teuer.
   d) Exakte Durchführung von Präzisions- und Richtigkeitskontrollen.
   e) Kontinuierlicher Methodenvergleich zwischen Routine- und Notlaboratorium.
   f) Einarbeitung der diensttuenden medizinisch-technischen Mitarbeiter im Notlabor.
2. Personelle Voraussetzungen für ein großes Notlabor (Krankenhaus über 400 Betten):
   – 2–3 MTA während der normalen Arbeitszeit sowie sonn- und feiertags von 8.00–14.00 Uhr.
   – Für die Nacht ein ständiger Dienst.
3. Apparative Ausstattung für ein großes Notlabor (Krankenhaus über 400 Betten):
   – Das Notlabor muß apparativ autark sein.
   – Bewährt haben sich automatische Analyser, die jeweils bestimmte Datensätze des Notfallprogramms erstellen.
   – Diese Ausstattung kann je nach Bettenzahl und Anforderung an das Notlabor variiert werden.

- Kompromißlösung für die Organisation:
  – Das Stationslabor erledigt Teststreifenuntersuchungen in Urin und Blut, Blutgasanalysen, Osmometrie, Onkometrie.
  – Das zentrale Notlabor erledigt die übrigen Analysen.
  – Die Befundweitergabe in die Intensiveinheit erfolgt vorab telefonisch nur bei Überschreitung kritischer, vorher vereinbarter Grenzwerte, alle anderen Befunde werden ausschließlich schriftlich übermittelt.

Mikrobiologisch-hygienische Überwachung

Prinzip und Indikationen

- Erfassung und Differenzierung pathogener Keime sowie Prüfung der Antibiotikaresistenz bei manifesten Infektionen oder Verdacht auf Infektionen.
- Erfassung und Differenzierung von Veränderungen und Verschiebungen des Keimspektrums.
  - intraindividuell,
  - im Hinblick auf mögliche Kreuzinfektionen innerhalb der Station.
- Erfassung und Dokumentation stationsspezifischer Erreger (Kleinraumepidemiologie).
- Hygienekontrolle des Personals und der Geräte auf Intensivstationen.
- Erfassung und Differenzierung auch fakultativ pathogener Keime und insbesondere einer saprophytären Begleitflora.
- Intensiveinheiten haben ihre spezielle mikrobiologisch-hygienische Problematik, da hier Infektionskrankheiten als Zweiterkrankung besonders häufig auftreten. Eine klinisch relevante Infektion kann einmal aus dem patienteneigenen Keimreservoir (endogene oder Autoinfektion), zum anderen aus Keimquellen der Umgebung des Patienten entstehen.

  Merke!

  Hauptkeimreservoir auf Intensivstationen ist der schwerkranke und abwehrgeschwächte Patient. Hauptinfektionsüberträger ist das Personal.
- Grundregeln zur Vermeidung infektiöser Komplikationen:
  - Strikte Disziplin des gesamten Personals.
  - Regelmäßige Kontrollen des Hygienezustandes der Station und einzelner Geräte (insbesondere Beatmungsgeräte und Inhalationsgeräte) in Absprache mit dem Krankenhaushygieniker.
  - Verhütung von Gefäßkatheter- und Blasenkatheterinfektionen durch strenge Indikation, adäquate Pflege der Katheter, hygienisch einwandfreie Handhabung der Infusionstherapie, regelmäßiger Wechsel der Infusionssysteme (24stdl.).
  - Regelmäßiger Wechsel der Schlauchsysteme und Befeuchter bei Beatmungspatienten, Minimum 1mal/24 Std.
  - Verwendung von Einmalartikeln (auch durch Kosten-Nutzen-Analyse gerechtfertigt).
  - Regelmäßige Präventivmaßnahmen wie Sterilisation, Desinfektion und gezielte Wischdesinfektion.
  - Zusammenarbeit von Klinikern, Mikrobiologen und Hygienikern.

Geräte – Technik

- Materialentnahme:
  - Trachealsekret: Steriler endotrachealer Absaugvorgang mit speziellen Entnahmeröhrchen, die beim Absaugvorgang zwischengeschaltet werden (sog. Sputumfalle). Probenverflüssigung. Keimquantifizierung anstreben.
  - Urin: Punktion der dafür am Urinbeutelsystem vorgesehenen Stelle nach vorheriger Desinfektion und Abfüllen in ein steriles Röhrchen.
  - Wundsekrete und Drainagen: Abnahme unter sterilen Bedingungen. Spezielle Entnahmeröhrchen mit Transportmedium verwenden. Die Aussagekraft ist beschränkt, da Schlauchsysteme und Oberfläche von Wunden oft mit anderen Keimen besiedelt sind als die drainierte Höhle.
  - Blutkulturen, aerob und anaerob: Sterile Entnahme in Fertigflaschen mit vorgelegtem Kulturmedium.
  - Die Proben sind der Untersuchungsstelle unmittelbar zuzuleiten. Zeitverzögerungen verfälschen das Ergebnis.
  - Bei Verdacht auf Anaerobierinfektion spezielle Entnahmesets verwenden.
- Abnahmehäufigkeit: Zur Routineüberwachung bei Beatmungsfällen und Patienten mit Blasenkathetern Untersuchung von Urin und Trachealsekret bei Aufnahme in die Intensivstation und dann mindestens einmal, besser 2- bis 3mal pro Woche nach Keimart und Resistenz.
- Befundung: Jedes mikrobiologische Untersuchungsergebnis muß stets im Zusammenhang mit der Gesamtsituation und den klinischen Zeichen einer Infektion interpretiert werden. Die Quantifizierung der nachgewiesenen Keime verbessert wesentlich die Aussagekraft hinsichtlich Kontamination, Infektion, Therapieeffekt.

Registrierung

- Eine chronologische Dokumentation der Befunde muß für jeden einzelnen Patienten erfolgen.
- Zusätzlich wünschenswert und für größere Zentren obligat ist die Erfassung und Auswertung des Keimspektrums der Gesamtstation. Nur so lassen sich „Hauskeime“ und „Hausresistenzen“ rechtzeitig erfassen.
- Die Überwachung mikrobiologisch-hygienischer Erhebungen sollte einer Person verantwortlich übertragen werden.

Pflegerische Aspekte

- Das Pflegepersonal steht am häufigsten in direktem Kontakt zum Patienten und ist somit potentieller Hauptüberträger von Infektionen. Ebenso ist die Überwachung und Bereitstellung von Geräten eine pflegerische Aufgabe. Die Mitarbeiter müssen deshalb ausreichend geschult sein und erforderliche Zusammenhänge kennenlernen. Es sollte deshalb ein stationsspezifisches Überwachungsregime festgelegt werden, welches allen Aspekten der jeweiligen Intensiveinheit Rechnung trägt:
  - Festlegen der Zeitpunkte zur Probeentnahme für die Routine.
  - Transportsicherung ohne zeitliche Verzögerung.
  - Festlegen der Zeiten und der Frequenz von Schlauchsystem- und Gerätewechsel.
  - Genaue Zeiten für Desinfektion, Wischdesinfektion und Wäschewechsel.
  - Kittelwechsel bei Mithilfe in anderen Zimmern bzw. an anderen Patienten. Das Tragen von Überschuhen ist aus hygienischer Sicht nicht erforderlich.
  - Händedesinfektion.
  - Schulung für steriles Absaugen und exakte Materialgewinnung.

Zentraler Venendruck (ZVD)

Prinzip

- Messung des Druckes im großen, intrathorakalen, klappenlosen Venensystem, am günstigsten in der V. cava superior vor ihrer Einmündung in den Vorhof.
- Die Höhe des zentralen Venendruckes (Normbereich 4–12 cm H_2O) hängt vom Blutvolumen, von der Kompetenz des rechten Herzens, vom intrathorakalen Druck und vom Venentonus ab.

1. Blutvolumen.
   Es besteht eine physiologische, direkte lineare Abhängigkeit des ZVD vom Blutvolumen unter folgenden Voraussetzungen:
   - Kompetenz des rechten Herzens.
   - Unbehinderter Blutfluß im kleinen Kreislauf.
   - Normaler und konstanter intrathorakaler Mitteldruck.
   - Normaler Venentonus.

   Sind diese Voraussetzungen nicht gegeben, so ist der Rückschluß von Veränderungen des zentralen Venendruckes auf Veränderungen des Blutvolumens nicht mehr statthaft.
2. Kompetenz des rechten Herzens.
   - Herzinsuffizienz steigert den Venendruck über den vom zirkulierenden Blutvolumen her zu erwartenden Wert.
   - Perikardtamponade oder Perikardkonstriktion steigert den ZVD über den vom Blutvolumen zu erwartenden Wert.
3. Blutfluß im kleinen Kreislauf.
   - Lungenarterienembolie steigert den ZVD über den vom Blutvolumen zu erwartenden Wert.
4. Intrathorakale Drucksteigerung steigert den ZVD:
   - Überdruckbeatmung, insbesondere Beatmung mit endexspiratorischem Überdruck.
   - Spannungspneumothorax.
5. Venentonus.
   - Gesteigerter Venentonus (endogene Katecholaminausschüttung, Therapie mit vasopressorischen Katecholaminen wie Noradrenalin und Dopamin) steigern den Venendruck über den vom Blutvolumen zu erwartenden Wert.

- Im manifesten Kreislaufschock besteht keine Korrelation zwischen Blutvolumen und Absolutwert des ZVD. Der Wert der ZVD-Kontrolle im Schock besteht darin, daß seine Veränderungen unter Volumenzufuhr eine Steuergröße der Volumentherapie darstellen (s. S. 67, 72, 132).
- Die Höhe des ZVD ist unter bestimmten Voraussetzungen auch als Meßgröße des Bestandes an Extrazellulärflüssigkeit, also des Hydratationszustandes zu interpretieren.

1. Die Beziehung des ZVD zum Flüssigkeitshaushalt ist nicht so eindeutig, wie die zum Blutvolumen, insbesondere wenn Veränderungen langsam eintreten.

2. Der Rückschluß vom ZVD auf den Flüssigkeitshaushalt setzt voraus, daß
   a) der ZVD das Blutvolumen wiedergibt (s. o.).
   b) die Extrazellulärflüssigkeit zwischen Intravasalraum (Blutvolumen) und Extravasalraum physiologisch verteilt ist und somit Veränderungen des Blutvolumens als Subkompartiment des Extrazellulärraumes repräsentativ sind für Veränderungen der gesamten Extrazellulärflüssigkeit.

   Der ZVD ist also nur dann aussagekräftig für den Flüssigkeitshaushalt, wenn die Voraussetzungen für eine physiologische Verteilung der Extrazellulärflüssigkeit gegeben sind.
   Diese Voraussetzungen lauten:
   - Normaler onkotischer Plasmadruck.
   - Normaler hydrostatischer Kapillardruck.
   - Intakte Kapillarpermeabilität.
3. Niedriger onkotischer Plasmadruck, gesteigerter Kapillardruck oder erhöhte Kapillarpermeabilität verursachen Flüssigkeitsverschiebungen in den Extravasalraum oder Flüssigkeitssequestration in dritte Räume. Dadurch entsteht Hypovolämie mit niedrigem ZVD, trotz normalem oder erhöhtem Gesamtkörperwasser.

Indikation

- Überwachung und Erkennung von Störungen des Intravasalvolumens und Flüssigkeitshaushaltes bei Schwerkranken.
- Überwachung der Infusionstherapie:
  - Bilanzierung des Wasser-Elektrolyt-Haushaltes.
  - Parenterale Ernährung.
  - Forcierte Diurese.
- Überwachung und Steuerung der Volumensubstitution bei
  - Gastrointestinalen Blutungen.
  - Akutem Abdomen.
  - Schock.
  - Akuter Niereninsuffizienz.
  - Extrakorporaler Hämodialyse, Hämoperfusion.
  - Respiratortherapie.

Geräte – Technik

- Die Messung erfolgt in den meisten Fällen über Steigrohrsysteme. Die abgelesenen Werte werden in Überwachungskurven eingetragen oder off line in rechnergestützte Überwachungssysteme eingegeben:

– Unter gegebenen Bedingungen kann der ZVD auch über Druckwandler gemessen, an Monitoren aufgezeichnet und registriert werden.

- Die Messung erfolgt in der Regel in flacher Rückenlage. Einstellung des Nullpunktes in zwei Fünftel Höhe des sagittalen anterior-posterioren Thoraxdurchmessers.
  – Die Messung ist auch mit halbaufgerichtetem Oberkörper und in Seitenlage möglich.
  Nullpunkt bei aufgerichtetem Oberkörper: ⅔ des anterior-posterioren Thoraxdurchmessers im Bereich des 4. ICR.
  Nullpunkteinstellung in flacher Seitenlage: Thoraxmitte (Sternum oder Dornfortsätze).
- Bei Patienten mit PEEP-Beatmung muß zur Interpretation des ZVD die Einwirkung des gesteigerten Thoraxdruckes berücksichtigt werden. Die Unterbrechung der PEEP-Beatmung zur Messung des ZVD unter PEEP-Bedingungen ist nicht unbedingt erforderlich.
- *Registrierung:*
  – Nullpunkt des Steigrohrs in Höhe des rechten Vorhofs (s. o.) eichen.
  – Venenkatheter an das Schlauchsystem des Venendruckmeßgerätes anschließen.
  – Ablesen des zentralvenösen Druckes (Normalwert 4–12 cm H_2O, sicher path. Werte: unter 2 cm H_2O und über 14 cm H_2O).

Komplikationen – Fehlerquellen

- Fehlinterpretationen durch technische Fehler:
  – Fehllage der Katheterspitze.
  – Fehlerhafte Nullpunkteinstellung.
  – Abknickung im Katheterverlauf.
  – Thrombosierung an der Katheterspitze.
  Beachte! Durchgängigkeit des Venenkatheters überprüfen, auch auf Übertragung von Druck-, Puls- und Atemschwankungen auf die Wassersäule achten.
  – Vorschnelles Ablesen vor Druckausgleich.
  – Ablesen während Husten und Pressen des Patienten.
- Fehlinterpretation durch intellektuelle Fehler:
  – Mangelhafte Kenntnis der komplexen Einflußgrößen.
  – Nichtbeachtung technischer Fehlermöglichkeiten in der Auswertung erhöhter Werte.

Beachte!
Der ZVD hat einen breiten Normbereich, d. h., einem normalen Volumen können Druckwerte in einem weiten Bereich entsprechen. Abgesehen von eindeutigen Abweichungen aus dem Normbereich ist daher die Verlaufskontrolle des zentralen Venendruckes aussagekräftiger als der einzelne Absolutwert.
Folgende *nicht* durch Volumenschwankung bedingte Änderungen des zentralen Venendruckes müssen einkalkuliert werden:
- Lageveränderung.
- Überdruckbeatmung.
- Änderung des Pleuradruckes.
- Kompetenz des rechten Herzens.
- Obstruktion pulmonaler Gefäße.
- Venentonusveränderungen.

Pulmonaliskatheter

Prinzip

- Messung des pulmonalarteriellen und pulmonalkapillären Druckes (= Pulmonalokklusionsdruck).
- Bestimmung des Herzminutenvolumens.
- Messung der gemischtvenösen Sauerstoffsättigungswerte.

Indikationen

- Krankheitszustände, bei denen ein Pulmonaliskatheter indiziert ist, sind:
  - akuter Myokardinfarkt,
  - protrahierte Schockzustände,
  - hämodynamisch schwer überschaubare Krankheitszustände, besonders bei septischen Krankheitsbildern,
  - Kreislaufprobleme unter apparativer Beatmung,
  - Lungenödem unklarer Genese.
  - Lungenarterienembolie.
  - Therapiekontrolle bei Einsatz herz-kreislaufwirksamer Pharmaka in hoher Dosierung in kritischen Fällen.
  - Therapierefraktäre Herzinsuffizienz.

Instrumente

- Swan-Ganz-Ballonkatheter.
- Druckwandler an einem Elektromanometer angeschlossen.

Technik

- Nach Desinfektion der Haut und Lokalanästhesie: Punktion einer geeigneten Vene (V. basilica, V. jugularis externa, V. jugularis interna, V. subclavia, V. femoralis) oder Venae sectio.
- Einführung und Vorschieben des Swan-Ganz-Katheters unter Druckkontrolle bis in den rechten Vorhof.
- Füllung des Katheterballons mit ca. 1 ml Luft.
- Weiteres Vorschieben unter Druckkontrolle bis in die Pulmonalarterie.
- Röntgenkontrolle der Katheterspitzenlage.
  Beachte!
  Bei erhöhtem PA-Druck oder stark erniedrigtem HMV stößt die Einführung des Katheters unter Druckkontrolle oft auf Schwierigkeiten. Hier ist die Einführung des Katheters unter Durchleuchtungskontrolle besonders zu empfehlen.
  Registrierung
- Mittels Elektromanometer.

Komplikationen

- Perforation der Pulmonalarterie: besonders bei älteren Patienten und bei Vorliegen einer pulmonalen Hypertonie (selten!).
- Lungeninfarkt bei länger dauerndem Verschluß eines Pulmonalarterienastes durch die Katheterspitze oder aufgeblasenen Ballon. Beachte: mehrfache Kontrolle der Katheterlage durch Druckmessung erforderlich.
- Katheterknoten.
- Thrombophlebitis bei längerer Verweildauer (über 48 Stunden). Häufigkeit klinisch relevanter Thrombosen etwa 1%. Vorbeugungsmaßnahme: Heparinisierung (s. S. 315).
- Katheterverschluß durch Thromben: keine Druckmessung möglich. Katheter kann nicht mehr durchgespült werden und muß entfernt werden. Vorbeugungsmaßnahme: Heparinisierung.
- Rhythmusstörungen: Extrasystolen, ventrikuläre Salven, ventrikuläre Tachykardie, Kammerflimmern.
- Infektion mit Kathetersepsis (Häufigkeit nach Literaturangaben Sepsis 0–5%, Kontamination der Katheterspitze 15–20%).

Herzminutenvolumen

Indikationen

- Messung des Herzminutenvolumens (HMV) bei:
  - kardiogenem Schock, septischem Schock,
  - schwerer Linksherzinsuffizienz,
  - Lungenembolie,
  - Kreislaufproblemen unter apparativer Beatmung,
  - Therapiekontrolle bei Einsatz herz-kreislaufaktiver Pharmaka in hoher Dosierung bei kritischen Fällen.

Instrumente

- Swan-Ganz-Ballon-Katheter mit spitzennahem Thermistor.
- HMV-Thermodilutions-Computer.

Technik

- Punktion einer geeigneten Vene (s. S. 32).
- Einführung und Vorschieben des Katheters unter Röntgen- oder Druckkontrolle bis in die Pulmonalarterie (s. S. 32).

Messung

- Erfolgt über einen HMV-Computer in Verbindung mit dem Katheter. Über das proximale Lumen werden 3,5 oder 10 ml einer sterilen physiologischen Kochsalzlösung mit einer Temperatur von 0–1° oder um die 24° injiziert. Der HMV-Computer gibt den gemessenen Wert automatisch auf dem Bildschirm an.

Fehlerquellen

- *Aufwärmung der Kältelösung* (es wird zu warmes Injektat verwendet, oder durch eine technische Verzögerung wärmt sich das Injektat in der Spritze auf).
- *Atemabhängige Schwankungen des Herzzeitvolumens* kommen vor allem bei tiefer Spontanatmung und Überdruckbeatmung vor.
- *Ungünstige Thermistorlage mit Wandkontakt,* beispielsweise im Bereich der Pulmonalklappen, eines Gefäßabgangs oder bei zu weit nach peripher vorgeschobenem Katheter.
- *Intrakardialer Shunt,* insbesondere Rechts-links-Shunt, macht die gemessenen Werte durch Misch- und Rezirkulationseffekte unbrauchbar.

Komplikationen

- Komplikationen der Herzminutenvolumen-Messung sind die Komplikationen des Pulmonaliskatheters (s. S. 33).

Unblutige arterielle Druckmessung

- Die konventionelle Manschettendruckmessung stellt auch in der Intensivmedizin die Grundmethode dar.
- Fehlerquellen:
  - Verwendung nicht geeichter Manometer.
  - Schrägstellen von Quecksilbermanometern.
  - Gebrauch zu schmaler (weniger als 40% des Armumfanges) oder elastischer Blutdruckmanschetten.
  - Zu lockeres oder abschnürendes Anlegen der Manschette zu dicht an der Ellenbeuge.
  - Messung an hängendem oder nicht entspannt gelagertem Arm.
  - Aufpumpen auf nicht ausreichend hohen Manschettendruck.
  - Nicht über A. brachialis oder zu fest aufgesetztes Stethoskop.
  - Zu schnelles Verringern des Manschettendruckes.
  - Zu frühes Abbrechen der Messung und damit mögliches Übersehen einer „auskultatorischen Lücke".
  - Wiederholungsmessung zu früh oder an nicht entstautem Arm.
  - Übersehen von Blutdruck-Seitendifferenzen.
  - Zustand nach Verletzungen und Mißbildungen am Arm.
- Grenzen der Methode:
  Bei Zuständen mit starker Strömungsverlangsamung (besonders im Schock), wenn der periphere Widerstand erhöht ist, wird die Meßmethode unzuverlässig (in der Regel falsch niedrige Werte).

Direkte arterielle Druckmessung

Indikationen

- Schockzustand mit nicht meßbaren Blutdruckwerten, besonders dann, wenn der periphere Widerstand stark erhöht ist (besonders nach Gabe von Vasokonstriktoren).
- Überwachung von Patienten mit schwankenden Blutdruckwerten (hämodynamisch instabile Patienten).

Instrumente

- Kunststoffkanüle mit Innenmandrin oder spezielle Kathetersysteme (dünnlumige Teflonkatheter), Druckwandler, Druckmeß- und/oder Registriergeräte, Desinfektionsmittel, Lokalanästhesie, steriles Tuch, sterile Handschuhe, Spritzen.

Technik

- Zwei Möglichkeiten:
  1. Punktion einer Arterie, die der Kompression zugänglich ist (A. radialis oder femoralis), mit einer Kunststoffkanüle mit Innenmandrin. Entfernung des Innenmandrins und Anschluß an das Druckmeßsystem (Druckwandler, Druckmeß- und/oder Registriergerät, Druckmonitor).
  2. Punktion der obg. Arterien (am besten A. femoralis) und Einführung eines dünnlumigen Katheters.
- Registrierung auf Papier – wenn entsprechender Schreiber vorhanden. Wenn nicht – Ablesen der gemessenen Werte vom Meßgerät oder Druckmonitor.

Komplikationen

- Verletzung der Arterie mit Blutung.
- Thrombose mit komplettem oder partiellem Verschluß der Arterie.
- Sepsis (Häufigkeitsangaben 4%).

Indikationen

- Rhythmusstörungen, deren Diagnose das Oberflächen-EKG nicht erlaubt:
  - meistens, wenn Vorhofaktionen nicht sichtbar,
  - wenn der Ort der AV-Leitungsverzögerung oder Unterbrechung unklar ist,
  - bei breiten Kammergruppen zur Differenzierung zwischen supraventrikulären Schlägen mit verzögerter Erregungsausbreitung und ventrikulären Erregungen.

Instrumente

- Elektrodenkatheter bzw. Ösophaguselektroden.
- EKG-Gerät: 2- oder Mehrkanalschreiber.
- Verstärker mit Bandpaßcharakteristik (40–500 Hz) zur Ableitung des His-Bündel-Elektrogramms.

Technik

- Ableitung des Ösophaguselektrogramms: Einführen einer sog. Ösophaguselektrode 28–40 cm von der Zahnreihe entfernt.
- Ableitung des Vorhofelektrogramms: Einführen eines Elektrodenkatheters in den re. Vorhof von einer Armvene, Hals- oder Leistenvene. Plazierung unter Röntgenkontrolle oder unter Kontrolle des intrakardialen Elektrogramms.
- Ableitung des His-Bündel-Elektrogramms: Vorgehen von der re. V. femoralis aus. Plazierung eines zwei- oder mehrpoligen Elektrodenkatheters über die Trikuspidalklappe.

Registrierung:

- Ösophagus und Vorhofelektrogramm: Anschließen der intrakorporalen Elektrode an eine V-Ableitung. Das ösophageale Elektrogramm zeigt biphasische Vorhofaktionen (+–).
- Im Vorhofelektrogramm: Im Sinusrhythmus neg. (–) Potentiale im oberen Anteil, biphasische (+–) im mittleren und vorwiegend pos. (+) Potentiale im unteren Abschnitt des Vorhofes.
- In der oberen Hohlvene intrakorporales Elektrogramm wie aVR, in der unteren Hohlvene wie aVF aussehend. Papiergeschwindigkeit 50 mm/s.
- Beim His-Bündel-Elektrogramm: im Sinusrhythmus Vorhof-(A-Welle), His-(H-Welle) und Kammerpotentiale (V-Welle) erkennbar. Papierschub 50–100 mm/s.

Komplikationen

- Bei Ösophagusableitung: Verletzung der Speiseröhre, Vagusreflex (kann bis zu Kreislaufstillstand führen).
- Bei intrakardialer Ableitungstechnik: Auslösen von Herzrhythmusstörungen (von Extrasystolen bis zu Kammertachykardie bzw. Kammerflimmern), wenn EKG-Überwachung über mehrere Tage erforderlich: Thrombose der katheterführenden Vene.

Indikationen

- Überwachung von Patienten mit kardialen Notfällen, auch nach Verlegung von der Intensivstation.
- Aufdeckung von bradykarden und tachykarden Rhythmusstörungen zur Klärung von Symptomen wie: Synkopen, Schwindelerscheinungen, Palpitationen.
- Therapiekontrolle bei Rhythmusstörungen.
- Überwachung des ST-Streckenverhaltens bei Verdacht auf Prinzmetal-Angina.
- Verdacht auf intermittierenden Schrittmacherdefekt.

Instrumente

- Zentrale Monitore mit Kurz- oder Langzeitspeicherung. Evtl. rechnerunterstützte Arrhythmieauswertung.

Technik

- Haut in Höhe von Manubrium sterni und re. vordere Axillarlinie enthaaren und mit Benzin entfetten.
  Anbringen von Klebeelektroden an der Thoraxoberfläche.
  Herstellung der Verbindung zum Telemetrieüberwachungsgerät über Ableitekabel.
  Registrierung:
- Kontinuierlich auf Oszilloskop und Magnetband.

Echokardiographie

Indikationen

- Verdacht auf Perikarderguß und/oder Tamponade.
- Verdacht auf Lungenembolie.
- Verdacht auf bakterielle Endokarditis.
- Verdacht auf Herztumoren.
- Verdacht auf Aortendissektion.
- Systemische Embolie zur Klärung der Emboliequelle (Mitralstenose, Mitralklappenprolaps, Endokarditis, intraventrikuläre Thromben).
- Akute Aorten- und Mitralinsuffizienz.
- Dysfunktion künstlicher Herzklappen.
- Abschätzung der Ventrikelfunktion bei Verdacht auf kardiogenen Schock.
- Verdacht auf Ventrikelseptumruptur und Papillarmuskelruptur.
- Identifizierung der Vorhofaktionen bei Tachykardien unklaren Ursprungs.

Instrumente

- Fahrbare Geräte sind zu bevorzugen.
  - Eindimensionales Verfahren (M-Mode): nicht mehr zu empfehlen.
  - Zweidimensionales Verfahren: mittels mechanischer oder elektronischer Schnittbild-Echokardiographie. Hat den Vorteil der Wiedergabe des Bewegungsmusters sowie der räumlichen Orientierung der Herzstrukturen.
  - Transösophageale Echokardiographie: ermöglicht eine bessere Darstellung der Vorhöfe sowie der Aorten- und Mitralklappe. Vorzugsweise bei Patienten mit Lungenemphysem, beatmeten Patienten sowie Verdacht auf thorakale Aortendissektion einzusetzen.
  - Kontrastechokardiographie: erlaubt die Erkennung der Richtung des Blutstromes und ist somit bei Verdacht auf Ventrikelseptumruptur und Shuntvitien einzusetzen.
  - Doppler-Echokardiographie und farbkodierte Doppler-Echokardiographie: informieren über Richtung und Geschwindigkeit des Blutflusses und sind somit bei Verdacht auf Ventrikelseptumruptur, akuter Klappeninsuffizienz, Verdacht auf Dysfunktion künstlicher Herzklappen sowie Schätzung des Schweregrades von Stenosen einzusetzen.

Technik

- Anloten der Herz- und Gefäßstrukturen durch Anlegen des Schallkopfes in folgende Positionen: präkordial, subxyphoidal und suprasternal sowie Einbringen des Schallkopfes in den Ösophagus.
- *Registrierung:* Polaroidfilm, Röntgenfilm, Videodrucker oder auf Videoband.
- Grenzen: erschwerte Schallbarkeit bei adipösen und emphysematösen Patienten (transthorakale Anlotung).
- *Fehlbestimmungsmöglichkeiten bei:*
  - erschwerter Schallbarkeit,
  - falscher Position des Schallkopfes,
  - unzureichender Erfahrung des Untersuchers.

Abdominale Sonographie

Indikationen

Die Indikation zur Ultraschalluntersuchung des Abdomens kann organ- oder symptombezogen sein.

- *Niere:*
  1. Differentialdiagnose der Oligoanurie in postrenale-renale-prärenale Ursachen. Gegebenenfalls sonographisch gesteuerte Nierenbiopsie bei unklarem akutem Nierenversagen.
  2. Differentialdiagnose eines Kreatininanstieges: Chronische Nierenerkrankung, akutes Nierenversagen, Ausschluß einer Harnstauungsniere.
  3. Differentialdiagnose einer Hämaturie: Niere – Blase, Tumor, Stein, Glomerulonephritis.
  4. Sonographisch gezielte perkutane Pyelostomie.
  5. Beurteilung von Blasengröße vor suprapubischer Punktion.
- *Akutes Abdomen:*
  - Freie Flüssigkeit.
  - Ileus (flüssigkeitsvolle Darmschlingen mit/ohne Peristaltik).
  - Pankreatitis.
  - Cholezystitis, Cholangitis.
  - Akute Harnstauungsniere.
- *Unklarer Hämoglobinabfall:*
  - Intraabdominelle Blutung (ein- oder zweizeitige Milzruptur).
  - Blut/Flüssigkeit im Darm.
- *Unklares Fieber:*
  - Hydro- und Pyonephrose.
  - Abdomineller Abszeß.
- *Pankreas:*
  1. Akute Pankreatitis.
     - Sicherung der Diagnose.
     - Erhebung des morphologischen Befundes an Pankreas und peripankreatischem Gewebe.
     - Ätiologische Klärung: biliär/Gallensteine.
     - Verlaufskontrolle: Pseudozystenbildung, Abszedierung, Blutung.
  2. Chronische Pankreatitis:
     - Erkennung biliärer/intestinaler Obstruktionen.
- *Lunge:*
  - Pleuraerguß.
  - Hämatothorax.
  - Pneumothoraxnachweis.
  - Sonographisch gezielte diagnostische oder therapeutische Punktion.

- *Leber-Gallenwege:*
  1. Cholestase: Intrahepatisch/extrahepatisch-mechanisch.
  2. Organgrößenbestimmung.
  3. Lebergefäßbeurteilung:
     - Budd-Chiari-Syndrom.
     - Portale Hypertension.
     - Pfortaderthrombose.
     - Akute Stauungsleber.
  4. Gallensteine/Cholezystitis.
- *Magen-Darm:*
  - Flüssigkeitsansammlung:
    Blutung, Ileus, Obstruktion.

Technik

- Verwendet werden transportable Geräte mit schnellem B-Bild (Real-time-Technik). Frequenz 2–5 MHz.
- Zur sonographisch gezielten Punktion sind spezielle Schallköpfe erforderlich.

Indikationen

- *Arterielles System:*

  Nachweis und Lokalisierung peripherer arterieller Gefäßverschlüsse.
  Differenzierung organischer Verschluß/Gefäßspasmus (Ergotismus, Raynaud-Syndrom).
  Treffsicherheit bei Untersuchung von Extremitätenarterien über 90%. Aussagekraft bei Untersuchung der Aorta abdominalis, der Nierenarterien und viszeralen Arterien durch die Eindringtiefe limitiert.
  Stromgebiet der A. carotis communis: Über 90%ige Treffsicherheit bei höhergradigen Stenosen oder Verschlüssen in den extrakraniellen Abschnitten der A. carotis.
  Durch dopplersonographische Untersuchung der A. supratrochlearis, einem extrakraniellen Gefäß am medialen Augenwinkel, das Auskunft über das Carotis-interna-Stromgebiet liefert, Hinweise auf zerebrale Ischämie im Carotis-interna-Gebiet.
- *Venöses System:*

  Untersuchung, kombiniert mit Kompressionsversuch und Valsalva-Versuch.
  Nachweis von Beckenvenenthrombosen mit einer Treffsicherheit von über 90%.
  Nachweis von Oberschenkelvenenthrombosen und Unterschenkelvenenthrombosen. Als nichtinvasive Methode gut zur Verlaufskontrolle bei Lysetherapie geeignet.

Prinzip

- Erstellung von Röntgenbildern unter Intensivpflegebedingungen, wobei im Mittelpunkt die radiologische Beurteilung der Thoraxorgane und des Abdomens steht. Die Qualität der Bettaufnahmen kann naturgemäß nicht der einer Tisch- oder Stativaufnahme entsprechen. Die Aussage erstreckt sich auf folgende Informationen:
  1. *Thorax:*
     - Katheterlagekontrolle und Tubuskontrolle.
     - Alveoläre und interstitielle Lungenveränderungen, insbesondere Frühzeichen bei Überwässerung und Schockzuständen.
     - Entzündliche Infiltrate.
     - Komplikationen wie Pneumothorax, Hämatothorax und Atelektasen.
     - Herzform und Größe.
     - Links- und Rechtsherzdekompensation.
     - Ergüsse.

     Beachte!
     Mit Ausnahme der Katheterkontrolle und Tubuskontrolle sind die genannten Veränderungen oft nur anhand einer Verlaufsserie zu diagnostizieren und zu beweisen.
  2. *Abdomen:*
     - Nachweis freier Luft.
     - Spiegelbildung.
     - Toxische Kolondilatation.
     - Kontrastgebende Stoffe.

Indikationen

- Jeder Patient, der der Intensivtherapie und -pflege unterliegt, erfordert eine radiologische Beurteilung unterschiedlicher Frequenz:
  - Beatmungspatienten: täglich bis 2täglich.
  - Schock: täglich.
  - Hämodialyse, Hämofiltration, Hämoperfusion: vor und nach der Behandlung.
  - Sepsis: täglich bis 2täglich.
  - Zustand nach Reanimation: täglich bis 2täglich.
  - Aspiration: täglich.
  - Pneumonien: täglich bis 2täglich.
  - Intoxikationen, insbesondere Carbromalintoxikationen (Thorax und Abdomen): bei Aufnahme und Kontrolle nach Dekontamination.
  - Verdacht auf Perforation: } bei Stellung der Verdachts-
  - Verdacht auf Ileus: } diagnose.

Beachte!
Jeder Gefäßkatheter und jede Thoraxdrainage erfordern eine radiologische Kontrolle so bald irgend möglich sowie die Dokumentation erfolgter Korrekturen.

Geräte

- Voraussetzung für Bettaufnahmen sind fahrbare, netzabhängige oder netzunabhängige Geräte.
- Bei Geräten mit 120–130 kV ist im Thoraxbereich Hartstrahltechnik möglich und damit Einsatz von Rastertechnik mit ihrer besseren Bewertungsmöglichkeit von Lungenaufnahmen.

Technik

- Spezialbetten mit Kassettenladen unterhalb des Patientenbettes, verschiebbar mit exakter Möglichkeit zur Einstellung, ermöglichen optimale Bilder ohne Beeinträchtigung des Patienten. Falls nicht verfügbar, Kassetten direkt unter den Patienten, wobei auf korrekte Rückenlagerung in immer gleicher Position zu achten ist.
- Fokus-Film-Abstand standardisieren (Vergleichbarkeit bei Serien!) 150 cm, wenn Leistung der Röhre ausreichend.
- Belichtungszeit und Spannung bei Verlaufskontrollen möglichst konstant halten.
- Thoraxübersicht in flacher Rückenlage.
- Abdomenübersicht in Seitenlage und horizontaler Strahlentechnik, bei Carbromalintoxikation auch a.-p.
- Bei Respiratorpatienten und respiratorisch insuffizienten Patienten kurze Belichtungszeiten wählen, da nur schwierig Atemstillstandphase zu erreichen ist.
  Falls es der Zustand des Patienten zuläßt, mit Atembeutel beatmen lassen.
- Monitorkabel und Schlauchklemmen soweit als möglich entfernen lassen und Ausführung der Thoraxaufnahme in tiefer Inspiration.

Registrierung

- Jedes Röntgenbild muß neben Patientenname, Aufnahmedatum und Geburtsdatum die Belichtungs- und Spannungsdaten aufweisen. Ebenso die Kurzbezeichnung des Strahlenganges und die Seitenmarkierung.
- Ist es nicht möglich oder auch in Ausnahmefällen nicht gleich erforderlich, eine Röntgenkontrolle nach Gefäßkatheterkorrektur durchzuführen, so muß die ausgeführte Korrektur in cm auf dem Röntgenbild vermerkt werden.

- Jedes Röntgenbild ist schriftlich zu befunden. Genauere Befundung durch Radiologen und Kliniker verbessern die Aussagekraft.
- Zweckmäßigerweise bleiben die Aufnahmen in Patientennähe (Aufhängen an bettseitigen Bildschirmen, notfalls am Fenster).

Komplikationen

- Respiratordiskonnektion bei Lagerungsmanövern.
- Kontrastmittelzwischenfälle.

Pflegerische Aspekte

- Neben qualifiziertem Röntgenpersonal ist die Mithilfe der Pflegekraft unerläßlich zur Anfertigung verwertbarer Aufnahmen:
  - Mithilfe bei der Lagerung.
  - Schutz der Kassette mit Tuch.
  - Kabel und Klemmen entfernen.
  - Mithilfe bei der Atemstillstandsphase (Atembeutelbeatmung, entsprechende Schaltung des Beatmungsgerätes).
  - Absaugen vor Thoraxaufnahme.

Computertomogramm

Prinzip

- Die Abschwächung eines Röntgenstrahles bei seiner Passage durch den Körper wird „schichtweise" gemessen und in Relation zur Absorptionsfähigkeit von Flüssigkeit gebracht. Durch Speicherung der Daten vermag der Computer Dichteverteilung des durchstrahlten Körpers bildhaft zu rekonstruieren. Kontrastmittel intravenös ermöglicht eine Dichteanhebung und erlaubt eine bessere Abgrenzung normaler und pathologischer Strukturen.

Indikationen

- Das Computertomogramm erfordert den Transport des Schwerkranken in die entsprechende Einrichtung. Wegen der hohen Aussagefähigkeit hat diese Untersuchung jedoch unter Wahrung der Verhältnismäßigkeit der Mittel unbestrittene Indikationsbereiche.
  1. Computertomogramm des Schädels:
     Jedes Koma unklarer Genese stellt eine Indikation zum Computertomogramm dar, wenn bettseitige Untersuchungen keine Klarheit schaffen konnten. Es dient der differentialdiagnostischen Abklärung und Erfassung von
     - Hirnödem,
     - Hämorrhagien,
     - Enzephalomalazie (im Verlaufsbefund),
     - Hirnabszeß,
     - Schädel-Hirn-Traumen, sub- und epiduralen Hämatomen,
     - bedingt möglich: Herpesenzephalitis.
  2. Computertomogramm des Abdomens:
     Intraabdominelle akute Prozesse, die eine chirurgische Intervention nahelegen und wegen der vitalen Bedrohung sowie des Operationsrisikos eine exakte Indikationsstellung erfordern, rechtfertigen ein CT des Abdomens. Insbesondere Abszedierungen, Zysten und Nekrosen, wie sie z. B. bei Pankreatitiden oder als postoperative Komplikationen auftreten. Die Ultraschalldiagnostik sollte dem Computertomogramm immer vorangestellt werden.

Vorbereitung und Durchführung

- Sicherstellung von Atem- und Kreislauffunktion für den Transport und während der Untersuchung.
  - Intravenösen Zugang sichern.
  - Erforderlichenfalls intubieren.
  - Erforderlichenfalls vasoaktive Substanzen infundieren.
  - Patienten sedieren.
  - Die zuständige Pflegekraft soll den Patienten begleiten.

TISS (Therapeutic Intervention Scoring System)

Prinzip

- Schweregrad des Verlaufs und Prognose kritisch kranker Patienten auf Intensivstationen hängen von der Art und den Komplikationen des Grundleidens, dem Ausmaß und der Zahl der eingetretenen Vitalfunktionsstörungen sowie der Art der erforderlichen Intensivtherapiemaßnahmen ab. Das TISS dient der objektiven Erfassung des Schweregrades zur Klassifizierung von Intensivpatienten durch Quantifizierung der therapeutischen Interventionen.

Durchführung

- Den einzelnen intensivtherapeutischen Maßnahmen sind Punktwerte von 1 bis 4 zugeordnet.
  Dabei wird die Annahme vorausgesetzt, daß die mit 4 Punkten gewerteten therapeutischen Interventionen nur zur Behandlung der Patienten mit den schwersten Krankheitsverläufen eingesetzt werden.
- Nach diesem Bewertungssystem erreichen schwerstkranke, intensivtherapiebedürftige Patienten Werte von 40–50 Punkten (im Mittel 43 ± 1,0 Punkte, Letalität 73%); Patienten, die der vollen Intensivpflege bedürfen, 20–39 Punkte (im Mittel 23 ± 1 Punkte, Letalität 21%); Patienten, die nur der Intensivüberwachung bedürfen 10–19 Punkte (im Mittel 11 ± 0,7 Punkte, Letalität 15%).
- **4 Punkte:**
  - Kreislaufstillstand oder elektrische Defibrillation innerhalb der letzten 48 Stunden.
  - Kontrollierte Beatmung mit oder ohne PEEP.
  - Kontrollierte Beatmung mit intermittierender oder kontinuierlicher Anwendung von Muskelrelaxantien.
  - Ballontamponade blutender Ösophagusvarizen.
  - Kontinuierliche arterielle Infusion eines Medikamentes (nicht einfaches Offenhalten eines arteriellen Zugangs).
  - Pulmonaliskatheter.
  - Elektrische Schrittmachertherapie (auch chronische Herzschrittmacher).
  - Hämodialyse bei instabilen Patienten (bei Akutdialyse die ersten beiden Dialysen).
  - Peritonealdialyse.
  - Induzierte Hypothermie (< 33 °C).
  - Überdruckbluttransfusionen.
  - Messung des intrakraniellen Drucks.
  - Thrombozytentransfusionen.
  - Intraaortale Ballongegenpulsation.
  - Notfalloperation innerhalb der letzten 24 Stunden.
  - Magenspülung bei akuter gastrointestinaler Blutung.

- Notendoskopie oder Bronchoskopie.
- Infusion vasoaktiver Pharmaka (mehr als eine Substanz).

- **3 Punkte:**
- Zentralvenöse parenterale Ernährung.
- Herzschrittmacher in „stand by".
- Thoraxdrainagen.
- IMV oder assistierte Beatmung.
- CPAP.
- Infusion von Lösung mit hoher Kaliumkonzentration über Zentralvenenkatheter.
- Nasotracheale oder orotracheale Intubation (innerhalb der letzten 24 Stunden durchgeführt).
- Blinde endotracheale Absaugung.
- Komplette Bilanzierung des Wasser-, Energie- und Elektrolythaushaltes.
- Häufige Blutgasanalysen, Blutentnahmen, klinisch-chemische Analysen (mehr als 4 pro Schicht).
- Häufige Infusionen von Blut und Blutanteilen (> 5 Einheiten/24 Std.).
- Intravenöse Bolusinjektionen (nicht vorausgeplant).
- Infusion vasoaktiver Pharmaka (1 Substanz).
- Kontinuierliche Infusion von Antiarrhythmika.
- Elektrische Kardioversion (nicht Defibrillation).
- Wärmedecke.
- Arterieller Zugang.
- Akute Digitalisierung (innerhalb 48 Std.).
- Messung des Herzminutenvolumens.
- Hochdosierte diuretische Therapie bei Überwässerung oder Hirnödem.
- Infusionstherapie zur Korrektur metabolischer Alkalosen.
- Infusionstherapie zur Korrektur metabolischer Azidosen.
- Notfallmäßige Thorax- oder Perikardpunktion.
- Akute Antikoagulation (für die ersten 48 Stunden).
- Aderlaß bei Hypervolämie.
- Behandlung mit mehr als zwei intravenösen Antibiotika.
- Behandlung von Krämpfen oder metabolischer Enzephalopathie (innerhalb der ersten 48 Stunden nach deren Einsetzen).
- Komplizierte orthopädische/unfallchirurgische Methoden.

- **2 Punkte:**
- Messung des zentralen Venendruckes.
- Zwei peripher venöse Verweilkatheter.
- Hämodialyse bei stabilen Patienten.
- Frische Tracheotomie (innerhalb der letzten 48 Stunden).
- Spontanatmung bei liegendem Endotrachealtubus oder Tracheotomie.
- Gastrointestinale Ernährung.
- Flüssigkeitsersatz bei hohen abnormen Flüssigkeitsverlusten.

- Parenterale Chemotherapie.
- Stündliche Erfassung des Neurostatus.
- Häufiger Wechsel von Bekleidung und Bettzeug.
- Pitressin-Infusion i.v. (oder ähnliche).

• **1 Punkt:**

- EKG-Monitoring.
- Stündliche Erfassung der Vitaldaten.
- Ein periphervenöser Katheter.
- Chronische Antikoagulation.
- Einfache Bilanzierung von Flüssigkeitszufuhr und Ausfuhr (24-Stunden-Bilanz).
- Routine-Blutgasanalysen.
- Intermittierende intravenöse Arzneimittelgaben nach Verordnungsplan.
- Routinemäßiges Säubern und Betten.
- Orthopädische/unfallchirurgische Standardbehandlungen.
- Tracheostomapflege.
- Behandlung eines Dekubitus.
- Blasendauerkatheter.
- Sauerstoffinsufflation über Katheter oder Maske.
- Intravenöse Antibiotika (zwei oder weniger).
- Physiotherapie.
- Aufwendige Einläufe, Wundbehandlung, Behandlung von Darmfisteln und Kolostomien.
- Gastrointestinale Drainage.
- Periphervenöse Ernährung.

Literatur:

Cullen, D. J., et al.: Crit. Care Med. 2 (1974) 57 (Originalbeschreibung)
Keene, A. R., D. J. Cullen: Crit. Care Med. 11 (1983) 1 (Modifikation und Kommentare)

APACHE (Acute Physiology and Chronic Health Evaluation)

Prinzip

- APACHE ist ein System zur objektiven Klassifizierung des Schweregrades der Erkrankung bei Intensivpatienten. Es führt zu einer prognostischen Stratifikation kritisch kranker Patienten anhand ihres Sterberisikos. Es erlaubt mit großer Sicherheit die Zuordnung von Patienten zu Gruppen unterschiedlicher Schweregrade und damit unterschiedlicher Prognose. Mit geringerer Zuverlässigkeit kann die Individualprognose des Einzelpatienten vorausberechnet werden.
- Das Klassifikationssystem beruht auf einer Punktebewertung der in der Akutphase gemessenen Funktionsgrößen in ihrer Abweichung von der Norm (Acute Physiology Score = APS), des Alters und des Gesundheitszustandes vor Aufnahme in die Intensivstation (Chronic Health Evaluation).

Durchführung

- Die in der akuten Krankheitsphase innerhalb der ersten 24 Std. nach Aufnahme auf die Intensivstation gemessenen Funktionsdaten werden in ihren jeweils pathologischsten Ergebnissen nach einem Punktesystem von 0 bis +4 gewertet. Gegenüber den in der ursprünglichen Fassung (APACHE I) gewerteten 34 Parametern sind in der jüngsten Fassung (APACHE II) nur noch 14 Parameter erfaßt (Tab. 3A–C). Zusätzliche Punkte berücksichtigen Alter und chronischen Gesundheitsstatus. Aus der Summe der gewonnenen

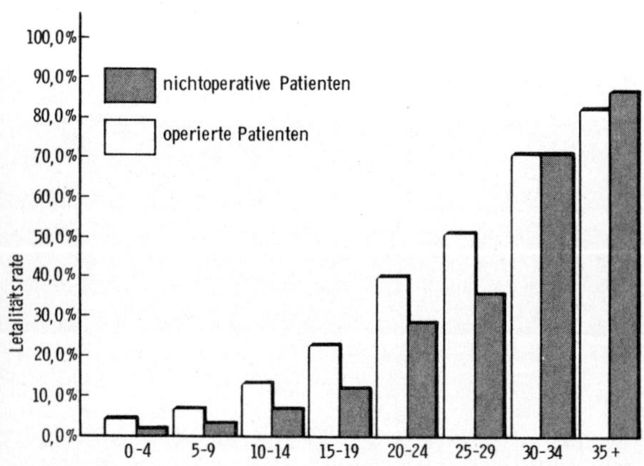

Abb. 3 Verhältnis von APACHE-II-Scores zur Letalitätsrate bei 5815 Intensivstationsaufnahmen

Punktewerte ergeben sich Schweregrad und Prognose: je höher die Summenzahl, desto kranker ist der Patient bzw. desto höher ist das Letalitätsrisiko in der betroffenen Gruppe (Abb. 3).

- Das Letalitätsrisiko für jeden gegebenen Score hängt vom Grundleiden ab, das daher mit berücksichtigt werden muß (z. B. haben Patienten mit Herzinsuffizienz bei 10–19 Punkten 13% Letalität, Patienten mit septischem Schock und 10–19 Punkten 26% Letalität). Die Voraussage von letalem Ausgang oder Überleben läßt sich mit einer Wahrscheinlichkeit von 85% richtig treffen.

Literatur:

Knaus, W. A., et al.: Crit. Care Med. 13 (1985) 818–829

APACHE (Acute Physiology and Chronic Health Evaluation)

Tabelle 3A Bewertung der Ergebnisse physiologischer Meßdaten im APACHE-II-Score

APS-Punkte

Funktionsgröße	Erhöhte Werte		
	+ 4	+ 3	+ 2
Rektaltemperatur °C	⩾ 41	39–40,9	
Arterieller Mitteldruck mmHg	⩾ 160	130–159	110–129
Herzfrequenz (Kammerfrequenz)	⩾ 180	140–179	110–139
Atemfrequenz (spontan oder beatmet)	⩾ 50	35–49	
Oxygenation mmHg a) $FiO_2 \geq 0{,}5$ A–aDO_2 b) $FiO_2 < 0{,}5$ Pa O_2	⩾ 500	350–499	200–349
Arterieller pH-Wert	⩾ 7,7	7,6–7,69	
Na i. Serum mmol/l	⩾ 180	160–179	155–159
K i. Serum mmol/l	⩾ 7	6–6,9	
Kreatinin i. S. mg/dl (bei akutem Nierenversagen × 2)	⩾ 3,5	2–3,4	1,5–1,9
Hämatokrit %	⩾ 60		50–59,9
Leukozyten 1000/mm^3	⩾ 40		20–39,9
Glasgow-Coma-Scale	Score = 15 minus GCS-Punkte		
HCO_3-venöses Blut mmol/l (nur wenn Blutgase fehlen)	⩾ 52	41–51,9	

Erniedrigte Werte					
+ 1	0	+ 1	+ 2	+ 3	+ 4
38,5 ± 38,9	36–38,4	34–35,9	32–33,9	30–31,9	≤ 29,9
	70–109		50–69		≤ 49
	70–109		55–69	40–54	≤ 39
25–34	12–24	10–11	6–9		≤ 5
	< 200 > 70	61–70		55–60	< 55
7,5–7,59	7,33–7,49		7,25–7,32	7,15–7,24	< 7,15
150–154	130–149		120–129	111–119	≤ 110
5,5–5,9	3,5–5,4	3–3,4	2,5–2,9		< 2,5
	0,6–1,4		< 0,6		
46–49,9	30–45,9		20–29,9		< 20
15–19,9	3–14,9		1–2,9		< 1

32–40,9	22–31,9		18–21,9	15–17,9	< 15

Tabelle 3B Bewertung des Alters im APACHE-II-Score
Alterspunkte

Alter (Jahre)	Punkte
≤ 44	0
45–54	2
55–64	3
65–74	5
≥ 75	6

Tabelle 3C Bewertung des chronischen Gesundheitszustandes im APACHE-II-Score
Chronische Punkte

Für Patienten mit vorbestehenden schweren Insuffizienzen eines Organsystems oder Patienten mit Immunschwäche gelten folgende Punkte:

a) für nichtoperative Patienten oder Notfalloperationen 5 Punkte
b) für Elektivoperationen 2 Punkte

Definition der schweren Organinsuffizienz und Immunschwäche:

Leber:
Bioptisch gesicherte Zirrhose und nachgewiesene portale Hypertension, stattgehabte Episoden oberer gastrointestinaler Blutungen als Folge der portalen Hypertension, frühere Episoden von Leberversagen/hepatische Enzephalopathie/Leberkoma.

Kardiovaskulär:
NYHA IV.

Respiratorisch:
Chronische restriktive, obstruktive oder vaskuläre Lungenerkrankungen mit schwerer Einschränkung der Belastbarkeit, z. B. Unmöglichkeit zum Treppensteigen oder Führen des Haushaltes oder nachgewiesener chronischer Hypoxie, Hyperkapnie, sekundärer Polyzythämie, schwerer pulmonaler Hypertension (über 40 mm Hg) oder Respiratorabhängigkeit.

Renal:
Terminale Niereninsuffizienz mit chronischer Dialysebehandlung.

Immunschwäche:
Immunsuppressive Therapie, z. B. Immunsuppressiva, Chemotherapie, Radiatio, Langzeitsteroide oder kurzfristig hochdosierte Steroidtherapie oder krankheitsbedingte Immunsuppression, z. B. Leukämie, malignes Lymphom, AIDS.

- Aufgabe der Intensivmedizin ist die Überwachung und Behandlung von Patienten mit latenten oder manifesten lebensbedrohenden Störungen der Vitalfunktionen. Durch die Intensivbehandlung werden Vitalfunktionen aufrechterhalten oder wieder hergestellt – durch Behebung bedrohlicher Vitalfunktionsstörungen oder Ersatz gestörter Organfunktionen bis zur Wiederkehr der Spontanfunktion. (Therapeutischer Auftrag der Intensivmedizin.) Wegen der bekannt schlechten Prognose nach Eintritt eines Organversagens, insbesondere des Multiorganversagens ist es mehr und mehr die vorrangige Aufgabe der Intensivmedizin geworden, die Manifestation von Organversagen wenn möglich überhaupt zu verhindern. (Prophylaktischer Auftrag der Intensivmedizin.)
- Vitalfunktionsstörungen treten als Komplikationen bei ganz unterschiedlichen akuten Erkrankungen, Vergiftungen oder Verletzungen auf und bestimmen vorübergehend den Krankheitsablauf. Eine Gliederung von Krankheitszuständen nach den „nicht krankheitsspezifischen wahren Todesursachen" oder den „Faktoren, die am Hergang des Todes beteiligt sind", wird als thanatogenetisches Ordnungsprinzip bezeichnet.
- Alle Erkrankungen, in deren Verlauf erfahrungsgemäß mit dem akuten Auftreten von Vitalfunktionsstörungen und Organversagen besonders zu rechnen ist, können in der Systematik der Intensivmedizin als zu Vitalfunktionsstörungen prädisponierende Krankheitsbilder bezeichnet werden.
- Der am besten untersuchte prädisponierende Krankheitszustand ist der akute Myokardinfarkt. Dabei entstehen akut lebensbedrohliche Vitalstörungen in so hoher Frequenz, daß alle Patienten mit frischem Infarkt in die Intensivüberwachung übernommen werden sollen.
- Die Notwendigkeit einer Intensivüberwachung gilt jedoch in gleicher Weise für alle akut und schwer erkrankten Patienten mit anderen zu akuten Vitalstörungen prädisponierenden Krankheitszuständen.
- Bei komatösen und gelähmten Patienten besteht darüber hinaus eine besondere Gefährdung hinsichtlich schwerer Komplikationen, die ihrerseits Vitalstörungen hervorrufen und die spätere Rehabilitation entscheidend beeinträchtigen oder bleibende Defekte verursachen können.
- Prädisponierende Krankheitszustände der inneren Medizin s. Tab. 4.

Prädisponierende Erkrankungen

Tabelle 4 Prädisponierende Krankheitszustände

Akuter Myokardinfarkt
Instabile Angina pectoris und Präinfarktsyndrom
Bedrohliche Arrhythmien
Akute dekompensierte Herzinsuffizienz
Hypertensive Krise
Massive Lungenarterienembolie

Sepsis

Akutes Abdomen
Akute hämorrhagisch-nekrotisierende Pankreatitis
Peritonitis
Akute gastrointestinale Blutung
Akute Leberinsuffizienz
Schwere Gastroenterokolitis

Akute Niereninsuffizienz

Akute bronchopulmonale und pulmonale Erkrankungen mit respiratorischer Insuffizienz

Akute Hämostasestörungen

Komata
Exogene Intoxikationen
Endokrine Krisen

Neuromuskuläre Erkrankungen mit Atemgefährdung
Status epilepticus
Subarachnoidalblutungen mit Atemgefährdung
Schweres Alkoholdelirium
Apallisches Syndrom

Definition

- Plötzliches und unerwartetes Auftreten von Zeichen einer fehlenden Kreislauf- und Atemtätigkeit mit Ausfall der zentralnervösen Funktionen.

Ätiologie – Pathogenese – Pathophysiologie

- *Pathomechanismus:*
  - Kammerflimmern, evtl. Kammertachykardie.
  - Asystolie.
  - Elektromechanische Dissoziation.
- *Häufigste Ursachen:*
  a) Kardial:
    - Koronare Herzkrankheit: meistens Zustand nach Herzinfarkt und frischer Herzinfarkt.
    - Klappenfehler: in der Regel Aortenvitien.
    - Kardiomyopathien: hypertrophe, dilative und restriktive.
    - AV-Überleitungsstörungen.
    - Syndrom des kranken Sinusknotens.
    - Sog. „Torsade-de-pointes"-Tachykardie (polymorphe Kammertachykardie mit periodischer Änderung der Amplitude und Richtung der Kammerkomplexe) infolge QT-Syndrom (definiert als verlängertes frequenzkorrigiertes QT-Intervall).

  b) Extrakardial:
    - Respiratorisch: Verlegung der Atemwege, Atemlähmung, schwere Hypoxie.
    - Entgleisung des Elektrolyt- und Säure-Basen-Haushaltes.
    - Physikalische Einwirkungen: Elektrounfall, schwere Unterkühlung.
    - Endogene und exogene toxische Schädigung.
    - Überempfindlichkeitsreaktion.

Diagnose

- Bewußtseinsverlust nach 10–15 Sek.
- Verlust des Muskeltonus nach 10–15 Sek.
- Generalisierte Krämpfe nach 10–40 Sek.
- Atemstillstand oder terminale Schnappatmung nach 15–60 Sek.
- Pupillenerweiterung nach 10–60 Sek.
- *Untersuchungen:*
  1. Klinisch: Bewußtlosigkeit, Atemstillstand, Blässe, weite reaktionslose Pupillen, fehlender Karotispuls.

2. EKG:
   - Bei Kammerflimmern: hochfrequente, verformte und ungleich konfigurierte Kammerkomplexe.
   - Bei Asystolie von Vorhof und Kammer (Panasystolie): keine elektrische Aktivität erkennbar.
   - Bei Kammerasystolie infolge AV-Block III. Grades: nur P-Wellen auftretend, keine QRS-Komplexe.
   - Bei elektromechanischer Dissoziation: Vorhof- und Kammeraktionen sichtbar.

Differentialdiagnose

- Kollapszustand: Karotispuls noch tastbar, Herzaktionen hörbar, Spontanatmung erkennbar, Ansprechbarkeit erhalten.
- Synkope: nur kurzfristiger Bewußtseinsverlust mit oder ohne Herzstillstand, spontan reversibel mit rascher Erholung.
- Koma: Karotispuls tastbar, Herzaktionen hörbar, Spontanatmung erkennbar.

Sofortmaßnahmen

(Einfache lebensrettende Sofortmaßnahmen)

- Mechanische kardiopulmonale Reanimation (s. S. 285):
  - 2 Ventilationen (Insufflationsdauer 1–1,5 s).
  - Tasten des Karotispulses (5–10 s).
  - Wenn kein Puls tastbar, Einsatz der Herzmassage:
    Ein-Helfer-Methode:
    - 15 Kompressionen mit einer Frequenz von 80–100/min.
    - 2 Ventilationen (Insufflation 1–1,5 s).
    - 4 Zyklen mit je 15 Kompressionen und 2 Ventilationen.
    - Tasten des Karotispulses (5 s).
    - Wenn kein Puls tastbar, Fortführen der mechanischen Reanimation: 15 Kompressionen zu 2 Ventilationen pro Zyklus.

    Zwei-Helfer-Methode:
    - 5 Kompressionen mit einer Frequenz von 80–100/min.
    - Ventilation in einer Pause von 1–1,5 s zwischen den Kompressionen.
    - Mindestens 10 Zyklen mit je 5 Kompressionen und 1 Ventilation.
    - Tasten des Karotispulses (5 s).
    - Wenn kein Puls tastbar, Fortführen der mechanischen Reanimation: 5 Kompressionen zu 1 Ventilation pro Zyklus.
- Venöser Zugang: bevorzugt großlumige Vene am Unterarm oder in der Ellenbeuge.
- Präkordialer Faustschlag nur während EKG-Kontrolle (Monitor).

Intensivtherapie

(Erweiterte lebensrettende Sofortmaßnahmen)

- Erfolgt bei fortbestehenden Wiederbelebungsmaßnahmen abhängig vom zugrundeliegenden Pathomechanismus (EKG-Befund).
- Kammerflimmern und pulslose Kammertachykardie: Defibrillation mit steigender Energie beginnend von 200 Ws–400 Ws. Wenn erfolglos: Adrenalin 0,5–1 mg i. v.; danach erneute Defibrillation mit maximaler Energie. Bei Erfolglosigkeit weitere Defibrillationen, dazwischen: Lidocain 1 mg/kg i. v., evtl. Natriumbikarbonat 1 mval/kg i. v.
  Nach Wiederherstellung des Sinusrhythmus: Lidocain per infusionem 2–4 mg/min.
- Kammertachykardie mit tastbarem Karotispuls:
  - Patient instabil (Thoraxschmerz, Dyspnoe, systolischer Druck 90 mm Hg oder weniger, Herzinsuffizienz, Herzinfarkt): Sedierung und Kardioversion mit 50 Ws beginnend, maximal 400 Ws. Wenn erfolglos: Lidocain 1 mg/kg i. v., Kardioversion wiederholen. Bei Fortbestehen der Kammertachykardie: Antiarrhythmikum der Klasse IA oder IC i. v. (s. S. 302) applizieren, dann erneut Kardioversion.
  - Patient stabil: Lidocain 1 mg/kg i. v., wenn erfolglos, Lidocain 0,5 mg/kg i. v. alle 8 Min. bis zu einer Gesamtdosis von 3 mg/kg. Bei fortbestehender Kammertachykardie: Antiarrhythmikum der Klasse IA oder IC i. v. (s. S. 302), wenn erfolglos, Kardioversion wie bei instabilem Patienten.
- Asystolie: Adrenalin 0,5–1 mg i. v., endotracheale Intubation falls möglich. Bei weiterbestehender Asystolie Atropin 1 mg i. v., evtl. Bikarbonat. Als letzte Maßnahme Elektrostimulation.
- Elektromechanische Dissoziation: Adrenalin 0,5–1 mg i. v., endotracheale Intubation. Bei fortbestehender elektromechanischer Dissoziation evtl. Natriumbikarbonat.
  Extrakardiale Ursachen einer elektromechanischen Dissoziation wie: Hypovolämie, Herzbeuteltamponade, Spannungspneumothorax und Lungenembolie ausschließen.

Prognose

- Sehr ernst. Ungünstige Faktoren:
  - Elektromechanische Dissoziation.
  - Asystolie.
  - Vorgeschädigtes Herz.
  - Kein frischer Herzinfarkt.
  - Wenn mehr als 5 Min. bis zum Einleiten der Wiederbelebungsmaßnahmen verstreichen.

Definition

- Zustände von Kreislaufversagen, die mit einer ungenügenden peripheren Gewebsperfusion einhergehen.
- Einteilung:
  - Volumenmangelschock.
  - Kardiogener Schock.
  - Septischer Schock.
  - Anaphylaktischer Schock.
- Die frühe, hyperdyname Phase des septischen Schocks nimmt pathophysiologisch und symptomatologisch eine Sonderstellung ein (s. S. 71).

Pathophysiologie

- Drei Mechanismen ursächlich beteiligt:
  - Reduktion des zirkulierenden Blutvolumens.
  - Verminderung der Herzleistung.
  - Peripheres vaskuläres Versagen.
- Prävalenz der schockauslösenden Mechanismen bei den jeweiligen Schockformen.
- Folgen: Abfall des Herzminutenvolumens und Blutdruckes, Zentralisation des Kreislaufes, Hypoxie mit metabolischer Azidose und Stoffwechselstörungen der Zelle. Disseminierte intravasale Gerinnung.
- Im Schock bei Schlafmittelvergiftungen werden alle schockauslösenden Faktoren wirksam: Hypovolämie durch mangelhafte Flüssigkeitsaufnahme, Sequestration in Hautmuskelgewebe, evtl. Erbrechen; toxische Beeinträchtigung der Herzleistung; Störung der zentralen und peripheren Kreislaufregulation.

Diagnose

- Krankheitszeichen:
  - Tachykardie.
  - Arterielle Hypotension mit niedriger Blutdruckamplitude.
  - Kalte, feuchte, blaß-zyanotische und marmorierte Haut (Ausnahme: warme, trockene Haut beim hyperdynamen septischen Schock).
  - Oligurie bis Anurie.
  - Dyspnoe.
  - Angst, motorische Unruhe bzw. Bewußtseinstrübung.
- *Untersuchungen:*
  1. Klinisch:
     - Periphere Durchblutung (Farbe, Feuchtigkeit, Temperatur der Haut, Wiederauffärbung des Nagelbettes).

- Sonstige Hautveränderungen (Urtikaria, Hämatome).
- Halsvenenfüllung (in Horizontallage und bei 45 Grad Neigung des Oberkörpers).
- Herz-Lungen-Funktion.
- Urinausscheidung.
- Bewußtseinszustand.

2. Labor:
   - Hb, Hk, Leukozyten, Thrombozyten, Quick-Wert, PTT, Thrombinzeit, Blutgruppe.
   - Natrium, Kalium, Kreatinin, Harnstoff, Blutzucker, CK, GOT, GPT.
   - pH, pCO_2, Standardbikarbonat, Basendefizit im arteriellen Blut.
   - Laktat.
   - Osmolalität.
   - Evtl. Blutkulturen.
   - EKG.
   - Thoraxröntgenbild.
   - ZVD, evtl. Pulmonaliskatheter.

Differentialdiagnose

- Beim Kollapszustand fehlen die Zeichen der Gewebsminderperfusion.
- Sonderformen des Schocks nach Schockursache.

Sofortmaßnahmen

- Lagerung: flach, Ausnahme kardiogener Schock: Oberkörper hoch, Beine tief.
- Sedierung und Analgesierung mit Diazepam (5–10 mg i. v.) bzw. Morphin (5–10 mg i. v.), wenn erforderlich. Einzeldosen klein, wenn erforderlich wiederholen.
- Venöser Zugang und Volumenzufuhr:
  - Initiale Volumenzufuhr durch kolloidale Volumenersatzmittel oder Vollelektrolytlösungen.
  - Volumensubstitution als Sofortmaßnahme stets indiziert, wenn keine Zeichen der dekompensierten Herzinsuffizienz (Halsvenenstauung, Orthopnoe, basale Rasselgeräusche über beiden Lungen) vorliegen.
- Korrektur der respiratorischen Insuffizienz:
  - Sauerstoffzufuhr durch Nasensonde (2–6 l/min) oder Maske (6–10 l/min).
  - Intubation und künstliche Beatmung bei Bewußtlosigkeit oder protrahiertem Schock.

- Korrektur der metabolischen Azidose. Indikation zur Korrektur, wenn pH-Wert unter 7,3 oder Basendefizit über –10 mval/l. Keine Blindpufferung!
  Lösungen:
  - Natriumbikarbonat. Dosierung: mval $NaHCO_3$ = negativer Basenüberschuß × 0,3 × kg KG.
    Wenn errechnete Gesamtmenge über 200 mval, soll die Hälfte verabreicht werden, nach 2 Stunden erneut Blutgasanalyse. Beachte die Natriumzufuhr bei Patienten mit Herzinsuffizienz!
  - THAM. Natriumfrei, somit vorteilhaft, wenn Natriumzufuhr vermieden werden soll.
    Dosierung: ml 0,3 molares THAM = neg. Basenüberschuß × kg KG.

Intensivtherapie

- Intensivtherapie setzt die weitere Differenzierung der Schockform voraus.
- Obligatorische Kontrollmaßnahmen:
  - Herzfrequenz und Rhythmus (EKG, Monitor).
  - Arterielle Blutdruckmessung (blutig oder unblutig).
  - ZVD.
  - Atemfrequenz.
  - Arterielle Blutgasanalyse.
  - Diurese.
  - Bewußtseinslage.
- Fakultative Kontrollmaßnahmen:
  - Pulmonalarterien-Druckmessung.
  - Herzminutenvolumen.
  - Blutvolumen.
  - Hauttemperaturmessung.

Komplikationen

- Organschäden nach Behebung des Schockzustandes:
  - Akutes Nierenversagen.
  - ARDS.
  - Schockleber.
- Disseminierte intravasale Gerinnung.

Definition

- Akutes Kreislaufversagen nach Verlust von Blut, Plasma oder Wasser und Elektrolyten.

Ätiologie und Pathogenese

- Ursachen:
  1. Blutverluste (hämorrhagischer Schock).
     - Blutung nach außen: Verletzungen großer Gefäße, Blutungen aus dem Magen-Darm-Trakt (Ösophagusvarizen, Ulzera, Erosionen, Divertikel, Neoplasma), aus den Lungen (Thorax- und Lungenverletzungen, Lungentuberkulose, Tumoren), Nieren- und Blasenblutungen (Tumoren, Prostatektomie), aus dem weiblichen Genitale (Aborte, postpartale Blutungen).
     - Blutungen nach innen: retroperitoneal (abdominale Aneurysmablutungen, hämorrhagische Pankreatitis), intraperitoneal (Milzruptur, Leberruptur, infarzierter oder strangulierter Darm, ektopische Schwangerschaft), Weichteilblutungen (Muskeltrauma, Frakturhämatome), Aneurysmablutung.
     - Blutungen unterschiedlicher Lokalisation bei Antikoagulantienüberdosierung und hämorrhagischer Diathese.
  2. Verluste von Plasma, Wasser und Elektrolyten:
     a) äußere Flüssigkeitsverluste:
        - gastrointestinal: massives Erbrechen, Durchfälle, Fistelbildungen, postoperative Drainagen;
     b) innerer Flüssigkeitsverlust:
        - stumpfes Trauma, Verbrennungen, Peritonitis, Pankreatitis, Ileus.

Diagnose

- Krankheitszeichen:
  - Kollabierte Hautvenen.
  - Allgemeine Schockzeichen.
  - Zeichen der Hypovolämie – abhängig vom Blutvolumenverlust.
    Verluste von ca. 10–25%:
    Diskrete Zeichen peripherer Vasokonstriktion, geringe Tachykardie, Blutdruck normal oder geringgradig gesenkt.
    Verluste von ca. 25–35%:
    Tachykardie von 100–120/min, verminderte Pulsamplitude, systolischer Blutdruck zwischen 90 und 100 mm Hg, Unruhe, Blässe, Schweiß, Oligurie.

Verluste von ca. 35–50%:
Tachykardie über 120/min, systolischer Blutdruck unter 60 mm Hg, getrübtes Bewußtsein, Blässe, extrem kalte Extremitäten, Anurie.
- Kollabierte Hautvenen.

- Notfallanamnese:
  - Thoraxschmerz, Hämoptoe.
  - Schmerz im Abdomen, Meläna, Hämatemesis.
  - Durchfall, Erbrechen.
  - Letzte Menstruation.
  - Gerinnungsstörungen, Antikoagulantien, Traumata.
- *Untersuchungen:*
  1. Klinisch:
     - Inspektion, Auskultation und Palpation von Thorax und Abdomen.
     - Palpation und Auskultation der Bauchaorta und der großen peripheren Gefäße.
     - Rektaluntersuchung.
  2. Spezielle Zusatzuntersuchungen:
     - Hb und Hk: erst nach einigen Stunden zur Schätzung des Blutverlustes zu verwenden.
     - Serumamylase und Lipase.
     - Gerinnungsstatus.
     - Röntgenaufnahmen von Thorax und Abdomen.
     - Abdominelle Sonographie.

Sofortmaßnahmen

- Lagerung.
  Schocklage: Flachlagerung oder Schräglage mit gesenktem Oberkörper.
- Volumensubstitution:
  - Blutverluste von mehr als 30% des Blutvolumens: Blut- und Plasmalösung (oder kolloidale Plasmaersatzlösung, sofern keine Koagulopathie vorliegt) im Verhältnis 1:1. Bei Volumenersatz von mehr als 4000 ml im Blut und Plasmalösung (oder künstliche Kolloide) im Verhältnis 2:1.

  Beachte!
  Bei akuten schweren Blutungen Zufuhr über mehrere Venenkatheter und unter Umständen Anwendung einer Druckmanschette erforderlich.
  - Blutverluste von weniger als 30% des Blutvolumens: Plasmalösung oder kolloidale Plasmaersatzlösungen.
  - Verlust von Plasma, Wasser und Elektrolyten: Volumenmangel anhand klinischer Beurteilung ermitteln.

- Volumenersatz: initial durch Plasma oder kolloidale Plasmaersatzlösungen zur Auffüllung des Intravasalraumes. Nach Stabilisierung des zirkulierenden Blutvolumens Vollelektrolytlösungen zur Normalisierung der Extrazellulärflüssigkeit. ZVD soll sich bei 6–10 cm H_2O stabilisieren.

- Korrektur der Azidose:
Bei pH unter 7,3 und Basendefizit über –10 mval/l mit Natriumbikarbonat oder THAM-Lösung. Keine Blindpufferung!
Beachte!
Vasokonstriktorisch wirkende Pharmaka absolut kontraindiziert (führen zu einer weiteren Drosselung der peripheren Durchblutung).

Intensivtherapie

- Fortsetzung der Volumensubstitution unter Kontrolle:
  - des ZVD (über 4 cm H_2O, optimal bei 6–10 cm H_2O, max. 12–14 cm H_2O);
  - der Diurese (über 40 ml/Std.):
  - der peripheren Durchblutung (Hautzustand, Nagelbettdurchblutung, arterielle Blutdruckamplitude, Herzfrequenz);
  - der Hk (über 30 Vol%, optimal 35 Vol%).
- Therapie des Grundleidens: definitive Blutstillung bei hämorrhagischem Schock.
- Überwachung der Nierenfunktion: Diurese, Serumkreatinin, Kreatininclearance (insbesondere bei noch normalem Serumkreatinin), U/P_{osm}.
- Überwachung von Atmung und Blutgasen.

Kardiogener Schock

Definition

- Akutes Kreislaufversagen im Sinne einer verminderten Organdurchblutung infolge herabgesetzter Herzpumpleistung.

Ätiologie und Pathogenese

- Ursachen:
  - Verlust an kontraktiler Masse: Myokardinfarkt, Myokarditis.
  - Akute Ventrikelseptumruptur und Papillarmuskelruptur bei Myokardinfarkt.
  - Dekompensierte Klappenvitien: chronische und akute (bei bakterieller Endokarditis oder Myokardinfarkt).
  - Akute Obstruktion der Lungenstrombahn: Lungenembolie, intrakardiale Thromben oder Herztumoren.
  - Herzbeuteltamponade.
  - Tachykarde Herzrhythmusstörungen.

Diagnostik

- Krankheitszeichen: Trias:
  - Allgemeine Schockzeichen mit Abnahme des Blutdrucks: meistens unter 90 mm Hg systolisch.
  - Tachykardie: fehlt manchmal beim Hinterwandinfarkt.
  - Oligurie.
- Untersuchungen:
  1. Klinisch: Zeichen der Herzinsuffizienz (Galopp, pulmonale Rasselgeräusche).
     Beachte!
     Komplikationen eines Herzinfarktes: Ventrikelseptumruptur, Klappenabriß, Perikarditis.
     Sonderform: Hinterwandinfarkt mit rechtsventrikulärer Beteiligung: Herzfrequenz in der Regel nicht erhöht (manchmal AV-Block II. oder III. Grades), Zeichen der Rechtsherzbelastung, Lungen frei.
  2. Labor: CK, CK-MB, GOT.
  3. EKG: Zeichen des Herzinfarktes (meistens ausgedehnter Vorderwandinfarkt, beim Hinterwandinfarkt mit rechtsventrikulärer Beteiligung: ST-Hebung in V_4R), Herzrhythmusstörungen.
  4. Pulmonaliskatheter mit Thermodilution: Herzminutenvolumen reduziert (Herzindex unter 2,2 l/min/m^2), Füllungsdruck über 20 mm Hg (Rechtsherzinfarkt: erhöhter rechtsatrialer Druck).

5. Echokardiographie: Kontraktilität herabgesetzt, linker Ventrikel meistens groß, Pulmonalarterie weit, gelegentlich: Klappenveränderungen mit Klappeninsuffizienz, rechtsventrikuläre Kontraktilität reduziert, Shunt auf Ventrikelebene.
6. Röntgenthoraxbild: Lungenstauung.

Differentialdiagnose

- Herzinfarkt mit Hypovolämie: Klinische Zeichen ähnlich, bei PA-Messung Füllungsdruck erniedrigt.
- Andere Formen des Schocks: Es fehlt der erhöhte Füllungsdruck.

Sofortmaßnahmen

- Lagerung: mit leicht erhöhtem Oberkörper.
- Sicherung eines venösen Zuganges: Vorsichtige Volumenzufuhr (maximal 250 ml/30 min)!
- Schmerzbekämpfung: Morphin 3–5 mg i. v., wenn erforderlich in 5minütigen Abständen zu wiederholen. Bei Herzfrequenz unter 60/min mit Atropin kombinieren.
- Sauerstoffzufuhr: Nasensonde 2–6 l, Maske 6–10 l/min.
- Dopamin bei Blutdruck unter 90 mm Hg bis zur hämodynamischen Kontrolle auf der Intensivstation.

Intensivtherapie

- Hämodynamisch kontrollierte Therapie bei liegendem Pulmonaliskatheter:
  1. Senkung des erhöhten Füllungsdrucks auf Werte um 18 mm Hg mittels Nitroglyzerin oder Natriumnitroprussid.
  2. Wenn diese Maßnahme nicht ausreicht, Verabreichung von Katecholaminen: Dobutamin (noch ausreichender Blutdruck) oder Dopamin (bei reduziertem Blutdruck: in Kombination mit Nitroglyzerin oder Dobutamin).
  3. Spezialtherapie:
     - Akuter Myokardinfarkt: intrakoronare Lyse und Ballondilatation.
     - Akuter Hinterwandinfarkt mit rechtsventrikulärer Beteiligung: Erhöhung des rechtsventrikulären Füllungsdrucks (über 10 mm Hg) mittels Flüssigkeitszufuhr (Cave: keine vorlastsenkenden Mittel) und Anhebung der Herzfrequenz mittels Vorhofstimulation (bei AV-Block III. Grades sequentielle Stimulation).

- Ventrikelseptumruptur und Papillarmuskelabriß infolge Myokardinfarkt sowie akute Klappeninsuffizienz: Natriumnitroprussid, frühzeitiger operativer Eingriff.
- Lungenembolie: Embolektomie oder Fibrinolyse.
- Perikardtamponade: Perikardpunktion.
- Tachykarde Herzrhythmusstörungen: Antiarrhythmika, Elektrostimulation, Kardioversion.

Prognose

- Günstig nur dann, wenn die Ursache beseitigt werden kann (z. B. Herzrhythmusstörungen, Perikarderguß, akute Kardiochirurgie).
- Ungünstig, wenn die Ursache nicht beseitigt werden kann (z. B. Herzinfarkt).

Definition

- Schock bei Infektionen mit gramnegativen und grampositiven Bakterien, seltener auch Viren, Rickettsien, Parasiten und Pilzen.

Ätiologie – Pathophysiologie – Pathogenese

- Prädisponierend wirken:
Harnwegsinfektionen, Gallenwegserkrankungen, Pneumonien, Peritonitiden, die mit einer Bakteriämie einhergehen, septischer Abort, postpartale Komplikationen, Erkrankungen mit Immunsuppression.
- Häufigste Erreger:
  - Gramnegative Erreger:
  E. coli, Klebsiellen, Proteus, Pseudomonas aeruginosa, Aerobacter aerogenes, Meningokokken;
  - Grampositive Erreger:
  Staphylococcus aureus, Pneumococcus, Streptococcus haemolyticus.
- Pathophysiologie:
  - Im Frühstadium: hyperdynamische Schockform mit warmer, trockener Haut, respiratorischer Alkalose, erhöhtem Herzminutenvolumen, erniedrigtem peripherem Gefäßwiderstand, normalem oder erhöhtem ZVD, normalem linksventrikulärem Füllungsdruck.
  - Im weiteren Verlauf: möglicher Übergang in hypodynamisches Zustandsbild mit schlecht durchbluteter, kalter zyanotischer Haut, metabolischer Azidose, erniedrigtem Herzminutenvolumen, erhöhtem peripherem Widerstand, vermindertem zirkulierendem Blutvolumen. Nicht selten disseminierte intravasale Gerinnung.

Diagnose

- Krankheitszeichen:
  - Symptome einer bakteriellen Infektion mit Fieber, Schüttelfrost.
  - Hyperventilation.
  - Reduziertes Allgemeinbefinden.
  - Verwirrtheit, delirantes Bild, unklare Bewußtseinstrübung.
  - Faktoren, die zu einem septischen Schock prädisponieren, sind: vorausgegangene Operationen, Blasendauerkatheter, intravasaler Verweilkatheter, Tracheostoma, Diabetes mellitus, Leberzirrhose, Verbrennungen, Malignome, Leukämien, Agranulozytose, Behandlung mit Kortikosteroiden oder Zytostatika.

- *Untersuchungen:*
  1. Klinisch: allgemeine Schockzeichen und Hinweise für Sepsis (Fieber, bakterieller Infekt).
  2. Labor:
     - Blutbild: Leukozytose oder Leukopenie, aber mit Linksverschiebung, Thrombozytopenie, Hypophosphatämie.
     - Bakteriologische Untersuchung mit Resistenzprüfung von Blut, Urin, Sputum evtl. Stuhl oder Wundsekreten.
     - Gerinnungsstatus: bei disseminierter intravasaler Gerinnung: Verminderung der Thrombozyten, des Fibrinogens der Faktoren II, V, X, Anstieg der Fibrinogenspaltprodukte, Verminderung des Plasma-Präkallikreins.

Sofortmaßnahmen

- Lagerung flach.
- Venöser Zugang:
  - Volumenzufuhr: Plasma- oder kolloidale Plasmaersatzlösung. Bluttransfusionen nur bei gleichzeitigen Blutverlusten. ZVD sollte 14 cm H_2O nicht übersteigen.
  - Sicherstellung der Ventilation (Kontrolle der freien Durchgängigkeit der Atemwege, O_2-Zufuhr 4–6 l/min).
  - Korrektur der metabolischen Azidose.

Intensivtherapie

- Antibiotika:
  - Erreger bekannt: bakterizides Antibiotikum i. v., entsprechend der Resistenzprüfung.
  - Erreger unbekannt: Kombination von bakterizidem Antibiotikum mit Aminoglykosid und Antibiotikum, das Anaerobier erfaßt.
- Hämodynamisch kontrollierte Volumentherapie („volume challenging"): Volumensubstitution 250 ml/15 min, solange der ZVD $<$ 14 cm H_2O beträgt und nicht mehr als 5 cm H_2O pro Volumen-Zeiteinheit ansteigt, PA-Druck optimieren (16–18 mm Hg).
- Kortikosteroide: Wenn persistierende periphere Minderdurchblutung nach Volumensubstitution: Methylprednisolon 30 mg/kg i. v., gefolgt von 2 g alle 6 Std. für 48 Std. oder Dexamethason 40 mg i. v., gefolgt von 20–40 mg alle 4–6 Stunden.
  Dauer der Kortikosteroidtherapie 24–72 Std.
- Heparin 1000 IE/Std. kontinuierlich.
- Vasoaktive Medikamente: Wenn durch die Basistherapie (Volumen, Sauerstoff, Azidoseausgleich) der Schock nicht behoben werden kann:

- Dopamin in aufsteigender Dosierung von 200 µg/min – 400 µg/min – 600 µg/min. Falls auf dieser Dosierungsstufe kein ausreichender Effekt auf das Herzauswurfvolumen:
- zusätzlich Dobutamin in aufsteigender Dosierung 200 µg/min – 400 µg/min – 600 µg/min. Falls auch damit keine ausreichende Kreislaufstabilisierung:
- Steigerung der kombinierten Dopamin-Dobutamin-Dosierung in Abhängigkeit von dem Effekt auf 800–1000 µg/min.
  Falls auch dadurch der Blutdruck die Mindesthöhe von 100 mm Hg systolisch nicht erreicht hat oder aber die Blutdruckstabilisierung zu Lasten einer ausgeprägten Tachykardie geht > 120–130 min:
- zusätzlich Noradrenalin in aufsteigender Dosierung von 10 µg/min bis 100 µg/min.

• Chirurgische Maßnahmen: nach Stabilisierung des Kreislaufs chirurgische Sanierung lokalisierter Infektionen.
  Beachte!
  Der septische Patient ist ohne Beseitigung des Sepsisherdes nicht definitiv zu stabilisieren. Die Intensivtherapie schafft nur die Voraussetzungen für die Maßnahmen zur Kontrolle des Sepsisherdes. Alle Maßnahmen zur Beseitigung des Sepsisherdes sind Teil des Intensivtherapieplanes.

Prognose

• Ernst, sehr ungünstig, wenn:
- Infektionsquelle nicht behoben werden kann.
- Malignom als zugrunde liegende Krankheit.
- Persistierende oder progrediente Hyperlaktatämie vorliegt.
- Multiple Organkomplikationen auftreten (akutes Nierenversagen, akute respiratorische Insuffizienz, gastrointestinale Blutung, akute Leberinsuffizienz).

Anaphylaktischer Schock

Definition

- Schock infolge schwerer, generalisierter Überempfindlichkeitsreaktion vom Soforttyp.

Ätiologie und Pathogenese

- Auslösende Noxen:
  - Medikamente:
    Antibiotika, Lokalanästhetika, jodhaltige Röntgenkontrastmittel, kolloidale Volumenersatzmittel.
  - Fremdeiweiße und Polysaccharide:
    Insekten- oder Schlangengifte, Seren, Vakzine, Organextrakte. Allergenlösungen zur Desensibilisierung.
- Durch generalisierte Antigen-Antikörper-Reaktion:
  Freisetzung vasoaktiver Substanzen (Histamin, Serotonin, Bradykinin), die zu einer akuten Dilatation besonders der venösen Gefäßstrombahn, Verminderung des venösen Rückflusses, des HMV und Abfall des Blutdruckes führen. Evtl. Plasmaverlust durch erhöhte Gefäßpermeabilität.

Diagnose

- *Krankheitszeichen:*
  Sekunden bis Minuten nach Verabreichung des Allergens folgende Symptome in Abhängigkeit vom Schweregrad:
  I. Hautreaktion: Flush, Erythem, Urtikaria, Ödem. Allgemeinsymptome: Juckreiz, Unruhe, Schwindel, Kopfschmerzen, Tremor.
  II. Hämodynamische Reaktionen:
    - Anstieg der Herzfrequenz um mehr als 20/min.
    - Abfall des systemischen Blutdruckes um mehr als 20 mm Hg.

    Gastrointestinale Zeichen: Übelkeit, Erbrechen, Durchfall, Leibschmerzen.
  III. Schocksymptome mit Hypotension: Bewußtseinsstörung, schwere Bronchokonstriktion.
  IV. Kreislauf- und Atemstillstand.
- *Untersuchungen:*
  1. Klinisch: Schwellung der Schleimhäute, Bronchospasmus, Atemstörungen, Hautveränderungen.
  2. Labor: Leukopenie, Thrombopenie.

Sofortmaßnahmen

- Adrenalin 0,1 mg (1 ml der in 10 ml physiol. Kochsalzlösung verdünnten 1-mg-Ampulle) i. v. Evtl. in Abständen von wenigen Min. wiederholen.
- Kortikosteroide, z. B. Methylprednisolon 250 mg i. v.
- Volumenersatzmittel infundieren (z. B. 5% Humanalbuminlösung oder Plasmaproteinlösung). Wenn möglich keine kolloidale Volumenersatzlösungen (allergene Wirkung!).
- Antihistaminika (z. B. Tavegil 1 Amp. à 2 mg i. v.), Calcium gluconicum 10 ml i. v.
- Sicherstellung der Ventilation. Bei Larynxödem: Intubation oder Tracheotomie.
- Gelegentlich erforderlich bei starkem, anhaltendem Bronchospasmus Euphyllin 0,48 g langsam (10–20 Min.) i. v.

Intensivtherapie

- Volumensubstitution (wie bei Sofortmaßnahmen).
- Adrenalin kontinuierlich intravenös, falls Hypotension nach Volumensubstitution persistiert. Dosierung nach Effekt. Falls unerwünschte Tachykardie, Kombination mit Noradrenalin 1–10 µg/min kontinuierlich intravenös.
- Nach Behebung des Schockzustandes Fortführung der Kortikosteroid- und Antihistaminikatherapie im Verlauf von 2 Tagen.

Komplikationen

- Bronchospasmus.
- Larynxödem.
- Supraventrikuläre und ventrikuläre Rhythmusstörungen.
- Kreislaufstillstand.

Prognose

- Je früher zielgerichtete Therapie, desto günstiger. Wenn Schocksymptomatik behoben, gut.

Therapierefraktäre Herzinsuffizienz

Definition

- Wenn die konventionellen Therapiemaßnahmen (Kochsalzrestriktion, herzwirksame Glykoside und Diuretika) erfolglos werden, spricht man von einer therapierefraktären Herzinsuffizienz.

Ätiologie – Pathogenese – Pathophysiologie

- *Ursachen:*
  - Erkrankungen des Herzmuskels: dilative Kardiomyopathie.
  - Koronare Herzkrankheit: sog. ischämische Kardiomyopathie.
  - Klappenfehler: meistens kombinierte Mitral- und Aortenvitien.
- *Pathophysiologie:*
  Herzleistung stark herabgesetzt, Herzfunktionskurve abgeflacht. Dadurch: Zeichen der Stauung und des herabgesetzten Herzminutenvolumens.

Diagnose

- *Krankheitszeichen:*
  1. Stauungszeichen in:
     - kleinem Kreislauf: Orthopnoe, Ruhedyspnoe,
     - großem Kreislauf: obere Einflußstauung, Ödeme, Aszites.
  2. Zeichen des herabgesetzten HMV: Müdigkeit, Schwächegefühl, Somnolenz.
- *Untersuchungen:*
  1. Klinisch:
     - Zyanose.
     - Obere Einflußstauung, Ödeme, evtl. Aszites.
     - Hepatomegalie.
     - Häufig Zeichen einer Trikuspidalinsuffizienz.
     - Feuchte RG beiderseits basal.
     - Evtl. Pleuraergüsse.
     - Muskelschwund.
  2. Hämodynamisch: Herzindex erniedrigt (meistens unter 2,5 l/min/m^2), linksventrikulärer Füllungsdruck erhöht (meistens über 15 mm Hg).
  3. UKG: Li. und re. Ventrikel vergrößert, eingeschränkte Wandbewegung. Je nach Ursache: Veränderungen an den Klappen.
  4. EKG: unspezifisch.
- *Differentialdiagnose:*
  Andere Krankheiten, die mit Ödemen einhergehen (Leberzirrhose, chronische Nierenerkrankungen, Eiweißverlustsyndrome). Hierbei fehlen aber die Zeichen einer Herzerkrankung.
  Pericarditis constrictiva.

Sofortmaßnahmen

- Lagerung: Oberkörper hoch, Beine tief.
- Sauerstoffzufuhr: wenn erforderlich.
- Diuretika: Furosemid (Lasix) 20–40 mg i. v.

Intensivtherapie

- Strikte Kochsalzrestriktion und Restriktion der Flüssigkeitszufuhr.
- Punktion von Ergüssen: Pleurapunktion, evtl. Aszitespunktion.
- Diuretika: Furosemid (Lasix) 20–80 mg i. v., evtl. kombiniert mit kaliumsparenden Diuretika (Spironolactone, Triamteren, Amylorid).
- Sympathikomimetika: Dobutamin (Dobutrex) per infusionem 2–7 Tage.
  Amrinon (Wincoram) per Infusion bis zu 14 Tagen.
- Vasodilatatoren: Per infusionem: Nitrate (z. B. Nitroglyzerin 2–6 mg/Std.), Natriumnitroprussid 10–100 µg/min. Oral: Prazosin (Minipress) bis zu 30 mg/die, Nitrate (Isosorbiddinitrat max. 120 mg/die) in Kombination mit Dihydralazin (Nepresol bis zu 300–450 mg/die, in Ausnahmefällen bis zu 2000 mg/die), ACE-Hemmer (Captopril, Enalapril).
- Antiarrhythmika, wenn erforderlich.

Komplikationen

- Kreislaufstillstand durch Kammerflimmern oder primäre Asystolie.
- Phlebothrombose, Lungenembolie.
- Hypostatische Pneumonie.

Prognose

- Meistens schlecht, da Endstadium chronischer Herzerkrankungen. Besser, wenn die zugrunde liegende Herzerkrankung chirurgisch gebessert bzw. beseitigt werden kann (erworbene Klappenfehler, Ventrikelaneurysma).

Kardiales Lungenödem

Definition

- Austritt von Flüssigkeit aus den Lungenkapillaren in das Interstitium (interstitielles Lungenödem) und später in den Alveolarraum (alveoläres Lungenödem) infolge eines erhöhten pulmonalvenösen Druckes.

Ätiologie

- Akute Linksherzinsuffizienz: koronare Herzkrankheit, Klappenfehler, arterieller Hypertonus, bradykarde Rhythmusstörungen, dilative Kardiomyopathie.
- Ausflußbehinderung an der Mitralklappe: Mitralstenose, Vorhofmyxom.

Diagnose

- *Krankheitszeichen:* Zunehmende akute Atemnot mit Angstgefühl, Husten mit dünnflüssigem, rötlichem schaumigem Auswurf.
- *Untersuchungen:*
  1. Klinisch:
     - Zentrale Zyanose, lautes, brodelndes Atemgeräusch.
     - Feuchte, nicht klingende bis klingende RG zunächst basal, dann rasch aufsteigend, gelegentlich auch trockene RG (begleitender Bronchospasmus).
     - Kühle und feuchte Haut.
     - Evtl. Schockzeichen.
     - 3. Herzton, meist Tachykardie, evtl. Geräuschphänomene (bei linksherzbelastendem Vitium).
  2. EKG: Sinusrhythmus mit P-sinistroatriale oder Vorhofflimmern, je nach Grundkrankheit: Zeichen des Herzinfarktes, linksventrikuläre Hypertrophie, Rhythmusstörungen.
  3. Thoraxröntgen:
     - Meist symmetrische Hilusverschattung mit Zeichen der Staungslunge.
  4. Labor:
     - Art. Blutgasanalyse: pO_2 reduziert, pCO_2 initial reduziert, später bei der Hälfte der Fälle hyperkapnisch.
     - „Herzspezifische Fermente" bei Infarkt erhöht.
  5. PA-Katheter:
     PA- und PC-Druck erhöht.
  6. Echokardiographie:
     Je nach Grundkrankheit, Merkmale eines Klappenfehlers, verdickte Wände (Hypertonie), Störung der regionalen Wandbewegung (koronare Herzkrankheit).

Differentialdiagnose

- Asthma bronchiale: trockene RG, Zeichen der Linksherzinsuffizienz nicht im Vordergrund, keine Mitralstenose. Im Röntgenbild: Lungenfelder überbläht. Herzspezifische Fermente nicht erhöht.
- Lungenembolie: Schmerzen, Zeichen der Rechtsherzbelastung, nicht der Linksherzbelastung.

Sofortmaßnahmen

- Lagerung: Oberkörper hochlagern, Beine tief.
- Nitroglyzerin (Nitrolingual) per lingual 0,8–1,6 mg in 5–10-Min.-Abständen.
- Diuretika: Furosemid (Lasix 40–80 mg i. v.).
- Sedation: Morphin 3–5 mg i. v. (kann in 5-Min.-Abständen wiederholt werden).
- Sauerstoff 6–10 l/min per Maske.

Intensivtherapie

- Vasodilatatoren (Nitroglyzerin oder Nitroprussidnatrium) kontinuierlich i. v.
- Theophylline bei persistierenden trockenen RG.
- Wenn Lungenödem durch tachykarde Rhythmusstörung ausgelöst: Kardioversion oder intrakardiale Stimulation, bei absoluter Tachyarrhythmie Digoxin 0,25–0,5 mg i. v.
- Antihypertensiva bei hypertoner Krise.
- Intubation und Überdruckbeatmung bei schwerem Lungenödem oder Verschlechterung während der Soforttherapie.
- Anlegen von Tourniquets an den unteren Extremitäten (= unblutiger Aderlaß) oder blutiger Aderlaß nur noch in extremen Fällen.

Komplikationen

- Tod durch Asystolie oder Kammerflimmern.

Prognose

- Ernst. Abhängig von der Grunderkrankung: sehr schlecht bei koronarer Herzkrankheit und dilativer Kardiomyopathie, besser bei arterieller Hypertonie und Klappenfehler.

Herztamponade

Definition

- Behinderung der diastolischen Füllung des Herzens durch einen Anstieg des intraperikardialen Druckes infolge Flüssigkeitsansammlung.

Ätiologie – Pathogenese – Pathophysiologie

- Pathophysiologie:
  - Wegen der eingeschränkten diastolischen Füllung des Herzens kommt es zu einer Abnahme des enddiastolischen Kammervolumens und des Schlagvolumens. HMV und Blutdruck zunächst durch kompensatorische Mechanismen noch im Normbereich. Ab einem kritischen Anstieg des enddiastolischen Druckes kommt es aber zum Abfall des HMV und des Blutdruckes (Herztamponade).
- Hämodynamische Auswirkungen abhängig von:
  - Flüssigkeitsmenge im Perikard.
  - Akkumulationsgeschwindigkeit der Flüssigkeit.
  - Elastizität des Perikards.
- Ursachen für eine Herztamponade:
  - Perikarditis und maligne Veränderungen des Perikards.
  - Herztrauma.
  - Diagnostisch-therapeutische Maßnahmen wie Perikardpunktion, Herzkatheter, endokardiale Schrittmacherelektroden.
  - Herzbeuteleinbruch bei disseziierendem Aortenaneurysma.

Diagnose

- Krankheitszeichen:
  - Akut auftretender retrosternaler Druck oder Schmerz, Atemnot, Schwindel, gelegentlich Synkope.
- *Untersuchungen:*

  1. Klinisch: Trias:
     - Pulsus paradoxus (immer vorhanden): inspiratorischer Abfall des systolischen Blutdruckes von mehr als 10 mm Hg (Bestimmung mit der Blutdruckmanschette oder durch intraarterielle Kanüle).
     - Erhöhter Venendruck mit Kußmaulschem Zeichen: inspiratorischer Anstieg des Venendruckes.
     - Erniedrigter arterieller Druck.

       Gelegentlich:

       a) Verbreiterung der Herzdämpfung;
       b) Herztöne leise, Perikardreiben;
       c) Tachykardie.

2. UKG: Flüssigkeitsansammlung zwischen Epikard und Perikard, sogenanntes „schwingendes" Herz, in Inspiration Verlagerung des Septums nach dorsal mit Zunahme des rechtsventrikulären und Abnahme des linksventrikulären Durchmessers.
3. Perikardpunktion.
4. Thoraxröntgen: Herzschatten kugelig mit schlankem, kurzem Gefäßband. Lungenfelder unauffällig (im Gegensatz zur Linksherzinsuffizienz).
5. EKG (wenig hilfreich): Niedervoltage, evtl. elektrische Alternanz (Hinweis auf schwere Tamponade).
6. Rechtsherzkatheter: Erhöhter rechtsatrialer und rechtsventrikulärer Druck mit weiterer Zunahme während der Inspiration.

Differentialdiagnose:
- Massive Herzinsuffizienz: Zeichen der Lungenstauung, im UKG keine Flüssigkeitsansammlung im Herzbeutel.
- Lungenembolie: akute Rechtsherzbelastung, im UKG erweiterte Pulmonalarterie, keine Flüssigkeitsansammlung im Herzbeutel.

Sofortmaßnahmen

- Perikardpunktion: einzig wirksame Maßnahme. Schon die Aspiration kleiner Mengen kann eine Besserung herbeiführen.
- Volumenzufuhr: wenn Punktion nicht sofort möglich, ca. 500 ml Flüssigkeit in 10 Min., danach 100–500 ml/Std. Wenn kein Erfolg: Dobutamin 2–10 µg/min per infusionem.

Intensivtherapie

- Einlegen einer Perikarddrainage.
- Chirurgische Therapie. Indikationen:
  - wenn keine Flüssigkeit aspiriert werden kann,
  - wenn die Aspiration die Tamponade nicht bessert,
  - traumatische Tamponade.
- Ätiologische Therapie:
  - Abbrechen der Antikoagulantientherapie.
  - Kortikosteroide, Tuberkulostatika, Antibiotika.
  - Intraperikardiale Verabreichung von Zytostatika bei neoplastischer Perikarditis.

Komplikationen

- Kreislaufstillstand.
- Rhythmusstörungen (Vorhofflimmern, Vorhofflattern).
- Spätkomplikation: Perikarditis constrictiva.

Prognose

Hängt ab von:
- Ätiologie.
- Geschwindigkeit, mit der die Diagnose gestellt und die Therapie eingeleitet wird.

Definition

- Notfälle können folgende Rhythmusstörungen darstellen:
  1. Tachykardien:
     - Paroxysmale supraventrikuläre Tachykardie.
     - Vorhofflattern und -flimmern.
     - Kammertachykardie.
  2. Bradykardien:
     - AV-Block 3. Grades.
     - Syndrom des kranken Sinusknotens.
  3. Herz-Kreislauf-Stillstand:
     - Kammerflimmern.
     - Asystolie.
- Eine Beeinträchtigung des Kreislaufs wird durch Vorliegen einer Herzkrankheit (koronare Herzkrankheit, Herzmuskelerkrankung, Klappenfehler) begünstigt.

Diagnose

- *Untersuchungen:*
  1. Klinisch:
     - Tachykardie oder Bradykardie.
     - Regelmäßiger oder unregelmäßiger Rhythmus.
  2. EKG: Die wichtigste Voraussetzung zur Stellung der richtigen Diagnose.
  3. Intrakorporales Elektrogramm: meistens bei tachykarden Rhythmusstörungen mit:
     - nicht erkennbaren Vorhofaktionen und/oder
     - breiten Kammergruppen

     notwendig.
  4. Echokardiographie: wenn Vorhofaktionen nicht erkennbar zur Identifizierung der Vorhofaktivität (subkostale Anlotung des rechten Vorhofes, suprasternale Anlotung des linken Vorhofes).

Sofortmaßnahmen

- Siehe Abhandlung der verschiedenen Formen.
- Meistens Einweisung ins Krankenhaus notwendig.

Komplikationen

- Bei anhaltenden Rhythmusstörungen, besonders wenn ein organischer Herzfehler vorliegt:
  - Myokardischämie.
  - Herzinsuffizienz.
  - Arterielle Hypotension, evtl. Schock.
  - Arterielle Embolie.
  - Kreislaufstillstand.

Prognose

- Hängt im wesentlichen von der kardialen Grunderkrankung ab.

Syndrom des kranken Sinusknotens

Definition

- Rhythmusstörungen, die mit einer transitorischen oder permanenten Abnahme der Sinusfrequenz (unter 50/min) einhergehen.
- Manifestationen:
  - Persistierende Sinusbradykardie.
  - Sinuatrialer Block 2. Grades.
  - Bradykardie-Tachykardie-Syndrom.
  - Sinusstillstand.
- Ursachen: koronare Herzkrankheit, Fibrose des Sinusknotens.

Diagnose

- *Untersuchungen:*
  1. Klinisch: Bradykardie (Herzfrequenz unter 50/min) permanent (persistierende Sinusbradykardie) oder im Wechsel mit normfrequenten (sinuatrialer Block, Sinusstillstand) oder sogar tachykarden Phasen (Bradykardie-Tachykardie-Syndrom).
  2. EKG:
     - Persistierende Sinusbradykardie, Herzfrequenz unter 50/min, rhythmische Aktionen.
     - Sinuatrialer Block 2. Grades, Typ I (Wenckebach): zunehmende Verkürzung des Abstandes zwischen den P-Wellen. Dem kürzesten PP-Abstand folgt eine Pause, deren Dauer kürzer ist als 2 hintereinander folgende PP-Intervalle.
     - Sinuatrialer Block 2. Grades, Typ II (Mobitz): plötzliche unerwartete Pause, deren Dauer das Doppelte oder ganzzahlige Vielfache des vorausgehenden PP-Intervalls ausmacht.
     - Bradykardie-Tachykardie-Syndrom: Wechsel zwischen bradykarden (persistierende Sinusbradykardie, sinuatrialer Block) und tachykarden Phasen (Vorhofflimmern, Vorhofflattern, Vorhoftachykardie).
     - Sinusstillstand: allmähliche Abnahme der Sinusfrequenz, gefolgt von einer Asystolie.
  3. Intrakorporales Elektrogramm in Verbindung mit Vorhofstimulation: Bei etwa ¾ der Fälle mit Syndrom des kranken Sinusknotens ist die präautomatische Pause nach festfrequenter Vorhofstimulation (Sinusknotenerholungszeit) über 1500 ms hinaus verlängert.
     Ausnahme: Sinusstillstand (geht in der Mehrzahl der Fälle mit einer normalen Sinusknotenerholungszeit einher).
  4. Langzeit-EKG: wertvoll bei Sinusstillstand, intermittierendem SA-Block und Bradykardie-Tachykardie-Syndrom, wo bradykarde Phasen nur intermittierend auftreten.
- *Differentialdiagnose:* AV-Block 3. Grades: im EKG: P-Wellen normofrequent und ohne Beziehung zu den QRS-Gruppen.

Syndrom des kranken Sinusknotens

Sofortmaßnahmen

- Wenn lebensbedrohliche Zustände (Synkopen, Schwindel, Herzinsuffizienz) temporäre Stimulation oder Orciprenalin bzw. Atropin oder Itrop i. v. (s. AV-Block 3. Grades).

Intensivtherapie

- Schrittmacherimplantation, wenn:
  - Synkopen.
  - Herzinsuffizienz oder
  - Herzfrequenz unter 40/min.

Komplikationen

- Synkopen.
- Herzinsuffizienz.
- Embolie (Bradykardie-Tachykardie-Syndrom).

Prognose

- Lebenserwartung in der Regel gut.

Definition

- Herzrhythmusstörung gekennzeichnet durch eine völlige Unterbrechung der Leitung zwischen Vorhof und Kammer.
- Ursache: koronare Herzkrankheit, Fibrose des Reizleitungssystems, seltener Digitalisüberdosierung.

Diagnose

- *Untersuchungen:*
  1. Klinisch: gelegentlich Synkopen, Schwindelgefühl, langsame Herzfrequenz (unter 50/min).
  2. EKG: keine Beziehung zwischen Vorhof- und Kammeraktionen. Kammerfrequenz unter 50/min, Vorhofaktionen bedeutend schneller.
- *Differentialdiagnose:* Syndrom des kranken Sinusknotens: im EKG Vorhoffrequenz nicht schneller als Kammerfrequenz.

Sofortmaßnahmen

- Wenn Herzfrequenz über 40/min und gut toleriert: keine.
- Wenn Herzfrequenz unter 40/min und/oder Synkopen: temporäre ventrikuläre Stimulation. Wenn nicht möglich: Orciprenalin (Alupent) 0,25–0,5 mg i. v., anschließend 10–20 µg/min per infusionem. Alternative: Atropin oder Itrop 0,5–1 mg i. v.

Intensivtherapie

- Schrittmacherimplantation bei permanentem AV-Block III. Grades, wenn:
  - Synkopen.
  - Herzinsuffizienz.
  - Herzfrequenz unter 40/min.

Komplikationen

- Plötzlicher Herztod.
- Herzinsuffizienz.

Prognose

- Abhängig von der Grunderkrankung.

Kammertachykardie

Definition

- Meistens rhythmische Tachykardie mit Ursprung in der Kammer und Frequenz von 150–220/min.
- Ursachen: koronare Herzkrankheit, Kardiomyopathie, QT-Syndrom, Mitralklappenprolaps, Myokarditis.
- Auslösende Faktoren: ventrikuläre Extrasystolen.

Diagnose

- *Untersuchungen:*
  1. Klinisch: Tachykardie, gelegentlich wechselnde Intensität des 1. Herztones (wenn AV-Dissoziation vorhanden). Meistens rhythmisch.
  2. EKG: Frequenz von Vorhöfen variabel, von Kammer zwischen 150 und 220/min, Kammergruppen verbreitert. Kombinationsschläge und „ventricular capture“: leichte Unregelmäßigkeit des Kammerrhythmus, vereinzelt schmale Kammergruppen.
  3. Intrakorporales Elektrogramm:
     - Atriales und Ösophaguselektrogramm: AV-Dissoziation mit vorwiegend negativen P-Wellen im oberen rechten Vorhof oder retrograde Leitung: P-Wellen vorwiegend positiv im oberen rechten Vorhof.
     - His-Bündel-Elektrogramm: keine H-Gruppe vor der V-Gruppe.
- *Differentialdiagnose:* paroxysmale supraventrikuläre Tachykardie und Vorhofflattern mit aberrierender Leitung:
  - Keine Kombinationsschläge.
  - Im atrialen und Ösophaguselektrogramm keine AV-Dissoziation, evtl. typ. Flatterwellen.
  - Im His-Bündel-Elektrogramm: H vor V und HV-Intervall gleich oder länger als 30 ms.

Sofortmaßnahmen

- Lidocain (Xylocain) 50–100 mg i. v. Kann nach 5–10 Min. wiederholt werden. Wenn erfolgreich: Lidocain (Xylocain) per infusionem: 2–4 mg/min.
- Wenn erfolglos oder Komplikationen vorhanden (Herzinsuffizienz, Blutdruckabfall, Myokardischämie): Kardioversion (50–400 Ws).
- Krankenhauseinweisung (Notarztwagen unter kontinuierlicher Überwachung von Herzrhythmus und Blutdruck).

Intensivtherapie

- Bei fortbestehender oder häufig rezidivierender Tachykardie: rechtsventrikuläre programmierte Elektrostimulation. Danach (wo Möglichkeit besteht):
- orale Einstellung zur Rezidivprophylaxe unter wiederholten Stimulationskontrollen. Prophylaxe mit Aussicht auf Erfolg, wenn ventrikuläre Tachykardie durch Elektrostimulation nicht mehr auslösbar.

Komplikationen

- Siehe Allgemeinteil, darüber hinaus Kammerflimmern bzw. plötzlicher Herztod.

Prognose

- Ernst, es droht immer die Gefahr des Kammerflimmerns.

Paroxysmale supraventrikuläre Tachykardie

Definition

- Plötzlich auftretende Tachykardie mit Frequenzen von 150–220/min und meistens schmalen Kammergruppen (gleich oder weniger 0,1 Sek.) im EKG.
- Ursache: WPW-Syndrom oder sog. „Längsdissoziation" im AV-Knoten (2 funktionell voneinander unterschiedliche Leitungsbahnen).
- Auslösende Faktoren: supraventrikuläre oder ventrikuläre Extrasystolen, beim WPW-Syndrom gelegentlich auch Beschleunigung der Herzfrequenz.

Diagnose

- *Untersuchungen:*
  1. Klinisch: regelmäßige Tachykardie mit einer Frequenz von 150–220/min.
  2. EKG: Frequenz von Vorhöfen und Kammern gleich: 150–220/min.
     P-Wellen meistens im QRS-Komplex verborgen. Kammergruppen in der Regel schmal. 1:1-AV-Überleitungsverhältnis.
  3. Intrakorporales Elektrogramm:
     - Atriales Elektrogramm in Sinusknotennähe: vorwiegend positive Vorhofwellen, 1:1-Verhältnis zwischen P und QRS.
     - Ösophaguselektrogramm: 1:1-Verhältnis zwischen P und QRS.
     - His-Bündel-Elektrogramm: Jeder V-Gruppe geht eine H-Gruppe voraus, HV-Intervall größer oder gleich 30 ms.
- *Differentialdiagnose:*
  - Vorhofflattern mit 2:1-AV-Überleitung: Flatterwellen mit einer Frequenz von etwa 300/min erkennbar.
  - Kammertachykardie: breite Kammergruppen.

Sofortmaßnahmen

- Wenn keine Medikamente vorhanden, die Diagnose sicher und der Patient jung ist: Vagusmanöver (Karotissinusmassage, Valsalva-Preßversuch).
- Ansonsten: Verapamil (Isoptin) 5–10 mg i. v.: beendet fast ausnahmslos den Anfall.
- Bei anhaltender Tachykardie: Einlieferung ins Krankenhaus.

Intensivtherapie

- Wenn Verapamil erfolglos, je nach Zustand des Patienten:
  - Kardioversion: wenn Hämodynamik beeinträchtigt, sonst:
  - Elektrostimulation.
- Bei häufig rezidivierenden Anfällen: prophylaktische Therapie mit einer oder zwei der folgenden Substanzen indiziert: Verapamil, Betablocker, Herzglykoside, Chinidin, Ajmalinbitartrat, Disopyramid u. a.
  Beachte!
  Verapamil nie mit Betablocker kombinieren.
- Bei therapierefraktären Fällen: His-Bündel-Ablation.

Komplikationen

- Siehe Allgemeinteil. Sehr selten.

Prognose

- Bei fehlender organischer Herzerkrankung gut.

Vorhofflattern

Definition

- Rhythmische Tachykardie mit Ursprung im Vorhof und einer Frequenz um 300/min.
- Ursache: meistens auf dem Boden einer organischen Herzkrankheit: koronare Herzkrankheit, Karditis, Kardiomyopathie.
- Auslösende Faktoren: supraventrikuläre Extrasystolen.

Diagnose

- *Untersuchungen:*
  1. Klinisch: Herzfrequenz zwischen 75 und 300/min. Herzaktionen rhythmisch oder arrhythmisch.
  2. EKG: Flatterwellen mit einer Frequenz von ca. 300/min, Kammerfrequenz je nach Grad der Blockierung. Kammergruppen in der Regel schmal.
  3. Intrakorporales Elektrogramm:
     - Atriales und Ösophaguselektrogramm. Vorhofwellen mit einer Frequenz von etwa 300/min.
     - His-Bündel-Elektrogramm: Vorhofwellen mit einer Frequenz von etwa 300/min, zusätzlich HV-Intervall größer oder gleich 30 ms.
- *Differentialdiagnose:*
  - Paroxysmale supraventrikuläre Tachykardie: Vorhof- und Kammerfrequenz gleich und niedriger als 250/min.
  - Vorhofflimmern: Flimmerwellen mit höherer Frequenz (350–600/min) als Flatterwellen.
  - Kammertachykardie: breite Kammergruppen.

Sofortmaßnahmen

- Wenn Komplikationen (Blutdruckabfall, Herzinsuffizienz, Myokardischämie): Kardioversion (gelingt meistens mit niedrigen Energien: 5–100 Ws).
- Wenn Kardioversion nicht möglich (kein Apparat oder erfolglos) oder keine Komplikation vorhanden: Verapamil (Isoptin) 5–10 mg i. v. oder Digoxin 0,5 mg i. v. zur Verlangsamung der Kammerfrequenz infolge höhergradiger AV-Blockierung.
  Beachte!
  Beim WPW-Syndrom zunächst Antiarrhythmikum der Klasse IA oder IC i. v. (s. S. 302). Wenn Kammergruppen vorwiegend normal konfiguriert, aber Tachykardie weiterbesteht: Verapamil (Isoptin) i. v.

Intensivtherapie

- Bei fortbestehendem Vorhofflattern kann eine hochfrequente Vorhofstimulation durchgeführt werden. Wenn erfolglos: Herzglykoside zur Reduktion der Kammerfrequenz. Danach chemische Kardioversion mit Chinidin (max. 2 g/die). Rezidivprophylaxe: Chinidin, Disopyramid.
- Wenn auch chemische Kardioversion erfolglos: chronische Digitalistherapie.
- Bei therapierefraktären Fällen: His-Bündel-Ablation.

Komplikationen

- Siehe Allgemeinteil.

Prognose

- Abhängig von der zugrunde liegenden Herzerkrankung.

Vorhofflimmern

Definition

- Unregelmäßige Tachykardie mit Ursprung im Vorhof und einer Frequenz zwischen 350 und 600/min.
- Ursache: überwiegend organische Herzerkrankung: koronare Herzkrankheit, Kardiomyopathie, Mitralvitium. Gelegentlich Hyperthyreose.
- Auslösende Faktoren: supraventrikuläre Extrasystolen.

Diagnose

- *Untersuchungen:*
  1. Klinisch: Herzfrequenz variabel, Herzaktionen arrhythmisch.
  2. EKG: Vorhoffrequenz zwischen 300 und 600/min, Flimmerwellen. Kammerfrequenz variabel, Kammergruppen in der Regel schmal.
  3. Intrakorporales Elektrogramm:
     - Atriales und Ösophaguselektrogramm: Flimmerwellen mit Frequenz zwischen 300 und 600/min.
     - His-Bündel-Elektrogramm wie oben, zusätzlich HV-Intervalle gleich oder länger 30 ms.
- *Differentialdiagnose:* Vorhofflattern: Die Flatterwellen sind regelmäßig und weisen eine niedrige Frequenz (300/min) auf.

Sofortmaßnahmen

- Wenn Komplikationen (Blutdruckabfall, Herzinsuffizienz, Myokardischämie): Kardioversion (100–400 Ws).
- Wenn Kardioversion nicht möglich (kein Apparat oder erfolglos) oder keine Komplikation vorhanden: Verapamil (Isoptin) 5–10 mg i. v. oder Digoxin 0,5 mg i. v. zur Verlangsamung der AV-Überleitung.

  Beachte!

  Beim WPW-Syndrom keine Verapamil, sondern Antiarrhythmikum der Klasse IA oder IC i. v. (s. S. 302). Wenn nach Normalisierung der QRS-Gruppen Kammerfrequenz über 100/min: zusätzlich Verapamil (Isoptin) i. v.

Intensivtherapie

- Bei fortbestehendem Vorhofflimmern: Herzglykoside zur Verlangsamung der Kammerfrequenz. Antikoagulation. Danach: chemische Rhythmisierung mit Chinidin (max. 2 g/die).
- Rezidivprophylaxe: Chinidin oder Disopyramid.
- Wenn chemische Rhythmisierung erfolglos: chronische Digitalistherapie, Antikoagulation.
- Bei therapierefraktären Fällen: His-Bündel-Ablation.

Komplikationen

- Siehe Allgemeinteil. Zusätzlich: systemische Embolie und Lungenembolie.

Prognose

- Abhängig von der zugrunde liegenden Herzerkrankung.

Akuter Myokardinfarkt

Diagnose

- Krankheitszeichen: Retrosternaler Schmerz mit oder ohne Ausstrahlung in die linke Schulter und in den linken Arm. Anhaltender Charakter (mehr als 30 min). Nitroeffekt negativ.
- Seltener:
  - Oberbauchschmerzen mit Sinusbradykardie und/oder arterielle Hypotonie (Hinweis auf Hinterwandinfarkt).
  - Akute Linksherzinsuffizienz.
  - Tachykarde Rhythmusstörung.
- *Untersuchungen:*
  1. Klinisch: bei unkompliziertem Herzinfarkt Vorhofton, evtl. Blutdruckanstieg.
  2. Labor: Anstieg der sog. herzspezifischen Fermente (CK bzw. CK-MB).
  3. EKG: „Erstickungs-T-Wellen", später ST-Streckenhebung, die aus dem absteigenden Schenkel der R-Zacke abgeht.
  4. Monitorische Rhythmusüberwachung.
  5. PA-Katheter mit Bestimmung des PA-Druckes und des HMV zur hämodynamischen Überwachung und Therapiekontrolle.
- *Differentialdiagnose:*
  - Angina pectoris: Schmerzdauer max. 20 Min., positiver Nitrateffekt, kein Fermentanstieg.
  - Aneurysma dissecans der Aorta: linksseitiger Puls oft abgeschwächt, diastolisches Geräusch über der Herzbasis, kein Fermentanstieg, keine Infarktzeichen im EKG.
  - Perikarditis: Perikardreiben, in der Regel kein Fermentanstieg, im EKG ST-Streckenhebung, die vom aufsteigenden Schenkel der S-Zacke ausgeht.
  - Pneumothorax: hypersonorer Klopfschall bis zum Tympanismus und abgeschwächtes bis aufgehobenes Atemgeräusch bei der Perkussion bzw. Auskultation der Lungen.
  - Lungenembolie: klinisch und elektrokardiographisch Zeichen der Rechtsherzbelastung.

Sofortmaßnahmen

- Anlegen einer Infusion.
- Schmerzbekämpfung: Morphin 3–5 mg i. v. oder Pethidin (Dolantin) 50 mg i. v.
  Bei Hypotension: Nefopam (Ajan 20 mg i. v.), Tramadol (Tramal 50–100 mg i. v.).
  Sedierung: Diazepam (Valium) 5–10 mg i. v.
- Bei Hypotonie (meistens mit Bradykardie): Atropin 0,5–1 mg i. v.
- Bei Bradykardie: Atropin 0,5–1 mg i. v. wenn:
  - Herzfrequenz unter 50/min.
  - AV-Block 1. bis 3. Grades.

Wenn erfolglos: Orciprenalin (Alupent) 0,25–0,5 mg i. v., anschließend 10–20 μg/min per infusionem (z. B. 10 mg in 500 ml Glukose 5 oder 10 mit einer Geschwindigkeit von 10–20 Tropfen/min).

- Bei Extrasystolie: Lidocain (Xylocain) 50–100 mg i. v., nach 10 Min. wiederholen, danach in Infusion weiter applizieren (z. B. 1 g in 500 mg Glukose 5% mit einer Geschwindigkeit von 30 Tropfen/min entsprechend einer Dosis von 3 mg/min).
  Beachte!
  Wegen der Gefahr lebensbedrohlicher ventrikulärer Rhythmusstörungen vor allem dann indiziert, wenn bis zum nächstliegenden Krankenhaus eine längere Strecke zurückzulegen ist.
- Bei Atemnot einschließlich beginnendem Lungenödem: Sauerstoff, Nitroglyzerin (Nitrolingual) 0,8–1,6 mg per lingual. Weiteres Vorgehen s. S. 78.
- Kreislaufstillstand: s. S. 59.

Intensivtherapie

- Im Krankenhaus unter elektrokardiographischer, evtl. auch hämodynamischer Überwachung (PA-Katheter).
- Weitere Schmerzbekämpfung (wie oben), wenn notwendig.
- Heparintherapie. Bei Kontraindikationen niedrig dosierte Heparinprophylaxe.
- Nitrate als Infusion in niedriger Dosierung als Routinemaßnahmen bei jedem akuten Infarkt (Nutzen nicht bewiesen!).
- Schocktherapie unter Berücksichtigung der Hämodynamik (s. S. 68).
- Akutes Lungenödem s. S. 78.
- Herzinsuffizienz: Nitratinfusion in höherer Dosierung, Diuretika (z. B. Furosemid 20–40 mg i. v.), Dobutamin als Infusion 2–10 μg/kg/min.
- Arterielle Hypotension:
  - Wenn Herzfrequenz unter 60/min, Atropin 0,5–1 mg i. v.
  - Wenn Füllungsdruck unter 12 mm Hg: Volumenersatzlösung unter hämodynamischer Kontrolle (s. S. 69).
- Kardiogener Schock (s. S. 68).
- Arterielle Hypertonie über 200/110 mm Hg z. B. Clonidin 0,15 mg i. v. oder peroral, Nifedipin (Adalat) 10–20 mg peroral.
- Systemische oder intrakoronare Lysetherapie.
- Rhythmusstörungen:
  a) Supraventrikuläre Extrasystolen: keine Therapie.
  b) Hämodynamisch wirksame ventrikuläre Extrasystolen: Lidocain (Xylocain).
  c) Kammertachykardie: Lidocain (Xylocain) 50–100 mg i. v., wenn erfolglos, Kardioversion.
  d) Kammerflimmern: s. Kreislaufstillstand.

e) Vorhofflimmern oder -flattern: Verapamil (Isoptin) 5–10 mg i. v., evtl. Herzglykoside. Wenn Kammerfrequenz nicht gesenkt werden kann oder Zustand bedrohlich: Kardioversion.

f) Sinusbradykardie: Atropin 0,5–1 mg i. v., wenn:
- Herzfrequenz unter 50/min und keine ventrikulären Extrasystolen.
- Herzfrequenz unter 60/min mit ventrikulären Extrasystolen.

Wenn erfolglos: Orciprenalin (Alupent).

g) AV-Block:
- 1. Grades: keine Therapie.
- 2. Grades: QRS-Dauer gleich oder weniger 0,1 Sek. und Herzfrequenz über oder gleich 50/min: keine Therapie. QRS-Dauer gleich oder weniger 0,1 Sek. und Herzfrequenz unter 50/min: Atropin 0,5–1 mg i. v., wenn erfolglos, temporäre Stimulation:
  QRS-Dauer über 0,1 Sek.: Therapie wie oben.
- 3. Grades: temporäre Stimulation.

h) Schenkelblock: temporäre Stimulation wenn:
- Neuaufgetretener Rechtsschenkelblock mit linksanteriorem Hemiblock oder linksposteriorem Hemiblock.
- Neuaufgetretener Schenkelblock mit AV-Block 1. Grades.
- Wechsel zwischen Rechtsschenkelblock und Linksschenkelblock.

i) Asystolie: s. Kreislaufstillstand.

Komplikationen

- Hämodynamische: Herzinsuffizienz, kardiogener Schock (ca. 15%).
- Elektrische:
  - Extrasystolen: supraventrikuläre und ventrikuläre.
  - Vorhofflimmern, Vorhofflattern.
  - Kammertachykardie.
  - Kammerflimmern (ca. 8%).
  - AV-Block.
  - Schenkel- und Astblock.
- Mechanische:
  - Septumruptur.
  - Wandruptur.
  - Papillarmuskelabriß.
- Perikarditis
- Thromboembolien:
  - Venöse: können zu Lungenembolie führen.
  - Intraventrikuläre: können zu systemischen arteriellen Embolien führen.

Definition

- Eine instabile Angina pectoris liegt vor bei:
  - Akutem Beginn der Angina pectoris bei vorher völliger Beschwerdefreiheit.
  - Plötzlicher Zunahme der Häufigkeit, Dauer und Intensität der Schmerzen bei einer stabilen Angina pectoris.
  - Auftreten von Ruhe- oder nächtlichen Schmerzattacken.

Pathophysiologie

- Neben der organisch fixierten Stenose sind auch andere Faktoren wie Koronarspasmen und, wahrscheinlich, Thromben sowie reversible Anlagerungen von Thrombozyten im Spiel.

Diagnose

1. Klinik: s. Definition.
2. EKG: Im Schmerzanfall ST-Streckensenkungen oder -hebungen, die nach Abklingen des Schmerzereignisses sich nicht immer zurückbilden.
3. Belastungs-EKG: Nur bei niedrigsten Stufen (25–50 Watt) durchführbar.
4. Laboruntersuchungen: Kein Fermentanstieg.
5. Koronarographie: Indiziert, wenn die medikamentöse Therapie versagt oder nach Abklingen der akuten Beschwerden.

Differentialdiagnose

- Herzinfarkt: Schmerzen halten länger an, keine Ansprechbarkeit auf Nitroglycerin, Fermentanstieg, typische EKG-Veränderungen.

Therapie

- Zu Beginn ist eine medikamentöse Therapie zur Stabilisierung anzustreben. Meistens Dreierkombination erforderlich.
- Nitroglycerin per infusionem bis zu 6–10 mg/Std.
- Calciumantagonisten:
  - Nifedipin oral (20 mg alle 2 Std. bis maximal 160 mg/die) oder per infusionem (5 mg Adalat per infusionem in 4–8 Std.).
  - Verapamil oral (80 mg alle 3 Std. bis maximal 800 mg/die) oder per infusionem (mit 0,1 mg/kg und Std. beginnend, Höchstdosis 1,5 mg/kg).
  - Diltiazem oral (3mal 60–120 mg) oder per infusionem (Initialdosis 0,3 mg/kg über 2–3 Min., danach 0,2–1 mg/Min.; maximale Tagesdosis 300 mg).

- Betablocker oral (z. B. Metoprolol 2mal 50–100 mg oder Atenolol 1mal 50–100 mg).
- Heparin per infusionem in therapeutischer Dosierung.
- Bei fehlender Besserung (¼–⅓ der Fälle) ist die Durchführung der Koronarographie indiziert. Danach, je nach Koronarbefund, Koronardilatation oder aortokoronarer Bypass.

Komplikationen

- Plötzlicher Herztod 5–10%.
- Herzinfarkt ca. 15%.

Prognose

- Ernst, wegen der möglichen Komplikationen. Etwa ⅔–¾ der Fälle können allerdings in eine stabile Form überführt werden. Bei diesen Patienten muß dann im Intervall eine Koronarographie durchgeführt werden.

Definition

- Spaltung der Tunica media durch eine disseziierende Blutschicht infolge intramuraler Blutung.
- Einteilung (Stanford-Klassifizierung):
  Typ A (⅔ der Fälle): Befall der Aorta ascendens.
  Typ B (⅓ der Fälle): Aorta ascendens nicht befallen.
- Ursache: Medianekrose.
- Begünstigende Faktoren: Arterielle Hypertonie, Aortenvitien, Marfan-Syndrom.

Diagnose

- Krankheitszeichen:
  Heftiger Brust- oder Rückenschmerz, Kollaps oder Schock.
- Untersuchungen:
  1. Klinische Zeichen abhängig von der Lokalisation der Dissektion und somit variabel:
     - Aorteninsuffizienz.
     - Blutdruckdifferenz zwischen oberer und unterer Extremität oder zwischen linkem und rechtem Oberarm.
     - Pulsationen des sternoklavikulären Gelenkes.
  2. Labor: Blutbild: gelegentlich Hb- und Hk-Abfall (Blutung).
  3. EKG: keine Infarktzeichen (wichtig für die Differentialdiagnose).
  4. Thoraxröntgen: gelegentlich typische Zeichen wie umschrieben erweiterte Aorta, Doppelkontur der Aortenwand, Verlust der Parallelität der Aortenwände. Seltener Pleuraerguß (Hämatothorax) oder breiter Herzschatten (Hämoperikard).
  5. Echokardiographie: Doppelkontur der Aortenwand, gelegentlich Aorteninsuffizienz, Perikarderguß, Pleuraerguß. Transösophageale Technik unumgänglich, vor allem zur Klärung der Ausdehnung.
  6. Computertomographie: Intimaabriß, Nachweis der Lumina, verlagerte Intimakalzifizierung, Aortendilatation, Perikarderguß. Eignet sich auch zur Verlaufskontrolle.
  7. Supravalvuläres Aortogramm: sicherste Methode zur Erstellung der Diagnose sowie des Aneurysmatyps.
- *Differentialdiagnose:*
  - Myokardinfarkt: keine Pulsdifferenz, Fermentanstieg, typische EKG-Veränderungen.
  - Akute Perikarditis: keine Pulsdifferenz, keine Aorteninsuffizienz, typisches Perikardreiben.
  - Pneumothorax: hypersonorer Klopfschall bis zum Tympanismus und abgeschwächtes bis aufgehobenes Atemgeräusch bei der Perkussion und Auskultation der Lungen.

- Lungenembolie: klinische und elektrokardiographische Zeichen der Rechtsherzbelastung.

Sofortmaßnahmen

- Absolute Bettruhe.
- Analgetika: Morphin 5–10 mg i. v.
- Bei Hypovolämie: Volumenzufuhr.

Intensivtherapie

1. Chirurgische Therapie bei Aneurysmatyp A (Frühoperation) anzustreben.
   Kontraindikationen:
   - Prognostisch ungünstige Begleiterkrankungen.
   - Irreversible Infarkte (Herz, Hirn, Niere usw.).

   Beim Aneurysmatyp B Operation beim Auftreten von Komplikationen:
   - Fortschreiten der Dissektion.
   - Blutung.
   - Unkontrollierbare Hypertonie.
   - Organischämie.
   - Entwicklung eines sakulären Aneurysmas.
2. Medikamentöse Therapie mit Antihypertensiva beim Aneurysmatyp B oder bei Aneurysmatyp A, wenn Operation kontraindiziert.
   - Bei Hypertonie besteht die Erstdosis aus:
     Methyldopa (Presinol 250–500 mg i. v.) oder Clonidin (Catapresan 0,15–0,3 mg i. v.) kombiniert mit Reserpin (Serpasil 2,5 mg i. m.) oder Propranolol (Dociton 20–40 mg oral). Anstelle von Methyldopa oder Clonidin kann auch Natriumnitroprussid (Niprus 20–4000 µg/min per infusionem) angewendet werden.
   - Bei Normotonie: Reserpin und/oder Propranolol.
   - Bei Hypotonie (systolischer Druck unter 120 mm Hg): Plasmaersatzmittel.

Komplikationen

- Ruptur des Aneurysmas in das Perikard.
- Kardiogener Schock durch akute Aorteninsuffizienz oder Herzinfarkt.
- Ruptur des Aneurysmas in die Pleurahöhle, in das Peritoneum oder Retroperitoneum.
- Organischämie infolge Kompression abgehender Gefäße.

Prognose

- Ernst. Besser beim Aneurysmatyp B als beim Typ A.
- Letalität bei medikamentös behandelten Aneurysmen vom Typ A: ca. 65%, beim Typ B: ca. 25%.

Lungenembolie

Definition

- Akuter partieller Verschluß der Strombahn des kleinen Kreislaufs durch eingeschwemmte Massen. Zusätzlich arterieller Spasmus. Pulmonale Hypertonie mit Rechtsinsuffizienz. Später (12–72 Std.) Lungeninfarkt in ca. 40% der Fälle.

Ätiologie

- Meistens (90%) Becken- oder tiefe Beinvenenthrombosen, seltener Thromben aus dem rechten Vorhof bei Vorhofflimmern oder aus dem rechten Ventrikel bei Rechtsherzendokarditis.
- *Begünstigende Faktoren:*
  Alter, Immobilisation, Operation, Herzinsuffizienz, Schwangerschaft, Ovulationshemmer, maligne Erkrankungen, Adipositas.

Diagnose

- *Krankheitszeichen:*
  - Plötzliche Atemnot und Palpitationen.
  - Schmerzen in der Brustgegend, Schwindelgefühl, evtl. Synkope.
  - Blutdruckabfall, Schockzeichen.
  - Bei Lungeninfarkt: Hämoptoe, Pleuraschmerz.
- *Untersuchungen:*
  1. Klinisch:
     - Zyanose, Tachykardie, Dyspnoe.
     - Stauung der Halsvenen.
     - Rechtsventrikulärer Impuls vermehrt.
     - Spaltung des 2. Herztones mit betonter 2. Komponente, gelegentlich 3. und 4. Herzton unter dem unteren rechten Sternalrand.
     - Lunge: bei Lungeninfarkt gelegentlich Pleurareiben.
  2. EKG: Akute rechtsatriale Überlastung: P in II, III, aVF über 0,25 mV, in V_1 und V_2 über 0,15 mV.
     Drehung der QRS-Achse nach vorn und rechts: S_1-Q_3-Typ. Akute rechtsventrikuläre Überlastung: hohe R-Zacken mit negativen T-Wellen in V_1–V_4.
  3. Thoraxröntgen: Prominente Pulmonalarterie mit Gefäßarmut der Peripherie, manchmal Kardiomegalie. Bei Lungeninfarkt pleuranahe Verschattungen einzelner Lungenfelder.
  4. Lungenperfusionsszintigraphie: Perfusionsausfall. Ein Normalbefund schließt mit großer Sicherheit eine hämodynamisch wirksame Lungenembolie aus.
  5. Hämodynamik: Zentraler Venendruck: bei schwerer Lungenembolie über 20 cm H_2O. Pulmonalisdruck erhöht (im Mittel über 25 mm Hg) bei normalem PCP.

6. Pulmonalisangiographie (von allen Methoden die größte Aussagekraft): Ausfall eines Lungengefäßabschnittes.
   Beachte!
   Pulmonaliskatheter nicht über Femoralvene (Gefahr von neuen Embolien), sondern über Armvene einführen.
7. UKG: Suprasternal erweiterte Pulmonalarterie. Präkordial oder subxyphoidal: Erweiterung des rechten Ventrikels, paradoxe Septumbewegung, linker Ventrikel normal groß.
8. Blutgasanalyse: arterieller pO_2 in der Regel unter 80 mm Hg, pCO_2 variabel (meist unter 40 mm Hg).

- *Differentialdiagnose:*
  - Pneumothorax: hypersonorer Klopfschall, abgeschwächtes bis aufgehobenes Atemgeräusch.
  - Herzinfarkt: keine Rechtsherzinsuffizienz, typische EKG-Veränderungen, CK-Anstieg.
  - Aneurysma dissecans der Aorta: Aorteninsuffizienz, im Röntgenbild umschrieben erweiterte Aorta, Doppelkontur der Aortenwand im UKG.
  - Perikarditis: Perikardreiben, keine Zeichen der Rechtsherzbelastung, EKG-Veränderungen der Perikarditis.

Sofortmaßnahmen

- Oberkörper hochlagern.
- Sauerstoff mit Maske 10 l/min.
- Sicherung eines venösen Zuganges.
- Schmerztherapie: Opiate (Morphin 5–10 mg i. v.).
- Sedierung: Diazepam (Valium) 5–10 mg i. v.

Intensivtherapie

- Bei kleinen Embolien: Bettruhe (ca. 7 Tage), Heparin in therapeutischer Dosis, anschließend Kumarinderivate.
- Bei schwerer Lungenembolie mit Zeichen der Rechtsherzüberlastung: Fibrinolyse, anschließend Heparin- und Kumarinderivate.
  Alternatives Verfahren: örtliche Streptokinaseverabreichung mittels Pulmonaliskatheter.
- Bei kardiogenem Schock (oder wenn Fibrinolyse kontraindiziert oder unwirksam): Einsetzen des Greenfield-Katheters oder Thorakotomie zur Embolektomie. Anschließend Heparin- und Kumarinderivate.

- Rezidivprophylaxe:
  1. Kumarinderivate 6–9 Monate oder
  2. Kavaschirm, wenn:
     - prophylaktische Antikoagulantien kontraindiziert.
     - Embolierezidiv trotz adäquater Antikoagulation.
     - Pulmonale Hypertonie bei chronisch-rezidivierender Lungenembolie und nicht sicher ausschaltbarer Phlebothrombose.
     - Floride Beinvenenthrombose mit frei flottierenden großen Thromben ohne Möglichkeit zur Thrombolyse oder Thrombektomie.
  3. Venöse Thrombektomie bei noch bestehender frischer Beckenvenenthrombose mit frei flottierenden Thromben.

Komplikationen

- Kreislaufstillstand.
- Kardiogener Schock.
- Chronische pulmonale Hypertonie durch Rezidiv.
- Infektion bei Lungeninfarkt: Infarktpneumonie, Abszeßbildung.

Prognose

- Sofortprognose: ernst (plötzlicher Tod in 20–40% der Fälle).
- Langzeitprognose: gut, wenn
  - nach der akuten Phase keine pulmonale Hypertonie und die Rezidivprophylaxe wirksam (Rezidivneigung 30–50% der Fälle).
  - Begünstigende Faktoren beeinflußbar.

Hypertensive Krise und hypertensiver Notfall

Definition

- Plötzlicher Blutdruckanstieg, der zur Beeinträchtigung der Funktion von zentralem Nervensystem, Herz oder Nieren führt.

Diagnose

- Krankheitszeichen:
  - Hypertensive Enzephalopathie mit Kopfschmerzen, Brechreiz, Erbrechen, Flimmern vor den Augen, Paresen, Aphasie, Skotome bis Amaurose, epileptiforme Krämpfe, Apathie, Somnolenz, Koma.
  - Kardiale Symptome: Angina pectoris, Ruhedyspnoe, Lungenödem, Myokardinfarkt.
  - Okuläre Symptome: Sehstörungen, Papillenödem, Retinablutungen.
  - Niereninsuffizienz mit Oligurie.
- Ursache: jede Form von Hypertonie (mit Ausnahme der kardiovaskulären Formen).
- *Untersuchungen:*
  1. Klinisch: Blutdruck gleich oder mehr als 200/120 mm Hg. Neurologischer Status.
  2. Labor: Laborchemisch gelegentlich Anstieg der harnpflichtigen Substanzen.
  3. Augenhintergrund: Fundus hypertonicus IV.
  4. EKG: meistens Zeichen der Linkshypertrophie und Schädigung. Unter Umständen auch unauffällig.
- *Differentialdiagnose:*
  - Apoplektischer Insult und Hyperthyreose. Bei beiden fehlt der plötzliche Blutdruckanstieg.

Sofortmaßnahmen

- Furosemid (Lasix) 20–40 mg i. v.
- Antihypertensiva:
  - Nifedipin (Adalat) 20 mg sublingual oder 1 mg i. v. Falls erforderlich Wiederholung nach 5–20 Min. Alternative ist Nifedipin als Infusionslösung kontinuierlich i. v. (Adalat per infusionem 5 mg über 4–8 Std.).
  - Clonidin (Catapresan) 0,15 mg i. v. oder i. m., wenn unwirksam nach 30 Min. 0,3 i. v. oder i. m.
  - Wenn unwirksam nach 30 Min.: Dihydralazin (Nepresol) 12,5 mg i. v. oder i. m. Wenn nach weiteren 30 Min. unwirksam, 25 mg i. v. oder i. m.
  - Wenn unwirksam: Diazoxid/Hypertonalum) 75–300 mg rasch i. v. (weniger als 30 Sek.) oder

- Nitroprussidnatrium per infusionem, beginnend mit 20 μg/min. Maximal 900 μg/min.

- Bei Phäochromozytom Phentolamin (Regitin) 5 mg i. v.
Beachte!
Zweck der Therapie ist, den Blutdruck in den ersten Tagen auf Werte um 140/100 mm Hg zu senken. Bei Hochdruckkrisen mit maligner Hypertonie und hypertensiver Enzephalopathie mit Augenhintergrundsveränderungen nicht unter 170/100 mm Hg (Gefahr der Erblindung infolge mangelnder Autoregulation der Netzhautarterien).

Komplikationen

- Akutes Lungenödem.
- Apoplektischer Insult durch Blutung.
- Aneurysma dissecans der Aorta.
- Akuter Herzinfarkt.

Prognose

- Bei rechtzeitiger Diagnose und sofort begonnener Therapie gut. Hängt von folgenden Faktoren ab:
  - Ausmaß des Blutdruckanstieges.
  - Ausgangsblutdruckwert.
  - Dauer der vorher bestehenden Hypertonie (und dadurch vom Ausmaß der Gefäßschädigung).
  - Zugrunde liegende Erkrankung.
  - Häufigkeit der Rezidive.

Definition

- Adult respiratory distress syndrome (ARDS) oder akutes Atemnotsyndrom des Erwachsenen, synonym akutes Lungenversagen. Das Syndrom ist keine ätiologisch definierte Erkrankung, sondern bezeichnet die einheitliche Reaktion der Lunge als zuvor intaktem Organ auf eine Vielzahl pulmonaler und extrapulmonaler Erkrankungen.
  1. Klinik, Symptomatologie und morphologische Veränderungen verlaufen identisch und charakterisieren das ARDS durch:
     - Akute respiratorische Insuffizienz (ARI) zu Beginn der Erkrankung.
     - Disseminierte interstitielle Lungenveränderungen.
     - Progressive respiratorische Insuffizienz im weiteren Verlauf (PRI).
  2. Morphologisch ist das ARDS initial durch diffuse Permeabilitätsstörungen der Lungenkapillaren gekennzeichnet mit Austritt von Plasma und zellulären Bestandteilen ins Interstitium.
  3. Das ARDS ist stets eine sekundäre Erkrankung mit eigenständigem Verlauf, der jedoch sehr variabel sein kann. Der Verlauf wird auch durch die Grunderkrankung mit ihrer Eigendynamik und durch zusätzliche Komplikationen geprägt.
     Beachte!
     Nicht jede akute respiratorische Insuffizienz mit den radiologischen Zeichen interstitieller Lungenveränderungen ist ein ARDS. Es gibt eine Reihe exogener und endogener Lungenschädigungen, die ein ähnliches Bild bieten, jedoch keinen Kapillarschaden aufweisen und denen andere Mechanismen zugrunde liegen.

Ätiologie und Pathogenese

- Die Schädigung der Lungenkapillaren mit Exsudation und späterer Proliferation sowie eine Schädigung der Alveolarepithelien mit Störung des Surfactantfaktors sind die für das ARDS pathogenetischen Grundmechanismen.
- Ätiologisch kommt eine Reihe von Erkrankungen in Betracht, die in Anlehnung an den Task Force Report für das „National Heart and Lung Institute“ (USA) aufgelistet werden sollen:
  - Kreislaufschock jeglicher Genese.
  - Sepsis.
  - Polytrauma.
  - Verbrauchskoagulopathie.
  - Fettembolie.
  - Aspiration.
  - Verbrennungen.

- Inhalationsintoxikationen.
- Akute Pankreatitis.
- Akutes Nierenversagen.
- Massivtransfusionen.
- Viruspneumonien.
- Akute perorale Intoxikationen.

Diagnose und Differentialdiagnose

- Das Vollbild des ARDS kann sich je nach Schwere des ursächlichen Auslösers innerhalb von Stunden, aber auch mit zeitlicher Latenz von mehreren Tagen entwickeln. Dieser Umstand unterstreicht die Notwendigkeit engmaschiger Verlaufskontrollen bei potentiellen Auslösern für ein ARDS.
- Die klinische Symptomatologie steht unter den Zeichen der ARI:
  - Tachypnoe und Dyspnoe mit großer Atemarbeit.
  - Blässe und deutliches „Nasenflügeln".
  - Zeichen der Zentralisation.
  - Auffallend schwacher Hustenstoß.
  - Auskultatorisch und perkussorisch bis auf gelegentliche Spastik kein charakteristischer Befund und somit deutliches Mißverhältnis zum übrigen Befund.
- Blutgase:
  - $pO_{2a} < 60$ mm Hg mit geringgradigem Anstieg bei inspiratorisch erhöhter Sauerstoffkonzentration.
  - pCO_{2a} zunächst deutlich < 40 mm Hg als Zeichen vermehrter Ventilation im Sinne des Kompensationsversuches ($pH > 7{,}4$). Mit zunehmender Erschöpfung und fortschreitendem Verlauf $pCO_{2a} > 40$ mm Hg ($pH_a < 7{,}4$).
- *Trachealsekret:*
  Quantitativ und qualitativ meist (insbesondere zu Beginn) unauffällig oder plasmahaltig zäh.
- *Thoraxröntgenbild:*
  - Zu Beginn auffallende Diskrepanz von klinischem und unauffälligem radiologischem Befund.
  - Gelegentlich diffuse Verschleierung zu Beginn.
  - Charakteristische Röntgenveränderungen sind dann fein bis grobfleckige, streifige oder netzartige disseminierte Infiltrate, meist symmetrisch, sowie ein positives Bronchopneumogramm. Herzgröße meist unauffällig. Endstadium Verschattung der gesamten Lunge.
- *Atemmechanik und Gasaustausch:*
  - Funktionelle Residualkapazität (FRC) vermindert.
  - Compliance vermindert.
  - Reduzierte Vitalkapazität.
  - Erhöhter Rechts-links-Shunt bei reiner Sauerstoffbeatmung.

- Gesteigerte Differenz zwischen alveolärem und arteriellem Sauerstoffpartialdruck (A-aD_{O2}) und zwischen inspiratorischem und arteriellem Sauerstoffpartialdruck (i-aD_{O2}).
- Anstieg des Totraumquotienten (V_D/V_T).

- *Hämodynamische Veränderungen:*
  - ZVD uncharakteristisch.
  - Herzminutenvolumen initial normal oder gesteigert, später absinkend.
  - Pulmonalvaskulärer Widerstand erhöht.
  - Pulmonalkapillärer Verschlußdruck (wedge pressure, PCWP) niedrig.
- *Differentialdiagnose:*
  - Kardiales Lungenödem.
  - Hypervolämie (fluid lung).
  - Bakterielle Bronchopneumonien.
  - Allergische Alveolitiden.
  - Goodpasture-Syndrom.
  - Lungenbeteiligung im Rahmen von sogenannten entzündlich systemischen und entzündlich rheumatischen Prozessen (z. B. LED, PcP).

Intensivtherapie

- Im Mittelpunkt steht die frühzeitige volumenzeitgesteuerte Beatmung mit positiv endexspiratorischem Druck (PEEP).
- Exakte Bilanzierung unter Flüssigkeitsrestriktion.
- Hochdosierte Methylprednisolongabe: 2 g alle 6 Std. i. v. für 48 Std. Nur in der Frühphase sinnvoll!
- Heparinisierung in prophylaktischen Dosen, bei drohender oder manifester Verbrauchskoagulopathie auch in therapeutischen Dosen.
- Gleichzeitige adäquate Therapie der Grunderkrankung.
- Ggf. frühzeitige Hämodialyse oder Hämofiltration.

Komplikationen

- Sekundäre bakterielle Infektion.
- Pulmonale Hypertonie und Rechtsherzversagen bei Progredienz des ARDS.
- Akutes Nierenversagen.
- Zusätzliche Lungenschädigung durch Barotrauma infolge von unvermeidbar hohen Beatmungsdrücken und durch toxische O_2-Konzentrationen.

Prognose

- Letalität in Abhängigkeit von Grundleiden und Therapie 60–80%.
- Verbesserung der Prognose durch frühzeitige aggressive Therapie, insbesondere frühzeitige Beatmung.
- Eine Restitutio ad integrum ist in Einzelfällen auch noch in fortgeschrittenem Stadium möglich.

Definition

- Als Aspirationssyndrom (Mendelson-Syndrom, Aspirationspneumonitis) bezeichnet man die pulmonalen Reaktionen auf diffuse Aspiration von flüssigem saurem Magensaft. Es ist durch typische klinische Symptome und fortschreitende morphologische Veränderungen des Lungenparenchyms im Sinne des akuten Lungenversagens (ARDS) charakterisiert.
  - Entscheidend für die Auswirkungen ist der pH des Magensaftes. pH < 2,5 führt zu schweren Störungen.
  - Sekundäre Superinfektion ist möglich, spielt jedoch in der Regel zu Beginn keine Rolle.
  - Große symptomatologische Verwandtschaft besteht zu toxischen Schäden durch inhalierte Noxen (Reizgase).
- Abzugrenzen von dem klassischen Mendelson-Aspirations-Syndrom ist die Massenaspiration von Blut, unverdautem Mageninhalt und/oder Fremdkörpern, die durch Verlegung großer Bronchien zu Lungenatelektasen und im Falle der Bolusverlegung im Einröhrensystem zum totalen Atemwegsverschluß führen kann, bis hin zum Bolustod.
  Hier spielen sekundäre bakterielle Infektionen im ganz- oder teilverlegten Gebiet mit Minderbelüftung eine große Rolle und äußern sich als Aspirationspneumonien oder Lungenabszedierungen.
- Kompliziert wird die Aspiration, wenn der Mageninhalt mit direkt lungentoxischen Medikamenten durchsetzt war, wie z. B. bei peroralen Alkylphosphat- und Paraquat- sowie Deiquatintoxikationen.

Ätiologie

- Unfähigkeit des Patienten, den Inhalt des Laryngopharynx zu kontrollieren, insbesondere bei neurologischen Störungen.
- Fehlender Husten- und Würgereflex bei komatösen Patienten, insbesondere bei Patienten mit Intoxikationen.
- Regurgitation infolge Magenatonie.
- Unzureichend geblockter Endotrachealtubus mit unzureichender Drainage des Magens (abgeklemmte Magensonde nach Magenüberfüllung).
- Ösophagotrachealfisteln.

Diagnose

- Die Diagnose ist oft schwierig, wenn die Aspiration nicht beobachtet wird.

- Die klinische Reaktion tritt mit unterschiedlicher Latenz auf:
  - Je größer die Menge und je niedriger der pH-Wert, desto schwerer die Reaktion.
- Klinische Zeichen:
  - Zyanose.
  - Tachykardie und Dyspnoe sowie Tachypnoe.
  - Feuchte und trockene Rasselgeräusche.
  - Hypotension.
  - Tracheobronchorrhö.
  - Lungenödem infolge Exsudation.

  Beachte!
  Die allgemeine Exsudation sowie die initiale Tracheal- und Bronchialsekretion können mit einem Lungenödem kardialer Genese verwechselt werden.
- Blutgasanalyse:
  - Hypoxämie, initial Hypokapnie, bei Progredienz der Lungenschädigung Hyperkapnie.
  - Azidose wechselnden Ausmaßes.
- Die klinischen und blutgasanalytischen Veränderungen durch eine Aspiration von Blut und unverdautem Mageninhalt sind bei bewußtseinsgestörten oder komatösen Patienten initial gering, und die Diagnose läßt sich erst im Stadium der fortgeschrittenen Atelektasenbildung und Aspirationspneumonie stellen. Früher Hinweis, wenn sich Mageninhalt tracheobronchial absaugen läßt. In Abhängigkeit von Lage und Größe der Okklusion physikalische Zeichen durch kollabierte Lungenanteile.
- *Thoraxröntgen:*
  - Beim Mendelson-Syndrom:
    Diffuse alveoläre Anschoppung *beider* Lungenflügel. Interstitielles Lungenödem.
  - Bei Massenaspiration:
    Atelektasen und Hinweis auf Minderbelüftung.
    Aspirationspneumonie in Abhängigkeit minderbelüfteter Stellen.
    Asymmetrischer Befund.
    Beachte!
    Oft keine radiologischen Frühzeichen, dennoch Röntgenthorax immer bei entsprechendem Verdacht zur späteren Verlaufskontrolle.
    Bei liegenden Patienten ist häufig der Oberlappen betroffen.

- *Differentialdiagnose:*
  - Lungenödem anderer Genese.
  - Atelektase infolge Bronchialsekretpfropf.
  - Lobärpneumonie.

Sofortmaßnahmen

- Bronchialtoilette und Wiederfreimachen verlegter Atemwege bei Massenaspiration:
  - Endotracheale Intubation.
  - Absaugen.
  - Vibrationsmassage.
  - Klopfmassage.
  - Drainagelagerung.
  - Bronchoskopie bei mangelhaftem Erfolg dieser Maßnahmen.
  - Bronchiallavage mit Zusätzen nicht sinnvoll, lediglich Instillation von physiologischer Kochsalzlösung zum Lösen inkrustierter Sekrete.
    Beachte!
    Bronchoskopie beim klassischen Mendelson-Syndrom sowohl therapeutisch als auch diagnostisch überflüssig.

Intensivtherapie

- Im Zentrum steht die frühzeitige Beatmung mit PEEP.
- Allgemeine Intensivtherapie mit Bilanzierung und Überwachung.
- Steroide allenfalls wirksam innerhalb 20 Min. nach Eintritt der Aspiration. Umstritten wegen erhöhter Gefahr bakterieller Infektionen.
- Keine prophylaktische Antibiotikagabe.
- Heparinisierung.

Komplikationen

- Sekundäre Keimbesiedelung als Folge von Massenaspirationen.
- Akutes Lungenversagen (ARDS) als progredienter Verlauf der diffusen Aspiration von Magensaft.

Prognose

- Abhängig von Frühdiagnostik und frühem Einsatz von Sofortmaßnahmen *und* PEEP-Beatmung.

Definition

- Bei Pneumonien, die der Intensivtherapie bedürfen, unterscheidet man grundsätzlich zwischen:
  1. *Primären* außerhalb des Krankenhauses erworbene *Pneumonien:*
     - Viren und Mykoplasmen.
     - Pneumokokken.
     - Herpes influenza.
     - Klebsiellen.
     - Staphylococcus aureus.

     Schwere Verlaufsformen, die eine apparative Beatmung erforderlich machen, sind selten.
  2. Viruspneumonien und Mykoplasmenpneumonien, die im Vergleich zur klassischen bakteriellen Pneumonie klinisch atypisch verlaufen, werden als *primär atypische Pneumonien* bezeichnet und können eine besonders foudroyante Verlaufsdynamik entwickeln mit
     - rasch progredienter akuter respiratorischer Insuffizienz (ARI) und ARDS.
     - Kreislaufschock.
     - Akutem Nierenversagen.
     - Verbrauchskoagulopathie.
     - Hepatischer Begleitreaktion.

     Hierzu ist derzeit auch die Legionellen-Pneumonie zu rechnen.
  3. Die im Krankenhaus erworbene, nosokomiale Pneumonie ist als *sekundäre Pneumonie* häufig Komplikation des abwehrgeschwächten Intensivpatienten und oft Folge von Aspiration, mangelhafter Krankenhaushygiene bei beatmeten Patienten, unkritischem Antibiotikaeinsatz. Nach heutiger Kenntnis spielt die Erregeraspiration für Besiedelung des Respirationstraktes und Pneumonie die größte Rolle. Oropharynxkeime, aber auch Keime aus dem Magen können die Lunge besiedeln und bei gestörten Abwehrmechanismen zur manifesten Pneumonie führen.

     Ihr Erregerspektrum umfaßt in erster Linie
     - gramnegative Keime (in erster Linie Pseudomonaden),
     - Staphylokokken,
     - fakultativ pathogene Keime.

Diagnose

- Die Diagnose der primären Pneumonie stützt sich auf Klinik, Keimnachweis und Röntgenbild.

  Bei primär atypischer Pneumonie ist auffällig:
  - der Beginn mit uncharakteristischen Zeichen eines grippalen Infektes mit Fieber und trockenem Reizhusten.

- Für schwere Verläufe häufig der Nachweis besonderer Belastungen und resistenzmindernder Faktoren.
- Die Diskrepanz zwischen Röntgenbefund (herdförmige bis generalisierte Verschattungen) und spärlichem physikalischem Befund.
- Fehlender Nachweis pathogener Keime im Trachealsekret.

• Schwierigkeiten bereitet oft die Diagnose einer *sekundären Pneumonie*, die im Krankenhaus erworben ist, da Fieber und entsprechende Auskultationsbefunde viele mögliche Ursachen haben können und oft auch radiologische Veränderungen nicht definitiv als bakteriell pneumonische Infiltrate gedeutet werden können. Hinzu kommt, daß ein positiver Keimnachweis per se keinen Beweis für eine klinisch relevante bakterielle Infektion darstellt. Da spezifische Kriterien bisher fehlen, müssen sog. sensitive Kriterien herangezogen werden:
- Röntgenbefund des Thorax (Verlauf!).
- Auskultationsbefund.
- Temperatur.
- Leukozytenzahl.
- Mikrobiologischer Befund im Verlauf mit Quantifizierung der Keime.

Die Diagnose einer sekundären Pneumonie stellt sich aus der Synopse der Befunde und dem Befundverlauf.

• *Differentialdiagnose:*
- Lungeninfarkt.
- Kardiales Lungenödem.
- Aspiration.
- ARDS.
- Immunologische und autoimmunologische Affektionen der Lunge.

Intensivtherapie

• Bakterielle Pneumonien:
- Antimikrobielle Therapie nach den Richtlinien allgemeiner Antibiotikatherapie.
- Die Indikation zur Beatmung wird nach dem Ausmaß einer Störung von Oxygenation und CO_2-Retention gestellt (Richtlinien s. S. 274). Die Indikation ist auch gegeben bei Hinweis auf die Entwicklung eines ARDS.
- Wegen verstärkter Gefahr sekundärer bakterieller Problemkeimbesiedlung muß die Indikation zur Beatmung bei *primären* bakteriellen Pneumonien streng gestellt werden und richtet sich danach, ob ein ausreichend hoher pO_{2a} unter Sauerstoffinsufflation aufrechterhalten werden kann, nach dem Kräftezustand des Patienten und danach, ob eine *aktive* Lungenpflege (Abhusten,

Atemgymnastik, Vibration, Abklatschen, Inhalation) durchführbar ist (Mitarbeit des Patienten, Toleranz der physikalischen Maßnahmen).
- Die Indikation ist großzügiger zu stellen, wenn es sich um alte und schwache Patienten handelt, für die die Pneumonie eine vitale Bedrohung der Herz- und Kreislauffunktion darstellt, oder wenn es durch die Pneumonie zu extrapulmonalen Komplikationen und/oder Stoffwechselentgleisungen gekommen ist (z. B. Coma diabeticum, ausgelöst durch massiven bakteriellen pneumonischen Infekt).

• Primär atypische Pneumonien mit schwerem Verlauf:
  - Die Indikation zur Beatmung muß frühzeitig gestellt werden, wobei sofort mit PEEP beatmet werden sollte.
    Die Indikation stellt sich auch dann, wenn eine Verbrauchskoagulopathie und/oder akute Niereninsuffizienz vorliegt, jedoch von seiten der Respirationsparameter nach üblichen Kriterien noch Kompensationsmöglichkeiten gegeben erscheinen.
  - Sofortige intravenöse Heparinisierung in therapeutischer Dosis.
  - Frühzeitiger Einsatz der Hämodialyse.
  - Hochdosierte Steroidgabe.
  - Tetrazykline, da eine Mykoplasmeninfektion differentialdiagnostisch zu Beginn nie ausgeschlossen werden kann.
    Beachte!
    Häufige Blutgasanalysen und konsequente Intensivüberwachung sind erforderlich, da eine Verschlechterung innerhalb weniger Stunden eintreten kann.

Prognose

• Insbesondere die foudroyant verlaufende atypische Pneumonie mit ARI und Übergang in ARDS hat eine sehr schlechte Prognose. Im Einzelfall scheint eine Therapie erfolgreich, wenn sie frühzeitig mit der Beatmung einsetzt.

AIDS (Acquired Immune Deficiency Syndrome)

Definition

- Erworbene Immunschwäche durch ein Retrovirus. Nach neuer Nomenklatur HIV (Human Immune Deficiency Virus) genannt, früher oder auch heute noch verbreitet als HTLV3 (Human T-cell Leucemia Virus Type 3) bezeichnet.

Ätiologie

- Vorkommen des Virus im Blut, Speichel und Samen. Übertragung vorwiegend durch sexuelle Kontakte, Bluttransfusionen sowie Blut-zu-Blut-Kontakten.

Diagnose

- – Serologische Tests.
  Antikörpernachweis (ELISA) und andere
  – charakteristische immunologische Abweichungen bei AIDS:
  1. Lymphopenie.
  2. T_4-Lymphozytenmangel, verändertes T_4/T_8-Verhältnis.
  – Hyperaktive B-Zell-Funktion.
  – Anergie.
  – Polyglonale Anhebung von vorwiegend IgG und IgA.
  – Klinisches Bild im manifesten Stadium:
  Im Vordergrund stehen opportunistische Infektionen oder charakteristische Neoplasmen.
  Neoplasmen:
  1. Kaposi-Syndrom.
  2. Lymphome des ZNS.

  Opportunistische Infektionen:
  1. Pneumonien, Enzephalitiden, Meningitiden, hervorgerufen durch
     a) Pneumozystis.
     b) Toxoplasmen.
     c) Zytomegalievirus.
  2. Candidainfektionen.
  3. Disseminierte atypische Mykobakteriosen.
  4. Disseminierte Histoplasmosen.

Differentialdiagnose

- Immunsuppression anderer Genese, insbesondere zytostatische oder immunsuppressive Medikation.
  Malignome jeglicher Genese.

Therapie

- – Kausaltherapie bisher nicht möglich.
  – Gezielte Behandlung der opportunistischen Infektionen.
  Wichtig! Im Vordergrund der Behandlung von AIDS steht die psychosoziale und pflegerische Betreuung des Patienten.

Definition

- *Chronische bronchiale Lungenerkrankungen* zeigen in ihrem jahrelangen Verlauf Episoden akuter respiratorischer Dekompensation, die mit Zunahme der respiratorischen Globalinsuffizienz und Manifestation eines Cor pulmonale immer häufiger auftreten. Die Intensivtherapie und insbesondere die Beatmung zielen auf die Überbrückung solcher Episoden, die Beherrschung zusätzlicher Komplikationen sowie auslösender Infekte ab. Es ist nicht sinnvoll, durch eine Beatmung im Endzustand einer solchen Erkrankung ohne Aussichten auf Entwöhnung vom Respirator zu therapieren.
- Die akute Exazerbation des chronisch-obstruktiven Syndroms geht mit einer akuten weiteren Drucksteigerung im kleinen Kreislauf und Rechtsherzbelastung einher, wodurch zugleich mit der Globalinsuffizienz der Atmung eine akute kardiale Dekompensation auftreten kann. In diesen Fällen führt die Besserung der Blutgaswerte in der Regel per se zur kardialen Rekompensation.
- Bei *Asthma bronchiale* können schwere und anhaltende Atemnotanfälle (Status asthmaticus) eine Intensivtherapie mit Beatmung erforderlich machen.

Pathogenese

- An der Entstehung der Bronchialeinengungen sind in wechselndem Ausmaß stets drei Mechanismen beteiligt, die entsprechend in der Therapie berücksichtigt werden müssen:
  1. Tonussteigerung der glatten Muskulatur der Bronchialwand (Bronchospasmus).
  2. Vermehrte Sekretion von zähem Schleim (Hypersekretion und Dyskinesie).
  3. Entzündliche Schwellung der Bronchialschleimhaut (Schleimhautödem).
- Initial dominiert zumeist der Bronchospasmus. Je länger der Zustand anhält, desto mehr tritt die Akkumulation von zähem Schleim in den Vordergrund.
- Vor allem bei jüngeren Patienten mit Asthma bronchiale dominiert in der Anfangsphase der Bronchospasmus. Bei älteren Patienten mit chronisch obstruktiver Bronchitis kann die Schleimretention von Beginn an die Hauptrolle spielen.

Diagnose

- Es lassen sich 2 Patientengruppen unterscheiden, die prognostisch und demgemäß auch im Hinblick auf die Indikation zur Intensivtherapie different zu beurteilen sind:

1. Patienten, bei denen die bronchitische Symptomatik in den Hintergrund tritt und das Emphysem ganz im Vordergrund steht. Diese Patienten haben dann, wenn konservative Maßnahmen ausgeschöpft sind und terminal eine respiratorische Globalinsuffizienz aufgetreten ist, eine schlechte Prognose, und eine Beatmung ist nicht mehr indiziert.
2. Patienten, bei denen die bronchitische Symptomatik und bronchiale Obstruktion im Vordergrund stehen und die bereits in einer relativ frühen Krankheitsphase Zeichen des gestörten Gasaustausches, pulmonalarterielle Hypertonie und Rechtsherzinsuffizienz aufweisen. Bei diesen Patienten ist die akute Dekompensation therapeutisch günstiger beeinflußbar. Auch der Einsatz der Respiratorbehandlung erscheint großzügiger gerechtfertigt, da eine Rekompensation möglich ist. Allerdings wird auch hier die Prognose der akuten Dekompensation um so schlechter, je fortgeschrittener das begleitende Cor pulmonale ist.

- Die für die Verlaufsbeurteilung wichtigste Funktionsgröße ist der Peak-flow, der in der klinischen Praxis einfach und wiederholt gemessen werden kann.

Sofortmaßnahmen

- Beta-2-Sympathomimetika als Dosieraerosol, vom Arzt appliziert. Die Selbstapplikation durch die Patienten erfolgt im schweren Atemnotanfall meist nicht mehr korrekt.
- Theophylline i. v. (beispielsweise 240 mg langsam i. v., gefolgt von einer kontinuierlichen Zufuhr von 240 mg/2–4 Std.). Wenn möglich, Kontrollbestimmungen des Theophyllin-Plasma-Spiegels.
- Falls keine Besserung Terbutalin s. c. 0,5 mg oder Reproterol 0,09 mg i. v.
- Kortikosteroide (beispielsweise 100–250 mg Prednisolon i. v.) bei schwerer anhaltender Bronchialobstruktion.

Intensivtherapie

- Vor der Indikation zur Respiratorbehandlung sind grundsätzlich die konservativen Therapiemöglichkeiten einer kombinierten *antiobstruktiven Therapie* einschließlich Sauerstoff auszuschöpfen. Eine Ausnahme bilden lediglich Patienten, bei denen eine ausgedehnte Pneumonie die Hauptursache der akuten respiratorischen Insuffizienz darstellt.
  - Fortsetzung der systemischen Gabe von Broncholytika. Theophylline wirken darüber hinaus durch ihren positiv inotropen Effekt auf die Zwerchfellmuskulatur. Dosiskontrolle durch Blutspiegelbestimmungen!
  - Sekretolytika i. v.

- Aerosoltherapie mit Düsen- oder Ultraschallverneblern (bronchodilatierende Substanzen, Sekretolytika).
- Physikalische Therapie mit Lagerungsdrainage, Atemgymnastik, evtl. translaryngeale endobronchiale Absaugung.
- Kontinuierliche Sauerstoffinsufflation.
- Kortikosteroide bei schwerer anhaltender, akuter bronchialer Obstruktion.
- Systemische Antibiotikagabe bei purulentem Auswurf oder eindeutigem pulmonalem Infiltrat.

• Therapiemöglichkeiten bei *begleitendem Cor pulmonale:*
- Digitalisierung (unter Beachtung der gesteigerten Digitalisempfindlichkeit des Cor pulmonale).
- Diuretika (unter Beachtung des Hämatokritwertes, ggf. mit Aderlässen:
  kritischer Grenzwert des Hämatokritwertes 55–60 Vol%).
- Heparin zur Verhütung von thromboembolischen Komplikationen.
- Nitrate zur akuten Senkung des Pulmonalarteriendruckes.

• Eine Zwischenstellung nimmt die Beatmungsinhalation mit intermittierendem Überdruck über Mundstück ein (IPPB), die jedoch nur bei kooperativen Patienten durchführbar ist. Unruhe, Tachypnoe und Dyspnoe bedingen oft eine Gegenatmung, und der Patient erschöpft sich sehr schnell.
Beachte!
Keine IPPB dem Patienten aufzwingen.

• Indikation zur Beatmung:
Die Indikationskriterien, wie sie zur Beatmung bei Patienten mit nichtobstruktiver akuter respiratorischen Insuffizienz allgemein akzeptiert werden, können auf die obstruktivbedingte Ateminsuffizienz nicht ohne weiteres übertragen werden. Klinische Kriterien treten stark in den Vordergrund, die Blutgase sind vor allem in ihrem Verlauf zu beurteilen, da bei diesen chronisch Kranken durch vielfältige Adaptationsmechanismen auch erheblich pathologische Abweichungen noch gut toleriert werden, was bei der Interpretation der Einzelwerte berücksichtigt werden muß. Indikationskriterien im einzelnen sind:

1. Klinische Zeichen:
   - Schwere Dyspnoe.
   - Atemdepression (Atmung verlangsamt, oberflächlich).
   - Zyanose trotz Sauerstoffgabe.
   - Zunehmende Erschöpfung und Unmöglichkeit des Abhustens.
   - Zunehmende Verwirrtheit oder Bewußtseinstrübung.
   - Herzrhythmusstörungen.
   - Blutdruckabfall.

2. Blutgaswerte:
   - pO_{2a} < 40–50 mm Hg.
   - pCO_{2a} > 70–80 mm Hg.
   - pHa < 7,2–7,3.
3. Entwicklung eines Hypoventilations-Hyperkapnie-Syndroms mit drohender CO_2-Narkose unter korrekt durchgeführter Sauerstoffinsufflation.

- Respiratoren.
  1. Es eignen sich zur Behandlung der akuten bronchialen Obstruktion nach wie vor die druckbegrenzten Geräte mit variablem Flow (s. S. 276), bei denen neben dem Vorteil der Medikamentenvernebelung die Einstellung hoher Atemzugvolumina mit niedrigem Flow gegeben ist (Low-flow-Prinzip). Die Beatmung soll assistiert erfolgen. Dabei bedürfen diese Patienten einer besonders guten Überwachung!
  2. Bei akuten bronchialen Obstruktionen mit zusätzlichen pulmonal-parenchymatösen Komplikationen wie Pneumonie oder Lungenödem und/oder extrapulmonalen Komplikationen werden zur Beatmung volumenzeitgesteuerte Respiratoren bevorzugt. Die Beatmung kann bei entsprechender Sedierung kontrolliert erfolgen.
     Beachte!
     Während der Beatmung keine Blutgaskosmetik betreiben. Vorher bestehenden niedrigen pO_{2a} und hohen pCO_{2a} bei dieser Grunderkrankung in Rechnung stellen.
  3. Die Komplikationen entsprechen denen unter allgemeiner Respiratorbehandlung. Barotraumen sind häufiger.

Prognose

s. Diagnose.

Pflegerische Aspekte

Die Entwöhnungsphase ist im allgemeinen langwierig und schwierig. Die Patienten neigen auch in dieser Phase zur bronchialen Hypersekretion und Sekretverhaltung. Im Hinblick darauf kann die Tracheotomie indiziert sein.

Definition

- Eine akut eintretende Einschränkung der Nierenfunktion, unabhängig von vorher bestehenden Nierenschäden, mit der Möglichkeit der Reversibilität nach einer Reparationsphase.
- Es besteht meist eine Oligurie, selten eine *komplette* Anurie, ¼ bis ⅓ der Fälle verläuft nicht oligurisch, sondern primär polyurisch (Diurese stets > 1000 ml/die).
- Zwei Erscheinungsformen sollen nach Möglichkeit unterschieden werden, auch wenn sie das gleiche Ursachenspektrum haben und fließend ineinander übergehen können:
  - funktionelles, prärenales ANV,
  - parenchymatöses, intrarenales ANV (sogenannte Tubulusnekrose).

Ätiologie – Pathogenese – Pathophysiologie

- Ursachen des ANV sind die renale Ischämie durch Minderdurchblutung des Organes und/oder eine sich verselbständigende renale parenchymatöse Schädigung (Medikamente, Toxine, Sepsis). Pathologisch-anatomisch finden sich alle Grade tubulärer Schädigung, jedoch sind die spezifischen Mechanismen, die das Filtrationsversagen induzieren und unterhalten, noch nicht restlos geklärt.
- Auslöser des ANV sind:
  - Kreislaufschock.
  - Dehydratation, medikamentös ausgelöste Hypovolämie und Hyponatriämie.
  - Sepsis.
  - Peritonitis.
  - Intoxikationen.
  - Rhabdomyolyse.
  - Disseminierte intravasale Gerinnung.
  - Operationen und Traumen.

  Häufigste Ursachen waren bisher Schock und Traumen, zunehmend häufig wird eine Sepsis als Hauptursache beschrieben.

Diagnose

- Das klinische Bild wird geprägt durch die Unfähigkeit der Niere, *adäquate* Harnmengen und gelöste Substanzen auszuscheiden. Es fehlt somit die Möglichkeit:
  - Wasser zu eliminieren,
  - Elektrolyte zu eliminieren,
  - harnpflichtige und endogen toxische Substanzen zu eliminieren,
  - exogen toxische Substanzen zu eliminieren.

Hieraus ergeben sich die klinischen und laboranalytischen diagnostischen Kriterien beim Leitsymptom Oligurie. Klinische Symptome sind stets Spätzeichen.

1. Labor:
   - Rascher Kreatininanstieg.
   - Absinken der Kreatininclearance.
   - Absinken der Harnosmolalität (U_{osm}) (Frühphase).
   - Annäherung des osmotischen Harnplasmaquotienten gegen 1 (U/P_{osm}).
   - Absinken der Freiwasserclearance (H_2O) (Frühphase).
   - Hyperkaliämie.
   - Metabolische Azidose.
2. Ultraschall: große Nieren mit aufgelockerter Kortex.
3. Zeichen der Überwässerung:
   - Lungenödem (radiologisches Frühzeichen „fluid lung").
   - Periphere Ödeme.
   - Hirnödem (Bewußtseinstrübung, gesteigerte neuromuskuläre Erregbarkeit).

   Beachte!

   Bei manifester Dehydratation kann zunächst zwischen einem noch funktionellen oder einem bereits organischen ANV nicht unterschieden werden. Erst die Beobachtung von Diurese und Nierenfunktion während und nach Rehydratation klärt die Diagnose.

- *Differentialdiagnose:*
  - Abzugrenzen vom ANV im engeren Sinne sind insbesondere akut auftretende Niereninsuffizienz bei vorher bestehender chronischer Nierenerkrankung, die akute Glomerulonephritis mit Oligurie sowie foudroyant verlaufende Erkrankung mit Nierenbeteiligung (insbesondere immunologische Systemerkrankungen).
  - Bilaterale Nierengefäßverschlüsse (meist komplette Anurie, die beim ANV selten ist, häufig Hämaturie).
  - Postrenales Nierenversagen, Lokalisation:
    1. suprapubisch (leere Blase),
    2. infrapubisch (volle Blase).

Vor Therapiebeginn müssen diese differentialdiagnostischen Möglichkeiten ausgeschlossen werden durch:
- Anamnese.
- Gesamtbefund mit Labordaten.
- Ultraschalldiagnostik.
- Blasenkatheter.
- Ggf. Angiographie.

Intensivtherapie

- Die Therapie konzentriert sich zunächst auf die Beseitigung der bekannten auslösenden Ursachen.
- Die Normalisierung des Flüssigkeitshaushaltes steht hierbei im Vordergrund. Vor jeder weiterreichenden Maßnahme ist sicherzustellen:
  - Ausreichend zirkulierendes Volumen durch Angebot von Flüssigkeit und Elektrolyten.
  - Ausreichender onkotischer Plasmadruck durch Angebot von Plasma/Albumin.

  Erforderliche Dosierungen richten sich nach:
  - Klinischem Bild.
  - Diurese.
  - ZVD.
  - Serumalbuminkonzentration.
- Erst wenn diese Möglichkeiten erschöpft sind:
  - Furosemid 500–1000 mg als Kurzinfusion über 30–60 Min. oder Etacrynsäure 0,5–1 mg/kg Körpergewicht. Bei Furosemidversagen lohnt ein Versuch mit Etacrynsäure.

  Cave!
  Zu früher Einsatz von Furosemid oder Etacrynsäure insbesondere bei Dehydratation kann die Niere schädigen.
  - Dopamin 200–400 µg/min (günstiger Effekt auf die Nierendurchblutung).

  Kommt so eine Diurese in Gang, kann sie mit Furosemiddosen von 40–80 mg alle 4–6 Stunden in Gang gehalten werden. Alternativ Etacrynsäure.
- Gelingt dies nicht, so ist die Hämodialyse Mittel der Wahl, deren Einsatz dann so früh wie möglich erfolgen sollte (s. u.).
- Muß eine bedrohliche Hyperkaliämie oder Hyperhydratation vor der Dialysemöglichkeit behandelt werden, so geschieht dies mit kaliumbindenden Kunstharzen oral und rektal (s. S. 237) und/oder Infusionen von Glukose mit Insulin (s. S. 238).
- Wasser kann durch provozierte Diarrhö mittels Gabe von Sorbit oder Mannit entzogen werden (s. S. 217).
- Folgende Richtwerte als Zeichen eines *manifesten* Nierenversagens erfordern den raschen Einsatz der Hämodialyse, wenn die Initialtherapie erfolglos ist und es sich um einen akut und schwer erkrankten Patienten handelt:
  - Kreatinin im Serum $\geq$ 3 mg/dl
  - Kreatininclearance < 25 ml/min
  - V_U < 20 ml/Std., Anurie
  - U_{osm} < 400 mosm/l
  - $U/_{Posm}$ < 1,3

  Zur Hämodialysetechnik s. S. 324.

Komplikationen

- Die Komplikationen des ANV sind:
  - Hyperkaliämie.
  - Überwässerung mit akuter respiratorischer Insuffizienz und Herzinsuffizienz.
  - Urämische gastrointestinale Symptome.
  - Ein urämisches Koma als Folge eines ANV sollte bei den heutigen Möglichkeiten der Überwachung und Therapie nicht mehr auftreten.
- Zur Komplikation der Hämodialyse s. S. 326.

Prognose

- Die Frühprognose des ANV richtet sich nach der Grunderkrankung. Bei Nierenversagen nach Sepsis und großen Operationen und Polytraumen sowie Nierenversagen im Zusammenhang mit dem Auftreten eines multiplen Organversagens beträgt die Letalität um 80%.
- Frühzeitiges Erkennen und Behandeln von Dehydratation und Kreislaufschock und insbesondere eine gezielte Prophylaxe (Bilanzierung, Eiweißverlustausgleich, Hygiene in der Intensivtherapie) sind von größter Bedeutung.
  - Der gezielte rasche Einsatz der Hämodialyse nach Ausschöpfung der Initialtherapie sichert eine bessere Prognose.
- Die Spätprognose ist gut. Dauerhafte Störungen der Nierenfunktion sind klinisch kaum relevant.

Ätiologie – Pathogenese

- Normaler Wasser-Elektrolyt-Haushalt (Euhydratation) bedeutet regelrechten Bestand und physiologische Verteilung von Wasser und Elektrolyten im Gesamtorganismus und in den einzelnen Flüssigkeitskompartimenten. Störungen im Wasser- und Elektrolythaushalt können durch Abweichungen des Bestandes (Bilanzstörung) oder durch pathologische Verteilung (Verteilungsstörung) entstehen.
- Bilanzstörungen:
  1. Hyperhydratation bedeutet Überschuß an Extrazellulärflüssigkeit durch Überschuß von Natrium und Wasser.
     - Bei ganz überwiegendem oder ausschließlichem Überschuß an Wasser besteht „Wasserintoxikation".
     - Bei ganz überwiegendem Überschuß an Natrium besteht „Kochsalzvergiftung".
  2. Dehydratation bedeutet Mangel an Extrazellulärflüssigkeit durch Verminderung des Natrium- und Wasserbestandes.
     - Bei ganz überwiegender oder reiner Verminderung des Wasserbestandes liegt „reiner Wassermangel" vor.
- Verteilungsstörung (Dyshydratation) bedeutet pathologische Verteilung der Körperflüssigkeiten auf die einzelnen Flüssigkeitsräume. Dabei kann der Gesamtbestand normal, vermindert oder erhöht sein.
- Durch relativen Überschuß an Natrium entstehen hypertone Störungen, überwiegt der Mangel an Natrium oder der Überschuß an Wasser, so entstehen hypotone Störungen.
  - Übersicht über die Störungen des Flüssigkeitshaushaltes s. Tab. 5.
  - Differenzierung der Störungen des Flüssigkeitshaushaltes im EDH-System s. Tab. 6.
- Ob eine isotone oder anisotone Störung vorliegt, hängt meistens nicht von der Ätiologie, sondern von dem Ausmaß der zugrunde liegenden Störung ab. Beispielsweise führt Verlust an Extrazellulärflüssigkeit zunächst zur isotonen Dehydratation, bis der Mangelzustand so hochgradig wird, daß der Organismus die osmotische Regulation aufgibt und Wasser im Überschuß zu Natrium retiniert, so daß als schwere Form des Flüssigkeitsmangels die hypotone Dehydratation (Depletions-Hyponatriämie) auftritt.
- Die Pathogenese der Bestandsstörungen läßt sich auf wenige Grundmechanismen zurückführen:
  - Überschießende Ausfuhr.
  - Mangelhafte Zufuhr.
  - Überschießende Zufuhr.
  - Gestörte Ausscheidungsfunktionen (Abb. 4).

Krankheitsbilder:

Störungen im Wasser-Natrium-Haushalt

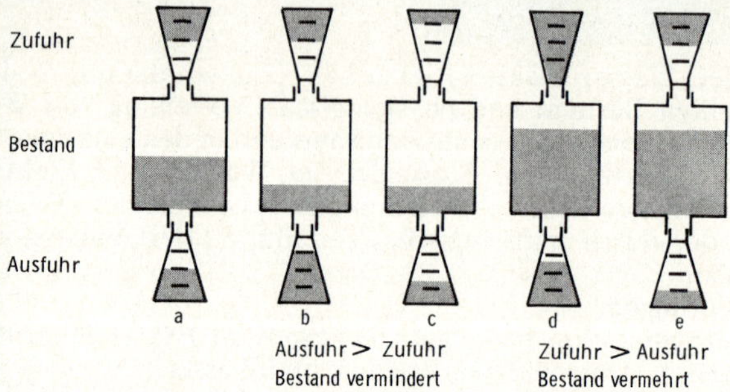

Abb. 4 Pathogenese von Störungen des Flüssigkeitsbestandes

Tabelle 5 Übersicht über Störungen des Flüssigkeitshaushaltes

Störungen des Wasserbestandes	*Wassermangel*		*Wasserüberschuß*
Störungen des Natriumbestandes	*Natriummangel*	in isotoner Lösung	*Natriumüberschuß*
	= **isotone Dehydratation**		= **isotone Hyperhydratation**
Störungen der Tonizität der EZF	reiner oder überwiegender Wassermangel		überwiegender Natriumüberschuß
		Hyperosmolalität (Defizit an *freiem* Wasser)	
	= **hypertone Dehydratation**		= **hypertone Hyperhydratation**
	überwiegender Natriummangel		reiner oder überwiegender Wasserüberschuß
		Hypoosmolalität (Überschuß an *freiem* Wasser)	
	= **hypotone Dehydratation**		= **hypotone Hyperhydratation**

Tabelle 6 Differenzierung der Störungen des Wasser-Natrium-Haushaltes nach dem EDH-System (Euhydratation-Dehydratation-Hyperhydratation) N = normal, ↗ = gesteigert, ↘ = vermindert

Klassifizierung im EDH-System	Volumen der ECF	Osmolalität der ECF	Natriumbestand	Diagnose
hypertone Dehydratation	↘	↗	N oder ↘	reiner Wassermangel (Wasserdefizit bei normalem Na-Bestand) überwiegender Wassermangel (Wasserdefizit bei vermindertem Na-Bestand)
isotone Dehydratation	↘	N	↘	extrazelluläres Volumendefizit (Na-Mangel in isotoner Lösung)
hypotone Dehydratation	↘	↘	↘	überwiegender Na-Mangel (Wasserüberschuß bei vermindertem Na-Bestand)
Euhydratation	N	N	N	
hypotone Hyperhydratation	↗	↘	N oder ↗	reiner Wasserüberschuß (Wasserüberschuß bei normalem Na-Bestand) überwiegender Wasserüberschuß (Wasserüberschuß bei gesteigertem Na-Bestand)
isotone Hyperhydratation	↗	N	↗	extrazellulärer Volumenüberschuß (Na-Überschuß in isotoner Lösung)
hypertone Hyperhydratation	↗	↗	↗	überwiegender Na-Überschuß (Wasserdefizit bei gesteigertem Na-Bestand)

- Überschießende Ausfuhr: Werden abnorme Verluste wie Erbrechen, Durchfälle, Polyurie, Schweißausbrüche nicht durch eine entsprechend gesteigerte Zufuhr ausgeglichen, so führt die überschießende Ausfuhr zu Mangelzuständen.
- Mangelhafte Zufuhr: Ist die Zufuhr anhaltend zu niedrig, so daß dies durch Drosselung der Ausfuhr nicht mehr kompensiert werden kann, entstehen ebenfalls Mangelzustände.
- Überschießende Zufuhr: Wenn das Angebot an Wasser und Elektrolyten den Bedarf so stark überschreitet, daß auch normal funktionierende Ausscheidungsmechanismen überfordert werden, können Störungen durch Überschüsse zustande kommen. Beispiel dafür ist eine fehlbilanzierte Infusionstherapie.
- Gestörte Ausscheidungsfunktionen: Eine Störung der normalen Elimination von Wasser und Elektrolyten kann auch bei Zufuhr eines „Normalbedarfs" zu Überschüssen führen. Typische Beispiele sind oligoanurisches Nierenversagen, Herzinsuffizienz und Leberinsuffizienz sowie Krankheitszustände mit inadäquater ADH-Sekretion.

● Spezielle Ursachen für Störungen des Wasser-Natrium-Haushaltes s. Differentialdiagnose.

Diagnose

● Die Überwachung des Flüssigkeitshaushaltes erfolgt durch klinische Untersuchung, regelmäßige Messung des Körpergewichtes (KG) und des Zentralvenendruckes (ZVD) sowie Erstellung bestimmter klinisch-chemischer Analysen. In der klinischen Routine haben die klinischen Zeichen einschließlich der regelmäßigen Kontrolle des KG und des ZVD die größte Bedeutung für die Entscheidung über den Zustand des Flüssigkeitshaushaltes: Euhydratation, Hyperhydratation, Dehydratation, Dyshydratation.

● Klinische und klinisch-chemische Parameter zur Beurteilung des Flüssigkeitshaushaltes s. Tab. 7 und Tab. 8.

Differentialdiagnose

● Die Gliederung der Störungen des Flüssigkeitshaushaltes (Euhydratation, Dehydratation, Hyperhydratation) erfolgt im EDH-System. Für Dehydratation und Hyperhydratation werden in Abhängigkeit von der Osmolalität der Extrazellulärflüssigkeit isotone, hypotone und hpyertone Formen unterschieden. Da der osmotische Druck der Extrazellulärflüssigkeit wesentlich von der Natriumkonzentration abhängt, läßt sich für klinische Belange ausreichend exakt das Verhalten der Osmolalität auf die Relation der Vermehrung oder Verminderung von Wasser und Natrium zurückführen.

Störungen im Wasser-Natrium-Haushalt

Stehen Mangel oder Überschuß an Wasser und Natrium in physiologischem Verhältnis zueinander, so resultieren isotone Störungen. Überwiegt der Mangel an Wasser oder der Überschuß an Natrium, so entstehen hypertone Störungen. Überwiegt der Mangel an Natrium oder der Überschuß an Wasser, so entstehen hypotone Störungen.

Tabelle 7 Kriterien zur Erkennung von Störungen des Flüssigkeitshaushaltes – Befunde

	Dehydratation	Hyperhydratation
Anamnese	z. B. gastrointestinale Verluste, Polyurie, Fieber, Durst	z. B. Nierenversagen mit Oligurie, vorangegangene Infusionstherapie
Klinische Befunde		
Feuchtigkeitsgehalt der Haut und Schleimhäute	trocken	uncharakteristisch
Gewebsturgor	vermindert	gesteigert
Ödeme		nachweisbar
Änderungen des Körpergewichts	rasche Abnahme	rasche Zunahme
Harnzeitvolumen	vermindert*	uncharakteristisch
zentraler Venendruck	erniedrigt	erhöht
arterieller Blutkreislauf	Tachykardie, Vasokonstriktion, Blutdruckabfall	Blutdruckanstieg
Lungenbefund	uncharakteristisch	Flüssigkeitslunge, alveoläres Lungenödem
Klinisch-chemische Befunde		
Eiweißkonzentration im Plasma	↗	↘
Hämoglobinkonzentration	↗	↘
Hämatokritwert		
Osmolalität im Serum, Natrium im Serum	hyperton, isoton, hypoton	

* vorausgesetzt, daß die Nierenfunktion normal ist und keine osmotische Diurese besteht. Bei oligoanurischem Nierenversagen besteht Oliguríe mit Hyperhydratation, bei osmotischer Diurese besteht Polyurie mit Dehydratation.

Tabelle 8 Kriterien für die Beurteilung des Wasser-Elektrolyt-Haushaltes – Übersicht

Klinische Symptome:
Gewebsturgor
Feuchtigkeitsgehalt der Haut und Schleimhäute
Ödeme
Lungenbefund
Zeichen der Vasokonstriktion
Verhalten des Blutdrucks

Klinische und klinisch-chemische Befunde:
Änderungen des Körpergewichts
Harnzeitvolumen und Harnosmolarität
Serum-Eiweiß-Konzentration, Hämoglobin und Hämatokrit
Natrium- und Kaliumkonzentrationen im Serum und Urin
Serumosmolarität
Zentraler Venendruck

Hinweise für Volumenmangel:
Herabgesetzter Gewebsturgor, trockene Haut und Schleimhäute, Zeichen der Vasokonstriktion der Haut
Rascher Gewichtsverlust
Niedriges Harnzeitvolumen mit hoher Urinosmolarität
Anstieg der Konzentrationen von Serumgesamteiweiß und von Hämoglobin oder Hämatokrit
Absolut niedriger oder im Verlauf abfallender zentraler Venendruck

Hinweise für gesteigertes Flüssigkeitsvolumen:
Gesteigerter Gewebsturgor, Ödeme, Tachypnoe, arterielle Hypoxämie, evtl. pulmonale Rasselgeräusche und röntgenologische Zeichen der Flüssigkeitslunge
Rascher Anstieg des Körpergewichts
Abfall der Konzentration von Serumgesamteiweiß und Hämoglobin oder Hämatokrit
Absolut erhöhter oder im Verlauf ansteigender zentraler Venendruck

- Ursachen für Störungen des Wasser-Natrium-Haushaltes:
  1. Wasser- und Natriummangel:
     - Behinderung der Wasseraufnahme.
       a) Bewußtseinsstörung.
       b) Körperliche Hinfälligkeit, Körperschwäche.
       c) Schluckstörungen.
       d) Entzündungen, Verätzungen im Magen-Darm-Trakt.
       e) Psychosen.
     - Fieberstatus, anhaltendes Schwitzen.
     - Anhaltendes Erbrechen.
     - Durchfälle.
     - Villöses Dickdarmadenom.

- Magen-Darm-Drainagen.
- Darmfisteln oder Stomata.
- Drainage von Körperhöhlen.
- Diuretika.
- Osmotische Diurese bei Hyperglykämie.
- Postobstruktive Polyurie.
- Chronische Niereninsuffizienz mit Polyurie.
- Polyurische Phase des akuten Nierenversagens.
- Chronische Nephritis mit Salzverlustniere.
- Nebennierenrindeninsuffizienz.
- Diabetes insipidus.

2. Wasser- und Natriumüberschuß:
   - Akutes oligoanurisches Nierenversagen.
   - Chronische oligurische Niereninsuffizienz.
   - Dekompensierte Herzinsuffizienz.
   - Dekompensierte Leberinsuffizienz.
   - Exzessive Wasser-Natrium-Zufuhr (Überinfusion).
   - Hypothyreose.
   - Inadäquate ADH-Sekretion:
     a) Maligne Tumoren (Bronchialkarzinom u. a.).
     b) Störungen des ZNS.
     c) Chronische pulmonale Erkrankungen.

Sofortmaßnahmen

- Bei eindeutig erkennbarer Dehydratation unter dem klinischen Bild der Exsikkose Infusion einer isotonen Elektrolytlösung (0,9% NaCl, Vollelektrolytlösung, Ringer-Laktat-Lösung), initial etwa 1000 ml/Std. Die initiale Rehydratation mit Kochsalzlösung ist auch die adäquate Soforttherapie des diabetischen Komas.
- Bei eindeutig erkennbarer Hyperhydratation mit Komplikationen (s. o). Injektion eines rasch wirksamen Diuretikums, beispielsweise 40 mg Furosemid i. v.

Intensivtherapie

- Die Behandlung der Störungen im Wasser-Natrium-Haushalt erfolgt bei Intensivpatienten im Rahmen der bilanzierten Infusionstherapie.

- Die Behandlung bei Dyshydratation konzentriert sich auf die Therapie der zugrunde liegenden Ursachen:
  - Albuminsubstitution und Behandlung der Ursache einer Hypoproteinämie.
  - Beseitigung von Höhlenergüssen.
  - Therapie der Herzinsuffizienz.
  - Therapie eines Ileus.
  - Therapie einer Peritonitis.
  - Therapie der Pankreatitis.
  - Therapie des akuten Lungenversagens.
  - Therapie der Sepsis.

Komplikationen

- Komplikationen der Dehydratation:
  - Kreislaufinsuffizienz mit Tachykardie, Blutdruckabfall, in schweren Fällen hypovolämischem Schock.
  - Funktionelles Nierenversagen.
  - Fieber.
  - Unruhe, Verwirrtheit, Bewußtseinstrübung, Koma in schweren Fällen mit irreversiblen morphologischen Hirnschädigungen.
- Komplikationen der Hyperhydratation:
  - Hypervolämie mit akuter Herzinsuffizienz, in schweren Fällen intraalveolärem Lungenödem.
  - Akute respiratorische Insuffizienz durch interstitielles Lungenödem („fluid lung“).
  - Hirnödem mit Krämpfen, Bewußtseinstrübung, Bewußtlosigkeit.
- Dyshydratation durch Sequestration von Flüssigkeit kann schwierig zu erkennen sein. Der Verdacht auf Flüssigkeitsverschiebungen in den dritten Raum ergibt sich bei entsprechenden klinischen Bildern, wenn bei ausgeglichener oder gar positiver Bilanz Zeichen des Volumenmangels, insbesondere Zeichen eines verminderten zirkulierenden Blutvolumens (Hypovolämie) auftreten.

Ätiologie – Pathogenese – Pathophysiologie

- Störungen des Kaliumhaushaltes entstehen durch Verminderung des Kaliumbestandes (Kaliummangel), Steigerung des Kaliumbestandes (Kaliumüberschuß) oder Störungen der Kaliumverteilung zwischen Intrazellularraum und Extrazellularraum. Praktisch wichtigste Ursache von Kaliumverteilungsstörungen sind Veränderungen des Blut-pH-Wertes: Alkalose führt zum Kaliumeinstrom in die Zelle, Azidose führt zum Austritt von Kalium aus der Zelle.
- Ursachen von Störungen des Kaliumbestandes.
  1. Kaliummangel:
     - Enterale Verluste (Erbrechen, Durchfälle, gastrointestinale Drainagen oder Fisteln).
     - Kaliumsequestration in 3. Räume (Ileus, Peritonitis, Pankreatitis).
     - Renale Verluste (Saluretika, Polyurie durch Nephropathie oder osmotische Diurese).
     - Mangelhafte Zufuhr bei künstlicher Ernährung.
     - Laxantienabusus.
  2. Kaliumüberschuß:
     - Störung der Elimination (akute und chronische Niereninsuffizienz, kaliumretinierende Diuretika bei Niereninsuffizienz).
     - Übersteigerte Zufuhr in der Infusionstherapie.
     - Massive Gewebstraumatisierung bei gleichzeitiger Niereninsuffizienz.
     - Nebennierenrindeninsuffizienz.
  3. Ursachen für Kaliumverteilungsstörungen:
     - Hyperkaliämie bei metabolischer Azidose.
     - Hypokaliämie bei metabolischer Alkalose.
     - Hyperkaliämie bei massiver intravasaler Hämolyse.
     - Hyperkaliämie im Initialstadium der akuten Digitalisintoxikation mit hohen Dosen.

Diagnose

- Klinische Symptome:
- Klinische Symptome des Kaliummangels entstehen durch Störungen der neuromuskulären Erregbarkeit: Adynamie, Reflexabschwächung, Verminderung des Muskeltonus, Parästhesien, Magen-Darm-Atonie, Blasenentleerungsstörung, Beeinträchtigung der Reizbildung und Reizleitung am Herzen (Arrhythmien, ST-Streckensenkung, T-Abflachung, verlängerte QT-Dauer, TU-Verschmelzungswelle).
- Klinische Symptome des Kaliumüberschusses betreffen überwiegend die Reizbildung und Reizleitung am Herzen (Arrhythmie, hohe T-Zacken, QRS-Verbreiterung).

- Die klinischen Zeichen von Störungen des Kaliumbestandes sind unspezifisch und bei Patienten der Intensivmedizin meist von anderen Symptomen überlagert.
- Veränderungen des EKG (Abb. 5) können Hinweis auf Störungen des Kaliumbestandes geben, die Elektrokardiographie reicht jedoch wegen mangelhafter Sensibilität und Spezifität als Überwachungsmethode keineswegs aus.

• Serumkaliumspiegel:
- Standardtest zur Beurteilung des Kaliumhaushaltes ist der Serumkaliumspiegel.
- Die Aussagefähigkeit des Serumkaliumspiegels für den aktuellen Kaliumbestand ergibt sich aus dem Begriff der Kaliumkapazität. Kaliumkapazität ist die Summe aller intrazellulären Anionen oder anderer chemischer Gruppen, die Kalium zu binden

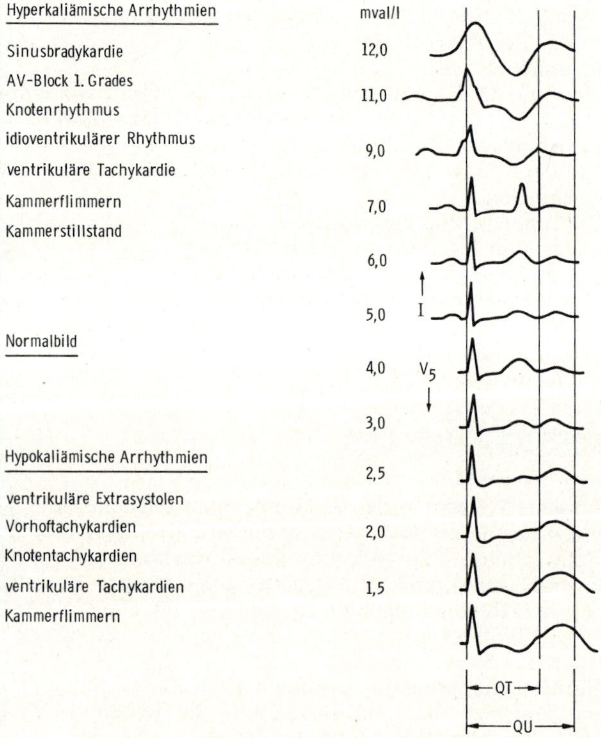

Abb. 5 Veränderungen des EKG bei Störungen des Kaliumbestandes

vermögen. Die Kaliumkapazität wird durch die Zellmasse einschließlich der Erythrozyten und durch den Glykogenbestand bestimmt. Störungen des Kaliumhaushaltes können sowohl durch Änderungen der Kaliumkapazität bei konstantem Kaliumbestand (Gewebskatabolismus, Hämolyse, Mangelernährung, Glykogenneubildung) als auch durch Veränderungen des Kaliumbestandes bei unveränderter Kaliumkapazität entstehen. Unterschreitet der aktuelle Kaliumbestand die Kaliumkapazität, so besteht Kaliummangel. Überschreitet der Bestand die Kapazität, so herrscht Kaliumüberschuß.
Der Serumkaliumspiegel ist ein spezifischer Meßwert für das Verhältnis von Kaliumbestand zu Kapazität, vorausgesetzt, daß Kalium zwischen Extrazellulärraum und Intrazellulärraum regelrecht verteilt ist. Kaliumbestand > Kaliumkapazität = Hyperkaliämie. Kaliumbestand < Kaliumkapazität = Hypokaliämie.
Die Kurve aus Kaliumbestand (Abszisse) und Serumkalium (Ordinate) zeigt oberhalb von 3 mval/l Serumkalium einen steileren Verlauf, was einer höheren Sensibilität des Kaliumspiegels für Veränderungen des Kaliumbestandes im hyperkaliämischen Bereich gleichkommt. Kaliumüberschuß von +5% der Kapazität steigert den Serum-Kaliumspiegel um 1 mval/l. Im hypokaliämischen Bereich verläuft die Kurve zunehmend flacher, der Kaliumspiegel wird für Bestandänderungen zunehmend weniger sensibel. Bestandabnahmen von 10–15% der Kapazität sind erforderlich, um den Kaliumspiegel um 1 mval/l zu senken.

- Der Serumkaliumspiegel verliert seine Spezifität als Meßgröße des Kaliumbestandes, wenn die Verteilung von Kalium zwischen Intrazellulärraum und Extrazellulärraum gestört ist. Das bekannteste Beispiel einer Verteilungsstörung ist die Interdependanz zwischen intra- zu extrazellulärem Kaliumquotienten und pH-Wert. Änderungen der H-Ionen-Konzentration verursachen gegensinnige Veränderungen des intra- zu extrazellulären Kaliumgradienten.
- Beurteilung des Kaliumbestandes aus Serumkaliumspiegel unter Berücksichtigung des arteriellen pH (Tab. 9).
- Faustregel: Die Wechselwirkung zwischen Serumkaliumspiegel und pH-Wert beträgt im Durchschnitt 0,6 mval/l Kaliumkonzentrationsänderung bei einer pH-Wert-Verschiebung von 0,1, unterliegt jedoch erheblichen Schwankungen (0,4 bis 1,2 mval/l), wobei das Ausmaß der Kaliumspiegelveränderung von der Höhe des Kaliumspiegels direkt abhängig ist.
- Anhaltszahlen s. Tab. 10.

Tabelle 9 Aussagen des Serumkaliumspiegels über den Kaliumbestand

Kaliumkonzentration im Serum	Kaliumbestand
Normokaliämie bei Isohydrie	normal, möglicherweise gering vermehrt oder vermindert
Hypokaliämie bei Isohydrie	Kaliummangel
Hyperkaliämie bei Isohydrie	Kaliumüberschuß
Normokaliämie bei Alkalose	Kaliumüberschuß
Hyperkaliämie bei Alkalose	schwerer Kaliumüberschuß
Hypokaliämie bei Alkalose	nicht ohne weiteres beurteilbar
Normokaliämie bei Azidose	Kaliummangel
Hypokaliämie bei Azidose	schwerer Kaliummangel
Hyperkaliämie bei Azidose	nicht ohne weiteres beurteilbar

Tabelle 10

bei pH	7,0	7,2	7,4	7,6
Kalium	4,7 mval/l⟶	3,7 mval/l⟶	3,0 mval/l⟵	2,3 mval/l
	6,2 mval/l⟶	4,9 mval/l⟶	4,0 mval/l⟵	3,2 mval/l
	8,0 mval/l⟶	6,2 mval/l⟶	5,0 mval/l⟵	3,8 mval/l
	10,0 mval/l⟶	7,3 mval/l⟶	6,0 mval/l⟵	4,5 mval/l

- Kalium im Urin. Kalium-Urin-Konzentration unter 10 mval/l und Abnahme der Kaliumclearance unter 5 ml/min weisen auf Kaliummangel hin.

Sofortmaßnahmen

- Die Therapie der Störungen des Kaliumhaushaltes ist in der Regel nur unter klinischen Bedingungen möglich. Ausnahmen:
  - Hypokaliämischer Kreislaufstillstand: 15 mval Kaliumchlorid über 5 Min. langsam i. v. injizieren.
  - Schwere EKG-Veränderungen oder Kreislaufkomplikationen bei bekannter Hyperkaliämie: Glukose-Insulin-Lösung 500 ml 20%ige Glukose + 20–30 E Altinsulin innerhalb von 30–60 Min. intravenös infundieren.

Intensivtherapie

- Bilanzierung des Kaliumhaushaltes (s. S. 237).
- Bei Hyperkaliämie Kaliumentzug durch extrakorporale Hämodialyse, Hämofiltration oder Kationenaustauscher.
  - Kationenaustauscher (Resonium A, Calcium Resonium) werden oral oder auch rektal zugeführt und binden Kalium, das sie gegen Natrium bzw. Kalzium austauschen. Die Wirkung wird gesteigert, wenn gleichzeitig eine osmotische Diarrhö durch Zugabe von Sorbit erzeugt wird.
- Bei Hypokaliämie Kaliumsubstitution in der Infusionstherapie (s. Bilanzierung des Kaliumhaushaltes S. 237).

Komplikationen

- Vitalbedrohliche Komplikationen sind Herzrhythmusstörungen, im Extremfall Kammerflimmern oder Asystolie.
- EKG-Veränderungen sind für die generelle Überwachung des Kaliumhaushaltes unzureichend, weisen jedoch bei gegebenem Grad einer Hypokaliämie oder Hyperkaliämie auf die aktuelle Gefährdung hin.

  Beachte!

  Maligne Herzrhythmusstörungen können auch ohne elektrokardiographische Vorboten abrupt auftreten.
- Die Bedrohlichkeit einer Hyperkaliämie ist von deren Ursache abhängig. Erfahrungsgemäß werden Hyperkaliämien durch intravasale Hämolyse besser toleriert als Hyperkaliämien anderer Genese.

Phosphatdepletionssyndrom

Definition

- Unter Phosphatdepletion versteht man die durch massive Phosphatverarmung hervorgerufenen Funktionsstörungen und Organkomplikationen.
  Nicht jede Hypophosphatämie impliziert eine Phosphatdepletion, da außer in den Erythrozyten keine lineare Beziehung zwischen Phosphat im Serum und Gesamtphosphat besteht. Das Phosphatdepletionssyndrom ist selten, aber schwerwiegend.

Ätiologie und Pathogenese

- Eine massive Phosphatverarmung kann durch eine negative Bilanz oder durch eine Phosphatverteilungsstörung entstehen. Folgende pathogenetische Mechanismen sind Auslöser für Hypophosphatämien und damit potentielle Ursachen eines Phosphatdepletionssyndroms:
  - Phosphatbindung im Darm durch hohe Dosen Antazida.
  - Schwere Verbrennungen (Verluste).
  - Diabetische Ketoazidose und metabolische Azidose (Verteilungsstörung).
  - Alkoholmißbrauch.
  - Hyperalimentation, Nahrungserholungssyndrom (akuter Anabolismus).
  - Parenterale Ernährung > 10 Tage insbesondere bei überwiegendem Fruktoseanteil (Verarmung und Verteilungsstörung).

Diagnose

- Leitsymptom ist die Hypophosphatämie. Phosphatwerte unter 1 mg/dl, stark veränderte Phosphatwerte i. U. sowie pathologische Phosphatclearance lassen klinisch bedeutsame Störungen erwarten. Andere routinemäßig durchzuführende Laboranalysen gibt es nicht.
- Klinische bedeutsame Störungen äußern sich in Organdysfunktionen:
  - Verminderte Synthese von 2,3 DPG und ATP in den Erythrozyten mit Linksverlagerung der O_2-Bindungskurve.
  - Leukozytendysfunktion.
  - Thrombozytopathie.
  - Neurologische Störungen.
  - Rhabdomyolysis.
  - Hepatozelluläre Funktionsstörungen.
  - Renale Dysfunktion.
  - Herzinsuffizienz.

- Klinisch am ehesten faßbar sind die neurologischen Ausfallserscheinungen:
  - Bewußtseinstrübung bis Bewußtseinsverlust.
  - Apathie und Schwäche.
  - Paresen.
  - Verzögertes Aufwachen nach Langzeitsedierung bei Ausschluß anderer Ursachen.

  Insgesamt stellt die Diagnose derzeit noch mehr eine Ausschlußdiagnose dar, wobei bereits der Verdacht im Zusammenhang mit der Laboranalyse ein konsequentes therapeutisches Vorgehen verlangt. Oft wird dann die Diagnose ex juvantibus gestellt.
  Beachte!
  Das Phosphatdepletionssyndrom ist durch prophylaktische Substitution vermeidbar.

Intensivtherapie

- Substitution von Phosphat in Form von:
  - Glyzerophosphat.
  - Kaliumphosphatpuffer.
  - Natriumphosphatpuffer.

  Einzelheiten und weiterführende Therapie s. S. 239.

Prognose

- Die Prognose ist bei frühzeitiger und konsequenter Substitution günstig.
- Neurologische Symptome bilden sich relativ rasch zurück.

Ätiologie – Pathogenese – Pathophysiologie

- Störungen des Säure-Basen-Gleichgewichtes entstehen, wenn ein Mangel oder Überschuß an sauren oder basischen Valenzen durch die Puffersysteme des Organismus sowie die renalen und pulmonalen Kompensationsmechanismen nicht ausgeglichen werden kann. Dies ist im Hinblick auf die rasch wirksamen Puffersysteme und pulmonale Regulation ein quantitatives, hinsichtlich der im Zeitraum von Stunden eintretenden renalen Kompensation auch ein zeitliches Problem.
- Primär respiratorische Störungen entstehen, wenn die pulmonale CO_2-Abgabe die Produktion unterschreitet (respiratorische Azidose) oder überschreitet (respiratorische Alkalose).
- Metabolische Störungen entstehen bei überhöhtem Angebot von Säuren oder Basen als Folge endogener Produktion oder exogener Zufuhr, bei pathologischen Verlusten oder insuffizienter renaler Elimination.
- Typische Ursachen von Säuren-Basen-Störungen in der Intensivmedizin:
  1. Ursachen metabolischer Azidosen:
     - Schock.
     - „Low cardiac output" Syndrome.
     - Schwere Herzinsuffizienz.
     - Kreislaufstillstand.
     - Diabetische Azidose (Ketoazidose, Laktazidose).
     - Chronische Niereninsuffizienz und akutes Nierenversagen.
     - Leberversagen im Terminalstadium.
     - Verlust alkalischer Darmsäfte (schwere Durchfälle, intestinale Fisteln und Drainagen, operativ angelegte Stomata).
     - Intoxikationen.
  2. Ursachen metabolischer Alkalosen:
     - Verlust von saurem Magensaft (schweres Erbrechen, Drainage durch Magensonde).
     - Überkorrigierte Alkalitherapie der Azidose.
     - Rasche Senkung des pCO_2 bei vorher metabolisch kompensierter respiratorischer Azidose (posthyperkapnische Alkalose).
     - Schwere dekompensierte Leberinsuffizienz im Terminalstadium.
     - Diuretika (Furosemid, Etacrynsäure).
     - Kaliummangel mit Hypokaliämie und verteilungsbedingter Alkalose im Extrazellulärraum.
  3. Ursachen respiratorischer Azidose:
     - Bronchopulmonale Erkrankungen mit obstruktiver oder restriktiver Ventilationsstörung.
     - Zentrale Atemdepression mit Hypoventilation.

- Periphere Atemlähmung.
- Verlegung der Atemwege.

4. Ursachen respiratorischer Alkalose:
   - Hyperventilation bei Beatmung.
   - Fieber.
   - Schädel-Hirn-Trauma und andere zerebrale Erkrankungen.

Diagnose

- Die klinischen Zeichen von Alkalose und Azidose sind unspezifisch und bei Patienten der Intensivmedizin meist durch andere Symptome überlagert. Ausnahmen sind die große Kußmaul-Atmung bei spontan atmenden Patienten mit metabolischer Azidose sowie das Hyperventilationssyndrom als Ursache der respiratorischen Alkalose.
- Die Diagnose erfolgt aufgrund der Blutgasanalysen aus arteriell punktiertem Blut oder Kapillarblut aus dem hyperämisierten Ohrläppchen. Sie beruht auf der Messung von pH, pCO_2 und der Bikarbonatkonzentration. Da die aktuelle Bikarbonatkonzentration entsprechend der Henderson-Hasselbalchschen Gleichung auch durch primäre Veränderungen von pCO_2 beeinflußt wird, wurde zur Trennung von primär respiratorischen und metabolischen Störungen die Meßgröße Standardbikarbonat eingeführt (Plasmabikarbonatkonzentration bei pCO_2 40 mm Hg und 37°C). Basenabweichung oder Basenexzeß kennzeichnen die Abweichungen der gemessenen Pufferbasenkonzentration von der Norm, bezogen auf pCO_2 40 mm Hg, pH 7,40.

Differentialdiagnose

- Die übliche Differenzierung der Störung des Säure-Basen-Haushaltes ist in Tab. 11 aufgeführt.
  Beachte!
  Dieses Schema ist für die Beschreibung komplexer Störungen zu grob. Komplexe Störungen werden häufig als einfache Störungen mit partieller oder kompletter Kompensation fehlgedeutet. Als Richtlinie für therapeutische Entscheidungen reicht die schematische Gliederung jedoch aus, da in der Regel nur die deutlich dekompensierten Störungen $pHa < 7{,}30$, $pHa > 7{,}50$ direkt behandlungsbedürftig sind. Kompensierte oder mäßiggradig dekompensierte Störungen überläßt man bei Behandlung des Grundleidens der Eigenregulation.

Sofortmaßnahmen

- Soforttherapie ohne Analyse des Säure-Basen-Status ist nur indiziert im Kreislaufstillstand: Gabe von Natriumbikarbonat (s. S. 233).

Tabelle 11 Differenzierung der Störungen des Säure-Basen-Gleichgewichtes

Diagnose	pH	pCO_2	Meßergebnisse Standardbikarbonat	Basenüberschuß
Metabolische Azidose	↘	↔	↘	
– dekompensiert				negativ
– Kompensation	→↘ ↑	→↘ ↓	↘	negativ
Metabolische Alkalose	↗	↔	↗	
– dekompensiert				positiv
– Kompensation	↗→ ↓	↗→ ↑	↗	positiv
Respiratorische Azidose	↘	↗	↔	↔
– dekompensiert				
– Kompensation	→↘ ↑	↗	↗→ ↑	positiv
Respiratorische Alkalose	↗	↘		↔
– dekompensiert				
– Kompensation	↗→ ↓	↘	→↘ ↓	negativ

Therapie

- Bilanzierung des Säure-Basen-Haushaltes.

Komplikationen

- Respiratorische Alkalose unter apparativer Beatmung kann zu arterieller Hypotension, neurologischen Symptomen, Krampfanfällen, Koma führen.
- Metabolische Alkalose kann Herzkammerflimmern auslösen.
- Metabolische Azidose wirkt depressorisch auf das Herz-Kreislauf-System (Abnahme des Herzminutenvolumens, mangelhafte Ansprechbarkeit auf Katecholamine, Blutdruckabfall, Herzrhythmusstörung).
  Beachte!
  Dies gilt nur für extreme Azidosen, im Tierexperiment erst bei pH $< 7{,}0$. Als kritischer pHa für die Intensivtherapie ist je nach Ursache ein pH $< 7{,}3$ (kardiovaskuläre Störung) oder pH $< 7{,}2$ (Ketoazidose) anzunehmen.
- Respiratorische Azidose kann zur Bewußtseinstrübung und zum Koma führen (akute Exazerbation oder Hypoventilations-Hyperkapnie-Syndrom unter Sauerstofftherapie bei Patienten mit obstruktivem Syndrom und chronisch respiratorischer Insuffizienz).

Definition

- Unterkühlung bedeutet Erniedrigung der Körpertemperatur (Rektaltemperatur) unter 35 °C. Leichte Hypothermie bis etwa 32 °C, schwere Hypothermie unter 32 °C.

Ätiologie – Pathogenese – Pathophysiologie

- *Pathogenese:*
  - Längerer Aufenthalt in kühler Umgebung, Störung der Wärmeregulation.
  - Ältere Menschen sind stärker gefährdet (altersbedingte Störung der Wärmeregulation).
  - Junge Menschen sind stärker gefährdet (schlechte Isolierung durch Haut und Unterhautgewebe).
  - Hypothyreose prädisponiert zur Hypothermie (Störung der Wärmeproduktion).
- *Ätiologie:*
  - Bewußtlosigkeit bei exogenen Intoxikationen: Hypnotika, Psychopharmaka (Barbiturate, Phenothiazine, Benzodiazepine, trizyklische Antidepressiva), Alkohol.
  - Ketoazidotisches Koma.
  - Aufenthalt in kalten Gewässern bei Unfällen (Überlebenszeit in 15 °C kaltem Wasser max. 12 Std., bei 10 °C max. 5 Std., bei 0–5 °C ½–1½ Std.).
  - Schwerste Hirnschädigung mit Verlust der Temperaturregulation. Hypothermie ist ein Symptom des dissoziierten Hirntodes.
- *Pathophysiologie:* Mit zunehmender Hypothermie entstehen
  - Bewußtseinsstörungen und Reaktionsverlust, Bewußtlosigkeit bei tiefer Hypothermie.
  - Störung des Erregungsablaufes am Herzen (typische J-Welle im EKG), Bradykardie, Herzrhythmusstörungen, im Extremfall Kammerflimmern.
  - Blutdruckabfall.
  - Verlangsamte und abgeflachte Atmung.
  - Hautschwellung durch subkutanes Ödem.
  - Metabolische Komplikationen mit Azidose, Hyperglykämie, Steigerung der Serumaktivität der CK.

Diagnose

- Messung der Rektaltemperatur mit Spezialthermometer (Frühgeborenenthermometer oder Elektrothermometer).

Sofortmaßnahmen

- Bei Kreislaufstillstand kardiopulmonale Reanimation.
  Beachte!
  Die Wiederbelebung kann auch bei Körpertemperaturen unter 25 °C auch noch erfolgreich sein. Die Wiederbelebung kann auch nach langen Anoxiezeiten noch erfolgreich sein (Drosselung des Metabolismus und Sauerstoffbedarfs, größere Anoxietoleranz).

Therapie

- Wiedererwärmung (s. S. 339).

Komplikationen

- S. Pathophysiologie.
- Koma.
- Kreislaufschock.
- Kammerflimmern bei Körpertemperaturen unter 28–30 °C.
- Metabolische Entgleisungen.

Definition

- Zunehmender bis kompletter Funktionsverlust des ZNS aufgrund intra- oder extrazerebraler Störungen. Koma bedeutet Unerweckbarkeit des Patienten, wobei die Tiefe des Komas durch klinisch-neurologische Befunde nach Stadien differenziert werden kann.
- Stadieneinteilung des Komas:
  I. Patient unerweckbar.
  Gezielte Abwehrreaktion auf Schmerzreize, Reflexe und vegetative Funktionen weitgehend intakt.
  II. Ungezielte bis fehlende Abwehrbewegung auf Schmerzreize, vegetative Funktionen gestört,
  Verhalten der Hirnstammreflexe je nach Schädigungslokalisation:
    - Dienzephale Schädigung: Pupillen mittelweit, auf Licht reagierend, Störung der Atmung.
    - Mittelhirnsyndrom: Pupillen weit, kaum Lichtreaktion, Bulbi in Divergenzstellung, keine okulozephalen Reflexe auslösbar, jedoch Kornealreflexe erhalten, positive Pyramidenbahnzeichen, oft Maschinenatmung.

  III. Völliges Fehlen von Abwehrreaktion und motorischer Reaktion.
  Fehlende Hirnstammreflexe.
  Schwere Störung vegetativer Funktionen und der Atmung.
  IV. Keinerlei Reaktionen. Fehlen sämtlicher Reflexe. Fehlende Spontanatmung. Vegetative Funktionen schwer gestört.

  Beachte!
  Die exakte Beschreibung und/oder Stadieneinteilung von Bewußtseinslage und Koma ist entscheidend für Verlaufsbeurteilung und therapeutische Konsequenzen. Sie vermeidet kommunikative – insbesondere interdisziplinäre – Mißverständnisse.
- Akute exogene Intoxikationen bewirken oft klinisch neurologische Bilder, die die Stadieneinteilung sprengen und die scheinbar nicht zueinander passen, z. B. Streckkrämpfe bei ganz geringer Komatiefe. Dies kann *ein* erster differentialdiagnostischer Hinweis auf die Komaursache sein.

Ätiologie und Pathogenese

- Primär zerebrales Koma.
  Beim primär zerebralen Koma handelt es sich um strukturelle Schädigung des Hirngewebes, und die neurologischen Ausfälle ergeben sich zunächst aus der Lokalisation der Hirnschädigung und anatomischen Gegebenheiten. Häufigste Ursachen: Schädelhirn-Traumen und zerebrovaskuläre Insulte.

- Postischämisch-anoxisches Koma durch Hirnschädigung *infolge* kardiopulmonaler Reanimation oder schwerster Hypoxie.
- Hypoxisches Koma, d. h. Bewußtseinsverlust *während* manifester Hypoxie.
- Primär toxisches Koma:
  - Akute exogene Intoxikationen.
  - Metabolische Komata.
  - Endokrine Komata.

  Beim metabolisch-toxischen Koma ergeben sich die neurologischen Ausfälle entsprechend der Empfindlichkeit verschiedener Hirnteile, die in Mitleidenschaft gezogen werden.

  Beachte!

  Akute exogene Intoxikationen sind häufigste Ursache nichttraumatischer Komata, gefolgt von Komata zerebrovaskulärer Genese.

Differentialdiagnose

- Vor Beginn der Untersuchung Sicherstellung vitaler Funktionen nach dem ABC-Schema:
  - A = *A*tmung freihalten.
  - B = *B*eatmung.
  - C = *Z*irkulation sicherstellen.
- Anamnestische Hinweise in Erfahrung bringen. Mitarbeiter mit der Anamnesesicherung beauftragen (Begleitpersonen, Transportpersonal, Arzt, Verwandte, Bekannte).
- Basisuntersuchungen, die teilweise synchron ablaufen können und eine approximative Differenzierung erlauben.
  - Teststreifenschnelltests: Hyper- oder Hypoglykämie.
  - Hautbefund
    Blasenbildungen bei Schlafmittelintoxikationen,
    trocken, heiß bei Thyreotoxikose,
    Leberhautzeichen
    urämisches Hautkolorit.
  - Fötor:
    alkoholisch,
    urämisch,
    hepatisch,
    azetonämisch,
    knoblauchartig bei Alkylphosphaten,
    sonstiger auffälliger Fötor bei Intoxikationen.

- Atmung
  verlangsamt: Intoxikation mit zentral dämpfenden Pharmaka oder Opiaten,
  Myxödem,
  beschleunigt: Thyreotoxikose,
  Mittelhirnschädigung,
  Kußmaul-Atmung: Ketoazidose, urämische Azidose,
  Cheyne-Stokes-Atmung: Hirndrucksteigerung,
  Maschinenatmung: Mittelhirnschädigung.
- Die neurologische Basisuntersuchung sollte immer nach dem gleichen Schema erfolgen und im einzelnen erfassen:
  a) *Skelettmotorik:*
  Halbseitenlähmung mit entsprechender Asymmetrie von Muskeldehnungsreflexen und einseitig positivem Babinski-Reflex: fokale zerebrale Läsionen.

Beachte!
Insbesondere kleinere intrazerebrale Blutungen und mittellinien-nahe Ischämien ergeben bei entsprechender Lokalisation keine Halbseitensymptomatik.

  → Unwillkürliche Hyperkinesien: eher metabolisch oder toxische Schädigung.
  → Muskelfibrillieren: Alkylphosphatintoxikationen.
  → Tonuserhöhung in Hypertension: Hirnstammläsion.
  → Tonus und Motorik wie im Tiefschlaf: Barbiturat- und Tranquilizerintoxikation.
  → Stereotype Wälz-, Wisch- und schlagende Bewegungen: primäre zerebrale Läsion des Subkortex.

b) *Pupillenmotorik:*
  → Miosis: Parasympathomimetika, Sympatholytika, Morphine, Ponsblutung, Alkylphosphate.
  → Mydriasis: Parasympatholytika (wie Atropin), Hypnotika.
  → Mittelstellung ohne Lichtreaktion: Mittelhirnläsionen.
  → Einseitige Erweiterung: temporale Einklemmung.

c) *Augenmotorik:*
  → Reflektorische Beeinträchtigung spricht eher für strukturelle Läsionen als metabolische Entgleisung.

• Weiterführende Untersuchungen:
- Laboranalysen:
  Blutzucker.
  Elektrolyte.
  Blutgase und Säure-Basen-Status.
  Serumtransaminasen.
  NH_3.
  Harnpflichtige Substanzen.
  Blutbild.

Schilddrüsenhormone.
Toxikologische Schnelltests (s. S. 199).
Blutalkoholspiegel.
Ketonkörpernachweis.
Kreatininphosphokinase (stark erhöht bei Schlafmittelintoxikationen).

- Röntgenübersicht des Abdomens (kontrastgebende Bromcarbamide).
- EKG:
  Rhythmusstörungen.
  Erregungsleitungs- und/oder -ausbreitungsstörungen.
  ST-Elevation wie bei Myokarditis infolge CO-Intoxikation.

- Ist die Komaursache aufgrund der genannten Untersuchungen immer noch nicht erfaßt, erfolgt die weitere Abklärung durch Spezialuntersuchungen zweckmäßigerweise in Zusammenarbeit mit einem Neurologen.
  - Augenhintergrund.
  - Spezielle neurologische Untersuchungen wie z. B. okulovestibuläre Reflexprüfung.
  - Computertomogramm.
  - EEG mit der Fragestellung:
    Seitenhinweise.
    Allgemeinveränderungen.
    Spezielle Veränderungen insbesondere „Burst-suppression"-Muster.
  - Lumbalpunktion bei Verdacht auf Meningoenzephalitis oder Subarachnoidalblutung.

  Beachte!
  Generalisierte Krämpfe treten auch häufig bei Intoxikationen auf mit:
  - Diphenhydramin.
  - Methaqualon.
  - Carbromal.
  - INH.
  - Anticholinergika.
  - Chinidin.
  - Strychnin.

Therapie

- Intensivüberwachung und Intensivpflege.
- Spezielle Therapie in Abhängigkeit von Grunderkrankung bzw. wahrscheinlicher Komaursache.
  - Magenspülung oder forcierte Diurese nur nach Sicherung der Diagnose einer Intoxikation.

Beachte!
Probatorische Magenspülung und forcierte Diurese bedeuten beim primär zerebralen Koma eine vitale Bedrohung des Patienten.

Komplikationen

- Hypoxische Hirnschädigung bei Vernachlässigung der Basismaßnahmen zur Sicherung der Vitalfunktionen.
- Hirneinklemmung infolge vorzeitiger, ungezielter Lumbalpunktion bzw. falscher Indikationsstellung zur Lumbalpunktion.

Diabetisches ketoazidotisches Koma

Ätiologie und Pathogenese

- Insulinmangelsituation bei eingestelltem Diabetes mellitus durch:
  - Interkurrente Infekte.
  - Akute Gastroenteritis.
  - Operation und Unfälle.
  - Schwere Diätfehler.
  - Psychische Belastungen.
- Koma als Erstmanifestation eines bisher unbekannten Diabetes mellitus.

Klinik und Diagnostik

- Das Komabild ergibt sich aus der durch die Hyperglykämie entstehenden Hyperosmolalität und Ketonämie mit der Folge von osmotischer Diurese, Dehydratation, metabolischer Azidose und Ionenverschiebungen.
- Klinisch:
  - Starke Exsikkose.
  - Gerötetes Gesicht.
  - Blutdruckerniedrigung.
  - Tachykardie.
  - Kußmaulsche Atmung.
  - Azetongeruch.
  - Reflexabschwächung oder Areflexie.
  - Pseudoperitonitis diabetica ist möglich.
- Laboranalytisch:
  - Hyperglykämie (400–1000 mg/dl).
  - Metabolische Azidose.
  - Nachweis von Ketonkörpern.
  - Steigerung der Plasmaosmolalität (über 310 mosmol/l).

Differentialdiagnose

- Hyperglykämie oder Ketoazidose bei:
  - Diabetischem hyperosmolarem Koma (s. S. 221).
  - Herzinfarkt.
  - Pankreatitis.
  - Zerebrovaskulärem Insult.
  - Postaggressionsstoffwechsel nach Operationen und Traumen.
- Hypoglykämisches Koma.

Therapie

- Siehe S. 251.

Prognose

- Hängt entscheidend von der rechtzeitigen Behandlung und dabei wiederum von der Bilanzierung des Flüssigkeits- und Elektrolythaushaltes ab. Die Gesamtletalität liegt noch immer über 20%.

Nichtketotisches hyperosmolares Koma

Ätiologie und Pathogenese

- Wie bei Coma diabeticum, jedoch ohne Ketoazidose.
- Iatrogen durch Infusionstherapie (hochkonzentrierte Zuckerlösungen, mangelhafte Wasserzufuhr).
- Störung der zentralen Osmoregulation.

Klinik und Diagnostik

- Klinisch stehen die Zeichen der Dehydratation mit Hypovolämie im Vordergrund:
  - Massive Exsikkose.
  - Generalisierte Krämpfe.
  - Tachykardie.
  - Hypotonie.
- Labordiagnostik
  - Hyperglykämie (600–1200 mg/dl).
  - Kalium im Serum erniedrigt, Natrium im Serum normal, nur gering erhöht oder erniedrigt.
  - Starke Steigerung der Plasmaosmolalität (über 360 mosmol/l).
  - Kein Nachweis von Ketonkörpern.
  - Keine oder nur geringgradige metabolische Azidose.

Differentialdiagnose

- Wie bei ketoazetotischem Coma diabeticum.
- Zentrale Krämpfe anderer Genese.

Therapie

- Siehe S. 221.

Ätiologie und Pathogenese

- Diätfehler bzw. Fehler in der Insulindosierung.
- Funktioneller Hyperinsulinismus.
- Inselzelladenom und extrapankreatischer insulinproduzierender Tumor.
- Endokrine Erkrankungen.
- Im Rahmen schwerer Leberparenchymerkrankungen.
- Akute exogene Intoxikation durch Alkohol, Tetrachlorkohlenstoff, Strychnin, Knollenblätterpilzvergiftungen.
- Iatrogen durch Infusionstherapie (abrupte Änderung der Glukose- oder Insulindosis bei Infusion von Glukose-Insulin-Lösungen).

Klinik und Diagnostik

- Klinisch:
  - Blasse schweißige Haut.
  - Tachykardie.
  - Hypotonie.
  - Gesteigertes Reflexmuster.
  - Zerebrale Krampfzustände.
- Laboranalytisch:
  - Hypoglykämie.

Therapie

- Siehe S. 221.
  Beachte!
  In Zweifelsfällen mit unklarer Differenzierung zwischen hyperglykämischem und hypoglykämischem Koma zunächst Injektion von 40–80 ml Glukose 20% i. v. In der Regel kommt es dabei bei Hypoglykämie zu rascher Besserung.

Thyreotoxische Krise

Definition

- Akut einsetzende, vital bedrohliche Exazerbation hyperthyreoter Erscheinungen.

Ätiologie und Pathogenese

- Unbehandelte oder schlecht behandelte Hyperthyreosen.
- Postoperativ.
- Streßsituationen jeglicher Genese.
- Toxisches Adenom.
- Radiojodtherapie und jodhaltige Kontrastmittel.
  Beachte!
  Bei Patienten mit bekannter Hyperthyreose keine Venenkatheterkontrolle mit jodhaltigem Kontrastmittel.

Diagnose

- Klinisch:
  - Tachykardie – Tachyarrhythmie, Puls > 150/min.
  - Motorische und psychische Erregtheit bis zu deliranten Zuständen.
  - Hyperpyrexie.
  - Exsikkose.
  - Anfangs Blutdrucksteigerung mit großer Amplitude und allen Zeichen des hyperkinetischen Kreislaufes, später Blutdruckabfall bis Schock.
  - Oligurie.
  - Erbrechen, Durchfälle.
- Laboranalytisch:
  - T_3-, T_4-Werte stark erhöht.
  - Cholesterinverminderung.
  - Alkalische Phosphatase erhöht.
  - Harnpflichtige Substanzen erhöht.
  - Hyponatriämie.
- *Differentialdiagnose:*
  - Insbesondere zu Beginn Fehleinschätzung als neuropsychiatrisches Krankheitsbild.
- Toxische Komata anderer Genese.

Intensivtherapie

- Intensivüberwachung und Intensivpflege.
- Sedierung mit Luminal, Atosil oder Valium.
- Betarezeptorenblocker, am besten über Perfusor kontinuierlich.
- Hydrocortison 50–100 mg/8stdl. i. v.

- Endojodin 4–6 Amp./die.
- Favistan 160–240 mg/die als Dauerinfusion.
- Hochkalorische Ernährung.
- Hyperthermiebehandlung.
- Sauerstoffzufuhr.
- Plasmapherese sinnvoll insbesondere bei vitaler Bedrohung und Nichtansprechen konservativer Therapie.
  Offensichtlich jedoch nur wirksam, wenn mindestens 4–6 l Plasma ausgetauscht werden können.

Komplikationen

- Herzinsuffizienz.
- Oligoanurisches akutes Nierenversagen.
- Schwere Leberparenchymschädigung bis zum Leberzerfallkoma.
- Hirnnervenlähmungen.
- Myopathien.
- Akutes Lungenversagen.

Prognose

- Bei frühzeitigem und konsequentem Therapieeinsatz Letalität $< 20\%$.

Nachbehandlung

- Schrittweises Absetzen von Cortison, Favistan und Endojodin.
- Neueinstellung auf antihyperthyreote Medikation.

Hypothyreotes Koma

Definition

- Koma mit oder selten auch ohne Myxödem durch Versagen der Schilddrüsenfunktion.

Ätiologie und Pathogenese

- Endzustand einer primären Hypothyreose.
- Thyreoditisfolge.
- Folge thyreostatischer Behandlung.

Diagnose

- Klinisch:
  - Häufig Struma und Makroglossie.
  - Pastöse Haut.
  - Prallelastisches Ödem, besonders prätibial.
  - Bradykardie. Synkopale Zustände möglich.
  - Hypothermie.
  - Perikarderguß.
- Laboranalytisch:
  - T_3 und T_4 vermindert.
  - Hypercholesterinämie.
  - Respiratorische Azidose.
  - Hyponatriämie, Hypokaliämie.
- *Differentialdiagnose:*
  - Sekundäres hypothyreotes Koma im Rahmen eines hypophysären Komas.

Therapie

- Intensivüberwachung und Intensivpflege.
- L-T_3 (Liothyronin)-Gabe (Wirkungseintritt nach 1–3 Std.) 100 µg/die i. v. initial, dann schrittweise Reduktion (cave kardiale Risikopatienten) oder
- L-T_4 (Levothyroxin)-Gabe (Wirkungseintritt frühestens ab 5. Std. nach Applikation) 200–400 µg i. v. initial, dann 50–200 µg/die als Perfusor.
- Hydrocortison 4 × 50 mg/24 Std. nach Initialgabe von 100 mg.

Komplikationen

- Pneumonie, Kreislauf- und Nierenversagen.

Koma bei akuter Nebenniereninsuffizienz

Definition und Ätiologie

- Vorkommen als Addison-Krise bei vorher bestehender Nebennierenrindeninsuffizienz.
- Hämorrhagisch nekrotisch infolge erworbener Gerinnungsstörungen insbesondere bei Sepsis.

Klinik und Diagnostik

- Klinisch:
  - Kolikartige Oberbauchschmerzen mit Erbrechen und Diarrhö.
  - Hypothermie.
  - Hypotonie und Tachykardie.
  - Einschränkung der Nierenfunktion.
  - Typische Braunfärbung der Haut und Hautfalten sowie der Schleimhäute als Hinweis auf eine schon länger bestehende Nebenniereninsuffizienz.
- Laboranalytisch:
  - Na↙, K↗, Cl↙, Ca↗ i. S.
  - HK↗. MCV↙.
  - Hypoglykämie und Azotämie.
  - Metabolische Azidose.
  - Plasmacortisol vermindert.

Therapie

- Allgemeine Bilanzierung und Überwachung. Reichlich Flüssigkeitszufuhr.
- Aldosteron 2 mg/24 Std.
- Hydrocortison 4 × 50–100 mg/24 Std. 100 mg initial beim Vollbild.
- Katecholamine zur initialen Stabilisierung des Blutdruckes bei schwerer Hypotonie.

Hypophysäres Koma

Definition

- Ausfall von Hypophysenvorderlappenhormonen mit daraus resultierender und das klinische Bild prägender Nebenniereninsuffizienz, sekundärer Hypothyreose und Mangel an gonadotropen Hormonen.

Ätiologie und Pathogenese

- Meist Endzustand einer HVL-Insuffizienz.
- Akut auftretend im Rahmen von:
  - Schockzuständen.
  - Schädel-Hirn-Traumen.
  - Postpartale ischämische Nekrosen (Sheehan-Syndrom).
- Für die Entstehung eines Komas ist entscheidend der Ausfall von ACTH und TSH.

Diagnose

- Klinisch:
  - Anamnese.
  - Hypothermie.
  - Hypoventilation.
  - Bradykardie.
  - Hypoglykämie.
  - Hypotonie.
  - Alabasterartige Haut mit Pigmentmangel.
  - Hodenatrophie.
- Laboranalytisch:
  - Hyponatriämie.
  - Hypoglykämie.
  - CO_2-Retention und respiratorische Azidose.
  - Cortisol, STH vermindert.
  - T_3, T_4, TSH vermindert.
- *Differentialdiagnose:*
  - Primär hypothyreotes Koma.
  - Anorexia mentalis.
  - Primäre Nebennierenrindeninsuffizienz.

Therapie

- Allgemeine Bilanzierung und Überwachung.
- Bei ausgeprägter Hyperkapnie Beatmung.
- Medikamentös:

- Sofort:
  Hydrocortison i. v. 200 mg.
  dann: 50–100 mg alle 4 Std.
  Schrittweise Reduktion bis zur Erhaltungsdosis von 25–50 mg/die.
- Mit Latenz von 12–24 Std.: L-T_3 (Liothyronin) 2 × 12,5 μg/die mit schrittweiser Steigerung bis 100 μg/die i. v.
  Beachte!
  Keine aktive Überwärmung.

Komplikationen

- Pneumonien, Kreislauf- und Nierenversagen.

Dissoziierter Hirntod

Definition

- Irreversibler Funktionsausfall des Zentralnervensystems. Dieser Zustand entspricht dem Tod des Individuums und muß deshalb eine definitive Abgrenzung zu reversiblen Funktionsausfällen des ZNS erfahren.
- Der dissoziierte Hirntod kann der Endpunkt eines nicht beeinflußbaren progredienten Komas sein, und er kann nach einem Kreislaufstillstand mit zu großer zeitlicher Latenz der kardiopulmonalen Reanimation (zu langer Anoxiedauer) eintreten.

Ätiologie und Pathogenese

- Es kommen ursächlich sowohl intra- als auch extrazerebrale Prozesse in Frage, die ein Koma und damit auch ein Komaendstadium hervorrufen können. Eine solchermaßen eingeleitete Schädigung des Gehirnes kann sich dann unabhängig von Auslösemechanismus weiterentwickeln und den irreversiblen Funktionsverlust bedingen. Die zerebrale Reaktion stellt sich in jedem Fall einheitlich dar und verläuft gleichförmig.
  Häufigste Ursachen für den dissoziierten Hirntod sind:
  - Schädel-Hirn-Traumen.
  - Intrazerebrale Blutungen.
  - Herz-Kreislauf-Stillstand.

Diagnose

- Die Diagnose des dissoziierten Hirntodes muß sich immer stützen auf:
  1. Klinisch-neurologisches Bild.
  2. Elektroenzephalogramm.
  3. Zusätzliche Untersuchungen.
- Grundlage der Diagnose sind die Empfehlungen der Deutschen EEG-Gesellschaft zur Bestimmung der Todeszeit:
  1. Klinisch-neurologisch:
     a) Völlige Bewußtlosigkeit.
     b) Zerebrale Areflexie, d. h.
        - keine Reaktion auf akustische Reize,
        - keine Reaktion auf visuelle Reize,
        - kein Kornealreflex,
        - keine Lichtreaktion der Pupillen,
        - keine okulozephalen Reflexe,
        - keine okulovestibulären Reflexe.
     c) Fehlen jeglicher spontaner motorischer Aktionen.
     d) Fehlen jeglicher Spontanatmung.

Beachte!
Temperatur und Kreislaufregulationen können erhalten sein. Spinale Reflexe haben keine diagnostische Bedeutung. Die Pupillen müssen nicht maximal weit sein.

2. EEG: Dem sogenannten Nullinien-EEG als Ausdruck völliger hirnelektrischer Stille kommt zentrale Bedeutung zu, und es muß immer gefordert werden. Die Ableitung des EEG muß unter festgelegten, standardisierten Bedingungen erfolgen.
3. Zusatzuntersuchungen:
   a) Ausschluß einer Intoxikation durch toxikologische Tests. Intoxikationen verursachen reversiblen zerebralen Funktionsverlust. Ausschluß einer Intoxikation ist bei jedem Koma unklarer Genese zu fordern. In diesem Zusammenhang kommt der Computertomographie differentialdiagnostische Bedeutung zu, die eine Unterscheidung zwischen Hirnödem und der bei Hirntod auftretenden homogenen Dichte ermöglicht.
   b) Die sogenannte „Stoppangiographie“, die bei Hirntod infolge des zerebralen Zirkulationsstillstandes eine Stagnation von Kontrastmittel in den zerebralen Gefäßen aufweist, wird heute nicht mehr gefordert oder sogar abgelehnt. Haupteinwand ist die mögliche Schädigung der Gefäße infolge Angiographie und der ethische Einwand, daß hier eine Methode ohne jegliche therapeutische Konsequenz angewendet wird.
   c) Evozierte Potentiale (EP), sowohl akustisch evozierte Potentiale (AEP) als auch sensibel evozierte Potentiale (SEP). Diese Untersuchungen sind dem EEG gleichzusetzen, erfordern jedoch einen höheren technischen Aufwand und spezielle Erfahrung.

Differentialdiagnose

- Sowohl nach klinischen als auch nach elektroenzephalographischen Kriterien kann das Bild des dissoziierten Hirntodes vorgetäuscht werden, ohne daß es sich dabei um einen irreversiblen Funktionsverlust handelt, bei:
  - länger andauernder Hypothermie, die immer eine erhebliche Reduktion des Stoffwechsels verursacht.
  - Hypnotikaintoxikationen, die reversible zerebrale Ausfälle einschließlich Nullinien-EEG hervorrufen können.

Der gesicherte Nachweis des dissoziierten Hirntodes erlaubt den Therapieabbruch und ist auch Voraussetzung für die Gewinnung von Organtransplantaten. Sowohl Angehörige als auch das Personal müssen über die Konsequenz des dissoziierten Hirntodes unterrichtet und aufgeklärt werden.

Pathophysiologie – Ätiologie

- Unter einem Hirnödem versteht man eine intrazelluläre und/oder interstitielle Flüssigkeitsvermehrung, die zu einer Steigerung des intrakraniellen Druckes und zur Störung der Hirndurchblutung führt. Daraus resultiert eine lokale Gewebshypoxie mit den klinischen Zeichen der Bewußtlosigkeit und zentral bedingten Organsystemstörungen (Atemstörung, Kreislauf- und Temperaturdysregulation). Die Therapie des Hirnödems erfordert daher neben spezifischen Maßnahmen stets auch allgemein intensivtherapeutische Maßnahmen.
- Die Ursachen für ein Hirnödem sind vielfältig:
  - Schädel-Hirn-Traumen.
  - Vergiftungen.
  - Infektiöse Prozesse.
  - Raumforderungen.
  - Hämorrhagien.
  - Operative Eingriffe.
  - Zustand nach kardiopulmonaler Reanimation.
  - Metabolische Entgleisungen, insbesondere Leberversagen.
  - Sonnenstich.
- Eine Indikation zur Hirnödembehandlung besteht bereits, wenn eine der genannten Ursachen eine zentrale Regulationsstörung erwarten läßt und muß spätestens dann durchgeführt werden, wenn klinische Zeichen eines Hirnödems auftreten. Beispiel: nach erfolgreicher Reanimation ist stets eine Nachbehandlung wie bei Hirnödem durchzuführen.

Diagnose und Überwachung

Voraussetzungen für eine spezielle Hirnödemtherapie sind laufende Kontrollen und Überwachung als Ausgangsbasis von Parametern für den Therapieeinsatz und die Dokumentation des Therapieverlaufs.

1. Klinischer und neurologischer Status:
   - Bewußtseinslage und Reflexe.
   - Atmung.
   - Kreislauf.
   - Temperatur.
   - ZVD.
2. Laboranalysen:
   - Elektrolyte und Blutzucker.
   - Blutbild mit Hb, Hk, Thrombozyten.
   - Gerinnungsstatus.
   - Harnpflichtige Substanzen.
   - Urinstatus.

3. Liquorpunktion nur in Ausnahmefällen (z. B. Verdacht auf entzündliche Prozesse) wegen Gefahr der Einklemmung. Auch fehlende Stauungspapillen schließen die Gefahr der Einklemmung nicht aus, da sie sich erst mit zeitlicher Verzögerung entwickeln.
4. Bilanz des Flüssigkeitshaushaltes.
5. Spezielle Untersuchungen:
   a) EEG.
   b) CT (immer, wenn möglich und der Transport die Verhältnismäßigkeit der Mittel wahrt).
   c) Hirndruckmessung:
      - intraventrikulär,
      - epidural.

   Beachte!
   Hirndruckmessungen sind zwar wünschenswert; fehlende Möglichkeiten sollten jedoch von der *gezielten* Therapie nicht abhalten.

Therapie

- Allgemeine Intensivtherapie:
  - Frühzeitige endotracheale Intubation und Beatmung bei Ateminsuffizienz sowie bei Bewußtlosigkeit. Mäßige Hyperventilation ($pCO_{2a} \sim 30$ mm Hg).
  - Bilanzierung des Flüssigkeits- und Elektrolythaushaltes.
  - Ausreichend kalorische Ernährung.
  - Lagerung mit erhöhtem Oberkörper oder erhöhtem Kopf.
- Allgemeine Hirnödemtherapie:
  1. Furosemid in regelmäßig wiederholten kleinen Dosen (Anhaltsdosis 20–40 mg 4–6stdl.). ZVD im Bereich 0–5 cm H_2O halten, erforderlichenfalls Substitution von Extrazellulärflüssigkeit durch Infusion von Elektrolytlösungen (Gefahr der Kreislaufinsuffizienz durch Hypovolämie und venöse Vasodilatation). Wirkungsdauer auf den Hirndruck (nach Gobiet) 1,5 ± 0,5 (0,5–2) Std.
  2. Osmotherapie mit 20% Mannit oder 40% Sorbit nur unter Kontrolle des Hirndruckes oder bei akuter Atemstörung als Hirndruckfolge (unterschiedliche Wirkung von Patient zu Patient, Gefahr des Rebound-Effcktes, Gefahr der intrakraniellen Blutungsverstärkung). Initialdosis 250 ml/10–30 min. Wirkungsdauer (nach Gobiet) 3,5 ± 1 (0,5–12) Std.

3. Dexamethason in folgenden Dosierungen:
   Initialdosis Dexamethason 100 mg i. v.
   dann
   1.– 3. Tag 8 mg alle 2 Std.
   4.– 6. Tag 8 mg alle 4 Std.
   7.–10. Tag 4 mg alle 4 Std.
   11.–12. Tag Dosisreduktion durch Verlängerung der Intervalle.
   Nach neueren Untersuchungen sind Steroide bei fokalem Hirnödem, nicht jedoch beim diffusen, generalisierten Hirnödem wirksam. Eine Differenzierung ist mittels CT möglich.

- Spezielle Hirnödemtherapie:
  Bei verschiedenen Krankheitsbildern, die mit Hirnödem einhergehen, sind spezielle medikamentöse Ansätze zu erwägen, die jedoch noch nicht allgemein etabliert sind:
  1. Kalziumantagonisten (Nimodipine) bei der Behandlung des akuten Hirninfarktes.
  2. Hämodilutionstherapie ebenfalls beim Hirninfarkt mit Hydroxyäthylstärke in Abhängigkeit von der kardiopulmonalen Situation 500–1000 ml 10%ige Hydroxyäthylstärke.
  3. Glycerol bei ischämisch bedingtem Hirnödem senkt den Liquordruck. Die Bewertung dieser Therapiemaßnahme ist uneinheitlich.
  4. Barbiturate als hirnprotektive Maßnahme bei hypoxisch bedingten Hirnläsionen, insbesondere bei Zuständen nach kardiopulmonaler Reanimation: Thiopental 10 mg/kg Körpergewicht i. v. initial, bei hämodynamischer Verträglichkeit Thiopentalinfusion 20 mg/kg Körpergewicht über 6 Std. Danach Phenobarbital 125 mg alle 12 Std. während 24 Std.

  Die Erfolge der Hirnprotektion werden derzeit noch unterschiedlich beurteilt.
- Antikonvulsive Therapie bei Hirnödem:
  1. Phenytoin (Anhaltsdosierung: Initial 18 mg/kg in 0,45 oder 0,9% NaCl als i. v. Infusion in einer Infusionsrate von max. 50 mg/min. Erhaltungsdosis: 4–7 mg/kg/die als i. v. Dauerinfusion. Wenn möglich, Kontrolle der Serumspiegel, therapeutischer Bereich 10–20 mg/l).
  2. Diazepam (Anhaltsdosierung: Initial 20 mg i. v., dann 10 mg 2–4stdl.).
  3. Phenobarbital (Anhaltsdosierung: 200 mg i. v. 4–6stdl. Wenn möglich, Serumspiegelkontrollen, therapeutischer Bereich 15–40 µg/ml).
- Unter speziellen Voraussetzungen extrakorporale Liquordrainage über Ventrikelkatheter.

Komplikationen

- Hirnödemfolgen:
  - Hypoxischer Hirnschaden.
  - Zerebraler Zirkulationsstillstand.
  - Irreversible Dysregulation.
- Behandlungsfolgen:
  - Dehydratation.
  - Kreislaufinsuffizienz.
  - Metabolische Entgleisung (Elektrolyte, Glukose).
  - Bakterielle Infekte.

  Beachte!
  Trotz Gefahr bakterieller Infektionen – begünstigt durch Steroide – bei Patienten der Intensivstation keine Antibiotika*prophylaxe* betreiben.

Status epilepticus

Definition

- Große epileptische Krampfanfälle sind in der Regel von kurzfristiger Dauer und bereits abgeklungen, wenn der Arzt hinzukommt, sofern der Krampfanfall nicht unter klinisch-stationärer Überwachung auftritt.
- Von einem Status epilepticus spricht man bei prolongierten, auf die Initialtherapie mangelhaft ansprechenden oder rasch sich wiederholenden generalisierten Krampfanfällen mit anhaltender oder zunehmender Bewußtseinstrübung.

Ätiologie

Hauptursachen des Status epilepticus sind:
- Hirntumoren.
- Schädelhirntrauma.
- Zerebrovaskulärer Insult.
- Absetzen einer antiepileptischen Therapie.
- Alkoholentzug.
- Meningoenzephalitis.
- Residualschäden (nach früheren Hirnerkrankungen, Hirntraumen und Hirnoperationen).
- Selten sind zerebrale Hypoxie und metabolische Störungen Ursache eines Status epilepticus.

Diagnose

s. Definition.

Therapie

- Diazepam 10 mg i. v., Wiederholung nach 20–30 Min. falls erforderlich.
  Wirkungseintritt nach 1 Min., Wirkungsdauer 15–20 Min.
  Falls keine ausreichende Wirkung:
- Phenytoin 250 mg i. v., gefolgt von einer kontinuierlichen Zufuhr.
  Wirkungseintritt in 5–30 Min., Wirkungsdauer 22 Std. Dosierung der kontinuierlichen Phenytoinapplikation: 50 ml Infusionskonzentrat in 450 ml 0,9% NaCl (entsprechend 750 mg Phenytoin in 500 ml), davon 1 ml/kg/Std.
  Falls Status nicht beendet:
- Phenobarbital 300 mg i. v., Wiederholung nach 20–30 Min.
  Wirkungseintritt nach 20 Min., Wirkungsdauer 24–36 Std.
- Allgemeine Intensivtherapie mit Intubation und Beatmung bei respiratorischer Insuffizienz im Krampfstatus.

Komplikationen

- Verletzungen infolge der plötzlichen Bewußtlosigkeit und der Muskelkontraktion (Platzwunden, Hämatome, Frakturen, Luxationen, intrakranielle Blutungen, insbesondere subdurale Hämatome).
- Kritische Blutdrucksteigerung.
- Hyperthermie.
- Hirndrucksteigerung.

Definition

Arterielle Blutung aus zerebralen Gefäßen in den Subarachnoidalraum.

Ätiologie und Pathogenese

- 30% aller Subarachnoidalblutungen bleiben ätiologisch ungeklärt.
- Der Häufigkeit nach folgen dann:
  - Aneurysmen des Circulus arteriosus Willisii,
  - mykotische Aneurysmen,
  - arteriovenöse Angiome.
- Die Subarachnoidalblutung entsteht durch Ruptur eines Aneurysmas.
- Je nach Ausmaß der Blutung, intraparenchymatöse Blutungen und/oder Ventrikeleinblutungen.

Diagnose

- Krankheitszeichen: Meist plötzlich beginnende starke Kopfschmerzen (Vernichtungskopfschmerz), nicht selten im Zusammenhang mit körperlicher Anstrengung. Gelegentlich Kopfschmerzattacken als Vorläufer.
  Übelkeit und Erbrechen.
- Klinisch neurologisch:
  - Mäßiger bis ausgeprägter Meningismus.
  - Hirnnervenausfälle durch direkte Aneurysmawirkung.
  - In Abhängigkeit von der Schwere der Blutung und der intraparenchymatösen Beteiligung, alle Grade der Bewußtseinsstörungen.
  - Meist ausgeprägte Hypertonie.
  - EKG-Veränderungen wie bei ischämischer Herzerkrankung (cave: Fehldiagnose einer kardialen Grunderkrankung).

Allgemein akzeptiert ist die Graduierung des klinischen Bildes nach *Hunt* u. *Hess*:

Grad I	asymptomatisch oder leichter Kopfschmerz sowie leichte Nackensteifigkeit.
Grad II	mäßiger bis heftiger Kopfschmerz, Meningismus, keine neurologischen Ausfälle, ggf. Hirnnervenausfälle.
Grad III	Bewußtseinseintrübung, Verwirrtheit, leichte neurologische Ausfälle.
Grad IV	Stupor, mäßige bis schwere Hemiparese, vegetative Störungen.
Grad V	tiefes Koma, Strecksynergismen, schwerste vegetative Störungen.

Untersuchungen

1. Typische klinische Zeichen.
2. Diagnosesicherung im Computertomogramm.
3. Lumbalpunktion bei typischer Anamnese und eindeutigem CT-Befund entbehrlich. Kontraindiziert im Stadium IV und V nach Hunt u. Hess.
4. Angiographie: Im Stadium I und II nach Hunt u. Hess sowie Diagnosesicherung im CT.
5. Elektroenzephalogramm: Das EEG zeigt meist unterschiedlich schwer ausgeprägte Allgemeinveränderungen.
6. Transkranielle dopplersonographische Untersuchung zur Beurteilung der Gefäßspasmen.

Differentialdiagnose

Akutes HWS-Syndrom.
Akute Migräne.
Meningoenzephalitiden.
Cave: Kombination Koma unklarer Genese + arterieller Hypertonus + EKG-Veränderungen wie bei kardialer Ischämie weisen auf Subarachnoidalblutung hin.

Therapie

- Kausaltherapie in Abhängigkeit vom klinischen Zustand des Patienten.
  Im Stadium I und II nach Hunt u. Hess Sicherung der Blutungslokalisation durch Angiographie und Anstreben einer Frühoperation (Verlegung in die Neurochirurgie).
  Keine Frühoperation im Stadium IV und V. Dementsprechend auch keine Angiographie.
  Im Stadium III individuelles Vorgehen in Absprache mit Neurochirurgen und Neurologen.
- Symptomatische Therapie:
  - Schmerzbekämpfung und Sedierung.
  - Antihypertensive Therapie (s. Richtlinien „Hypertensive Krise“ und „Hypertensiver Notfall“, S. 107).
  - Keine Antifibrinolytika. Bisherige Studien hierzu nicht überzeugend.
  - Kalziumantagonisten. Allgemein akzeptiert zur Spasmusprophylaxe: 1–3 mg Nimodipin/Std.
  - Hirnödembehandlung (s. Richtlinien dort).
  - Krampfprophylaxe (s. Richtlinien dort).

Komplikationen

- Arterielle Spasmen, insbesondere ab 4.–12. Tag, gekennzeichnet durch neuauftretende neurologische Ausfälle.
- Nachblutung. Kritischer Zeitraum zwischen 8. und 12. Tag.
- Hydrozephalus als Spätkomplikation nach 2–4 Wochen.
- Thrombembolische Komplikationen im Rahmen der Intensivbehandlung.
- Letalität mit 40% innerhalb der ersten 2 Monate immer noch hoch.

Prognose

Verbesserung der Prognose durch Frühoperation (innerhalb der ersten 48–72 Std. im Stadium I und II nach *Hunt* u. *Hess*.
Bei Patienten mit geringer Subarachnoidalblutung ohne Nachweis eines Aneurysmas bei Erst- und Kontrollangiographie gute Prognose. Geringes Rezidivblutungsrisiko und Spasmusgefahr.

Ätiologie und Pathogenese

- Nach Häufigkeit verteilt kommen als Blutungsquellen im Bereich des *oberen* Gastrointestinaltraktes in Betracht:
  - Ulcus duodeni.
  - Ulcus ventriculi.
  - Akute Magenläsionen (Erosionen und Streßulzera).
  - Ösophagusvarizen.
  - Mallory-Weiss-Läsion.
  - Ösophagitis.
- Intensivüberwachung ist indiziert bei:
  - Blutverlusten von > 500–600 ml in 12 Std.
  - Tachykardie und Blutdruckabfall, Zeichen der Unruhe, Bewußtseinstrübung, manifestem Schock.
- Häufigste Blutungen während des Aufenthaltes auf Intensivstationen sind gastroduodenale Streßblutungen und diffuse Blutungen aus diesem Bereich infolge massiver Gerinnungsstörungen.

Diagnose

- Bluterbrechen, Teer- und Blutstühle, Blutungen aus Mund und Nase.
- Zeichen des Volumenmangels.
  Beachte!
  Infolge Motilitätsstörungen des Gastrointestinaltraktes können große Mengen Blut ohne augenfällige Symptome „verschwinden".
  Der Volumenmangelschock ist dann oft Erstsymptom.
- Blutungen aus der Magensonde, die zu diagnostischen Zwecken frühzeitig gelegt werden soll.
- Diagnostische Sicherung der Blutungsquelle erfolgt durch Notendoskopie, die bei aktiven, schwergradigen Blutungen angezeigt ist.
- Hinweise auf das Ausmaß der Blutung ergeben geschätzter Blutabgang, Verhalten von ZVD, RR und Hb.

Intensivtherapie

- Zentralvenöser Zugang und sofortige Blutentnahme für
  - Blutbild.
  - Elektrolyte.
  - Quick-Wert, PTT, TZ, Thrombozyten.
  - Harnpflichtige Substanzen.
  - Kreuzblut.
- Großlumiger peripher-venöser Zugang zur Volumen- und Blutsubstitution.

- Entsprechend Blutdruck, Herzfrequenz, ZVD Infusion von Blutersatzmittel: ZVD $\geqslant$ 4 cm H_2O, HF < 90/min, systolisch arterieller Blutdruck > 100 mm Hg.
- Nasogastrale Sonde.
- Klarspülen des Magens.
- Endotracheale Intubation bei Bewußtseinstrübung und im manifesten Schock zur Verhütung von Aspiration.
- Nach Stabilisierung der Kreislaufverhältnisse erfolgt die Sicherung der Blutungsquelle durch Endoskopie, in Ausnahmefällen Angiographie.

Weiterführende Therapie

- Varizenblutung:
  1. Glycylvasopressin (Glycylpressin): Initial 1–2 mg i. v. Erhaltungsdosis: 4–6stündlich 1 mg als Bolus oder als i. v. Dauerinfusion.
     Tagesmaximaldosis: 6mal 20 μg/kg Körpergewicht.
     Glycylpressin ist nebenwirkungsärmer als bisherige Vasopressinpräparate und kann auch als Sofortmaßnahme und erster Behandlungsversuch vor Sengstaken- bzw. Linton-Nachlas-Sonde gegeben werden. Wenn Blutung nach 2–4 Std. nicht steht, Ballontamponade oder Sklerosierung.
  2. Ballontamponade mit
     a) Sengstaken-Sonde (Doppelballon, dreilumig):
        - Einführen durch die Nase.
        - Magenballon mit 200 ml Luft füllen → Zurückziehen und an Zugvorrichtung mit 250 g Gewichten beschweren → Ösophagusballon mit 100 ml Luft füllen, Druck initial auf 40–50 mm Hg einstellen → Markieren der Sondenlage → radiologische Lagekontrolle.

     b) Linton-Nachlas-Sonde (Einballon, dreilumig) in erster Linie bei vorwiegenden Fundusvarizen.
        - Gleiches Einführen wie Sengstaken-Sonde.
        - Ballon mit 600 ml Luft füllen → Zugvorrichtung mit 1000 g Gewichten beschweren → Markieren der Sondenlage → radiologische Lagekontrolle.

     Beachte!
     Ständige Überwachung des Patienten erforderlich. Regelmäßige Druckmessung im Ösophagusballon der Sengstaken-Sonde, Leerspülen des Magens, Absaugen des Rachens, Lagekontrolle der Sonden.

3. Sklerosierungsbehandlung:
   Diese wird unterschiedlich eingesetzt, entweder
   - nach erfolgreicher Behandlung mit Ballontamponade,
   - wenn Blutung unter Ballontamponade nicht zum Stillstand kommt,
   - als erste Maßnahme zur Blutstillung, evtl. nach Überbrükkung durch Glycylpressininfusion.
4. In jedem Fall nach Blutstillung Darmreinigung und Darmsterilisation.

- Ulkusblutung und Erosionsblutung:
1. *Lokal* regelmäßiges Freispülen und nach Sistieren der Blutung Instillation von Antazida oder Sucralfat (frühestens nach 24 Std.). *Lokale* Hämostyptika sind unwirksam.
2. Medikamentös:
   a) Stillung der Blutung
      - Somatostatin 250 μg Bolus i. v., dann 250 μg/Std., kontinuierlich.
      - Sekretin 0,5 IE/kg Körpergewicht/Std. kontinuierlich.

      Die Auswahl richtet sich nach den Möglichkeiten und Erfahrungen.

   b) Beschleunigung der Abheilung und Blutungsprophylaxe:
      Ranitidin (H_2-Rezeptorenblocker): 4–6 × 50 mg/24 Std. bei normaler Nierenfunktion.
      Dosisanpassung bei Nierenfunktionseinschränkung.
      Pirenzepin: 2 × 20 mg/24 Std. (magenspezifisches Anticholinergikum).
      Beachte!
      H_2-Rezeptorenblocker können Leukozyten- und Thrombozytendepression (reversibel nach Absetzen) bewirken sowie gelegentlich Bewußtseinsstörungen.
3. Endoskopische Behandlungsverfahren:
   Je nach lokalen Möglichkeiten
   - Unterspritzung/Sklerosierung,
   - Laserkoagulation.
4. Chirurgische Intervention bei:
   - spritzender arterieller Blutung,
   - endoskopisch sichtbarem Gefäßstumpf.
   - Blutsubstitution > 4–6 Konserven/24 Std.

- Streßblutungen – Prophylaxe:
  - Konsequente Behandlung prädisponierender Erkrankungen, insbesondere Schock, Gerinnungsstörungen, Hyperkatabolismus, renale und respiratorische Insuffizienz.

- Antazida, alle 4 Std. 20 ml einer Magnesium-Aluminium-Verbindung + 30 ml H_2O.
- Sucralfat 4 × 1 g/24 Std.
- H_2-Rezeptorenblocker und Antazida kritisch als Prophylaxe einsetzen. Keine generelle Anwendung nur weil der Patient auf Intensivstation liegt. Möglichkeit des Keimwandels infolge pH-Veränderung des Magensaftes beachten und die damit verbundene Gefahr der Erregeraspiration und Begünstigung nosokomialer Pneumonien.
  Beachte!
- Pirenzepin. Wirksam als Monosubstanz. Dosierung 3 × 10 mg i. v./24 Std.
  Optimale Sedierung (Patient reagiert nur auf direktes Ansprechen und Berühren, toleriert im übrigen alle Intensivmaßnahmen) ist eine gute Streßulkusprophylaxe.

Komplikationen

- Manifester Schock mit Lungen- und Nierenversagen.
- Gerinnungsstörungen (Massivtransfusionen).
- Aspiration (insbesondere bei liegender Ballontamponade).
- Drucknekrosen bei Ballontamponade.

Definition

- Es wird nachfolgend die autodigestiv tryptische Pankreatitis beschrieben, die besonders in ihrer hämorrhagisch-nekrotisierenden Verlaufsform durch Kreislaufreaktion und Organkomplikationen gekennzeichnet ist.

Ätiologie und Pathogenese

- Die Ursachen für eine Pankreatitis sind am häufigsten:
  – Gallenwegserkrankungen.
  – Alkohol.
- Pathogenetisches Grundprinzip ist die proteolytische Selbstandauung des Organs, die Ausmaß und Schwere des klinischen Bildes bestimmt und die sich schematisch folgendermaßen zusammenfassen läßt:

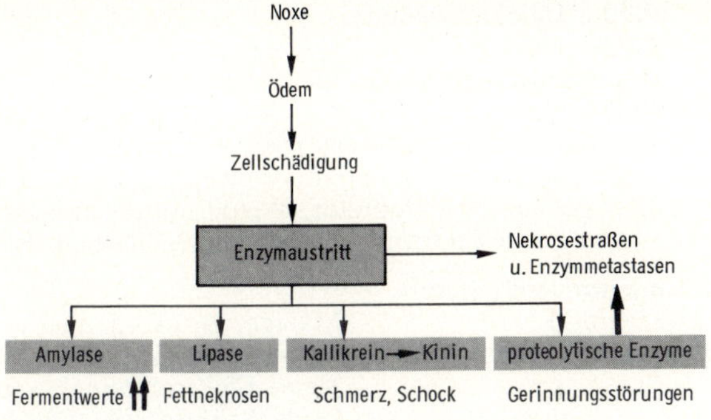

Diagnose

- Symptome und Zeichen:
  1. Klinisches Leitsymptom ist der *Abdominalschmerz* mit
     – Brechreiz, Erbrechen.
     – Meteoristisch geblähtem Abdomen, zunächst konzentriert auf den Oberbauch mit charakteristischer Abwehrspannung (sog. Gummibauch).
     – Subileus, Ileus.
     – Schocksymptomatik.
  2. Organkomplikationen:
     – Akutes Nierenversagen.
     – Akute respiratorische Insuffizienz.
     – Linksseitiger Pleuraerguß (enzymhaltig).
     – Disseminierte intravasale Gerinnung.
     – Gastrointestinale Blutungen.

3. Laborchemische Befunde:
   - Leukozytose.
   - α-Amylase in Serum und Urin erhöht (bei ausgedehnter Nekrose nach 2–3 Tagen abfallend).
   - Lipase im Serum erhöht (Hyperlipasämie hält länger an als Hyperamylasämie, kann jedoch nach Pankreastotalnekrose ebenfalls fehlen).
   - Serumkalzium erniedrigt (Werte unter 3 mval/l) weisen auf schweren Verlauf hin).
   - Hyperglykämie.
   - Metabolische Azidose.
   - Hyperlaktatämie.
   - Elektrolytentgleisung.
   - Bei schwerem Verlauf Zeichen der genannten Organkomplikationen.
4. Sonstige Befunde und diagnostische Verfahren:
   - Bauchumfang, Aszitespunktat (enzymhaltig).
   - Abdomenleeraufnahme.
   - Ultraschall.
   - Computertomogramm.

   Beachte!
   Die akute Pankreatitis erfordert wegen ihres aggressiven und rasch progredienten Verlaufs eine engmaschige Überwachung aller genannten Parameter. Wiederholte gemeinsame Untersuchung durch Internisten und Chirurgen ist anzustreben.

- Schweregradeeinteilung:

Schweregrad I (ödematöse Pankreatitis)	– Mäßiger Druckschmerz. – Fermente stark erhöht. – Keine Elektrolytentgleisung, keine Azidose. – Gutes Ansprechen auf konservative Therapie.
Schweregrad II (partiell nekrotisierende Pankreatitis)	– Deutlicher Abdominaldruckschmerz und Abwehrspannung, path. Resistenzen durch Nekrosestraßen. – Fermente mittelgradig erhöht. – Mäßige Hypokalzämie, Azidose, Hyperlaktatämie. – Mäßiges Ansprechen auf konservative Basistherapie.

Schweregrad III (totale Pankreasnekrose)	– Massiver Abdominalbefund („Gummibauch“). – Fermente mäßig erhöht oder normal. – Deutliche biochemische Entgleisung mit Organkomplikationen. – Kein Ansprechen auf konservative Therapie.

- *Differentialdiagnose:*
  Alle Erkrankungen mit akutem Abdomen:
  - Akut entzündliche Prozesse intraabdomineller Organe.
  - Ulkusperforation.
  - Mechanischer Ileus.
  - Mesenterialvenen- und -arterienverschlüsse.
  - Gastrointestinale Blutungen.
  - Intraabdominelle Blutungen.

Therapie

- Intensivtherapie:
  - Grundprinzip ist die Ruhigstellung des Organs und die Verhütung bzw. frühzeitige Behandlung von Organkomplikationen.
  - Sedierung, Schmerzbekämpfung.
  - Magensonde mit Heberdrainage.
  - Nahrungskarenz und ausreichend kalorische parenterale Ernährung.
  - Bilanz der Elektrolyte und der Flüssigkeit sowie des Säure-Basen-Haushaltes (Flüssigkeitsbedarf selten unter 2,5 bis 3,5 l/die).
  - Substitution der Eiweißverluste.
  - Schocktherapie.
  - Prophylaktische Heparinisierung.
  - Frühzeitige Antibiotikagabe.
  - Frühzeitige und konsequente Therapie der Organkomplikationen:
    1. Frühzeitige Dialyse des akuten Nierenversagens (s. S. 125).
    2. Frühzeitige PEEP-Beatmung bei respiratorischer Insuffizienz.
- Bedeutung spezieller Medikamente:
  - Atropin.
    In Dosisbereichen, die eine Sekretionshemmung bewirken, überwiegen die spezifischen Nebenwirkungen. Auf Atropingabe sollte verzichtet werden.

- Calcitonin.
  Bessert die Symptome, insbesondere den Schmerz, nicht jedoch den Krankheitsverlauf selbst. Kann die Schwere des Krankheitsbildes maskieren. Endgültige Bewertung steht noch aus. Dosierung 300 IE/24 Std.
- Aprotonin (Trasylol).
  Gutes Ansprechen, insbesondere ab Schweregrad II, in einigen Studien nachgewiesen. Nutzen eines generellen Einsatzes jedoch nicht sicher bewiesen.
- Glukagon.
  Keine günstige Beeinflussung des Krankheitsverlaufes zu erwarten.
- Somatostatin.
  Noch relativ wenig Erfahrung aufgrund multizentrischer Studien. Dosierung: 250 μg als Bolus, 250 μg/Std. kontinuierlich i. v.
- H_2-Rezeptorenblocker.
  Unter dem Aspekt einer Hemmung übermäßiger Magensaftproduktion sinnvoll.

• Konservativ-operative Therapieentscheidung:
  - Rein konservative Therapie bei klinischem Schweregrad I und I–II.
  - Im Schweregrad II ist Abwarten unter Intensivtherapie gerechtfertigt, solange keine Organkomplikationen auftreten und der abdominelle Befund sich nicht verschlechtert. Operation nach Stabilisierung im postakuten Stadium (Linksresektion).
  - Im Stadium III Operation (Nekrosektomie oder Linksresektion) möglichst „vorzeitig“, d. h. vor Therapieresistenz der Organkomplikationen. Begründung: Totalnekrose des Pankreas mit manifesten Organkomplikationen bedeutet letalen Verlauf.
  - Postoperativ Fortführung der Intensivtherapie (s. o.), insbesondere postoperative Beatmung mit PEEP bis zur Stabilisierung der Lungenfunktion.
• Peritonealspülung.
  Unterschiedliche, aber zum Teil sehr gute Ergebnisse verschiedener Arbeitsgruppen, sowohl im Stadium II als auch Stadium III.

Komplikationen

• Organfunktionsstörungen s. o.
• Diffuse eitrige Peritonitis.
• Nach vorübergehender Besserung intraabdominelle Abszedierungen.

Prognose

- Abhängig vom Schweregrad. Letalität bei ödematöser Pankreatitis praktisch 0%, bei Totalnekrosen mit Organkomplikationen nahezu 100%. Letalitätsziffern sind daher nur unter Angabe der Schweregrade verwertbar.
- Durch Intensivtherapie und rechtzeitige chirurgische Intervention kann die Letalität auch der hämorrhagisch-nekrotisierenden Pankreatitis gesenkt werden. Die Behandlungserfolge erstrecken sich vor allem auf die partielle, in Einzelfällen auch auf die totale Pankreasnekrose.

Ätiologie – Pathophysiologie

- Mechanischer Strangulations- oder Okklusionsileus.
- Funktioneller Ileus mit Peritonitis bei folgenden Krankheitsbildern:
  - Intra- und retroperitoneale bakterielle und abakterielle Entzündungen.
  - Pankreas- und Gallenwegserkrankungen.
  - Mesenterialvenen- und -arterienverschlüsse.
  - Gastrointestinale Blutungen.
  - Coma diabeticum, Coma hepaticum, Coma uraemicum.
  - Akute intermittierende Porphyrie.
  - Akute perorale Intoxikationen.
  - Postoperativer Ileus.
- Komplikationen mit Eigendynamik:
  - Schock (hypovolämisch und/oder septisch).
  - Akute Niereninsuffizienz, mögliche Entwicklung eines akuten Nierenversagens.
  - Akute respiratorische Insuffizienz, mögliche Entwicklung eines akuten Lungenversagens (ARDS).

Diagnose

- Abhängigkeit von Art und Ausmaß der Grunderkrankung sowie Ausmaß der peritonealen Reaktion:
  1. Mechanischer Ileus:
     - Krampfartige Schmerzen, Darmsteifungen.
     - Je nach Sitz des Hindernisses frühes reflektorisches Erbrechen (hoch) oder früher Stuhl und Windverhalten (tief).
     - Stenosegeräusche.
     - Meteoristisch geblähtes Abdomen.
  2. Funktioneller Ileus:
     - Wind- und Stuhlverhalten.
     - Darmstille.
     - Erbrechen.
     - Meteoristisch geblähtes Abdomen.
  3. Akute Peritonitis:
     - Brettharter Bauch.
     - Peritonealer Schmerz (Druckschmerz, Klopfschmerz, Loslaßschmerz).
     - Darmstille.
     - Erbrechen.
     - Flache, schnelle Atmung.
     - Kaltschweißigkeit.
     - Rasch einsetzende Schocksymptome.

- Labordiagnostik
  a) Parameter des Basisprogramms (s. S. 21) mit Serumamylase und Lipase.
  b) Spezielle Untersuchungen mit Hinweisen auf Ursache und Verlaufsdynamik:
    - Blutkulturen, aerob und anaerob sowie Keimbestimmung aus Drainagen, Fisteln, Aszites.
    - Serumlaktat.
    - Quantitative Harnanalyse.
    - δ-Aminolävulinsäure, Porphobilinogen im Urin.
- Sonstige diagnostische Verfahren:
  - Abdomenleeraufnahme.
  - Sonographie.
  - Computertomogramm.
  - Gastrografin zum Nachweis und Lokalisation eines Darmverschlusses.
  - Angiographie bei spezieller Indikation.
  - Notfallaparoskopie und Probelaparotomie bei anders nicht zu klärender Ursache.
- *Differentialdiagnose:*
  Wichtig ist die Abgrenzung von Krankheitsbildern, die eine sofortige chirurgische Intervention erfordern.
  1. Chirurgisch:
     - Mechanischer Ileus.
     - Appendizitis.
     - Intraabdominelle Abszesse und Emphyseme.
     - Perforationen.
     - Intraabdominelle Blutungen.
  2. Internistisch:
     - Stoffwechselentgleisungen (Diabetes, Porphyrie).
     - Primär bakterielle Peritonitis (sehr selten).
     - Pankreatitis im Stadium I–II (s. S. 180).

  Beachte!
  Diagnostik und Differentialdiagnostik bei beatmeten, sedierten oder relaxierten Patienten besonders schwierig. Hilfreiche Trias zur Diagnose der Sepsis:
    - Thrombozytenabfall.
    - Hypophosphatämie.
    - Leukozytose mit Linksverschiebung.

Intensivtherapie

- Nasogastrale Dauersonde, nicht abgeklemmt am besten mit Dauersog (s. S. 16).
- Intensivtherapie zur Sicherung vitaler Funktionen:
  - Strenge Bilanzierung und Ersatz von Eiweiß, Flüssigkeit, Elektrolyten, Ausgleich von Säure-Basen-Störungen.
  - Parenterale Ernährung.
  - Antibiotika.
  - Prophylaktische Heparinisierung (s. S. 315).
  - Frühzeitige Beatmung.
  - Frühzeitige Hämodialyse.
  - Schocktherapie.
  - Sympathikolyse mit Chlorpromazin und Dihydroergotamin oder/und Parasympathikusstimulation mit Neostigmin sowie Stimulation mit Ceruletid.
- Operatives Vorgehen bei den unter „chirurgisch“ genannten Diagnosen ohne Zeitverlust. Postoperative Intensivtherapie.

Komplikationen

- Sepsis mit septischem Schock und metabolischem Koma.
- Organkomplikationen: akutes Nierenversagen, akutes Lungenversagen, gastrointestinale Blutungen.
- Disseminierte intravasale Gerinnung (s. S. 187).

Prognose

- Abhängigkeit von Vitalfunktionsstörungen.
- Besonders ungünstig bei Sepsis.
- 100% Letalität bei dialysepflichtigem akutem Nierenversagen mit respiratorbedürftigem Lungenversagen bei Peritonitis, die chirurgisch *nicht* saniert werden kann (letale Trias).

Definition

- Typische erworbene Gerinnungsstörungen bei Patienten der Intensivmedizin sind Störungen des physiologischen Gleichgewichtes von latenter Gerinnung und latenter Fibrinolyse durch Aktivierung des einen oder anderen Systems oder auch beider Systeme:
  1. Disseminierter intravaskulärer Gerinnung (oder Koagulation) = DIG (oder DIC).
  2. Hyperfibrinolyse.
- Kombinationen und fließende Übergänge beider Störungen sind möglich.

Ätiologie und Pathogenese

- Intravasale Umsatzsteigerung plasmatischer Gerinnungsfaktoren mit ungenügender reaktiver Steigerung der Fibrinolyse.
  - Dadurch bedingt im Bereich der Mikrozirkulation thrombotische Verschlüsse → Zelltod → Organtod.
  - Verzögert oder gleichzeitig hämorrhagische Diathese, bedingt durch rapiden Verbrauch von Gerinnungsfaktoren.
    Beachte!
    Immer an eine DIG denken, wenn Blutungen *und* Organversagen auftreten.
- Ursachen:
  1. Endogen:
     - Schock.
     - Bakterien, Viren und bakterielle Endotoxine.
     - Hämolyse.
     - Hämorrhagische Pankreasnekrose.
     - Lebererkrankungen.
     Beachte!
     Die Unterscheidung zwischen Synthesestörung und DIG bei akuten Leberprozessen ist oft schwierig. Wichtiges Kriterium ist der extrahepatisch synthetisierte Faktor VIII.
     - Resorbierte Gifte.
     - Massivtransfusionen.
     - Azidose.
     Beachte!
     Eine metabolische Azidose kann sowohl Ursache als auch Folge der DIG sein.
  2. Exogen:
     - Traumen.
     - Verbrennungen.
     - Verätzungen.
     - Fruchtwasserembolien.
  - Operative Eingriffe an Uterus, Lunge und Prostata (= mögliche Freisetzung gerinnungsaktiven Potentials).

- Vorzeitige Plazentalösung.
- Maligne Tumoren.

Diagnose

- Klinisches Leitsymptom ist das Auftreten von profusen Haut-, Schleimhautblutungen und Nekrosen sowie das Auftreten von Organversagen. Zielorgane und daraus resultierende Symptomatik mit oder ohne Blutung:
  - Lunge: respiratorische Insuffizienz.
  - Niere: Oligoanurie.
  - Haut: Nekrosen.
  - Kreislauf: Schock.
  - Magen-Darm-Trakt: Ileus/Subileus.
  - Nebenniere: Insuffizienz.
  - Gelenk- und Muskelblutungen.

  Beachte!
  Klinische Symptome sind stets späte Zeichen einer Umsatzsteigerung und zeigen die manifeste DIG an.
- *Gerinnungsanalyse:*
  - Thrombozytenabfall unter 50000/mm^3 oder rapider Abfall von Normwerten innerhalb von Stunden.
  - PTT stark verlängert.
  - Prothrombinzeit stark verlängert (Quick-Wert < 40%).
  - Reptilasezeit oder Thrombinkoagulasezeit leicht verlängert bis normal.
  - Fibrinogen normal bis leicht vermindert.
  - Fibrinmonomere und Fibrin-(ogen)spaltprodukte nachweisbar.
  - Faktoren V, VIII, IX, X, XII, XIII stark vermindert.
  - Verminderung von AT III.
  - Abfall des Plasma-Präkallikreins.

  Beachte!
  Zur Diagnose und Kontrolle obligat: PTT, TZ, Reptilasezeit oder Thrombinkoagulasezeit, Quick-Wert, Thrombozytenzahl, AT III. Wenn möglich Fibrin-(ogen) Spaltprodukt-Titer, Plasma-Präkallikrein.
- Laboranalytische Hinweise auf ein Organversagen ergeben sich aus:
  - Kreatininanstieg.
  - Transaminasenanstieg.
  - Amylase und Lipaseanstieg.
- *Differentialdiagnose:*
  - Kongenitale Koagulopathie.
  - Thrombozytopenien anderer Ursache und Thrombopathien.
  - Gefäß- und Kapillarschäden.
  - Reine Synthesestörungen.
  - Primäre Hyperfibrinolyse (s. unten).

Intensivtherapie

- Beseitigung der auslösenden Ursachen.
- Heparin 500–1000 IE/Std. zweckmäßigerweise kontinuierlich i. v. zur Hemmung des Gerinnungsablaufes.
- Kontrollen engmaschig zur Effektivitätsbeurteilung und um eine sekundäre Hyperfibrinolyse zu erfassen, dann Einsatz von Aprotinin (s. unten).
  Beachte!
  Blutkomponenten zur Substitution von Gerinnungsfaktoren grundsätzlich nur unter Heparinschutz verabreichen, damit keine zusätzliche Aktivierung des Gerinnungsprozesses erfolgt. Wenn der Verbrauch durch Heparin nicht wirksam unterbunden werden kann, ist Mangel an Antithrombin III die häufigste Ursache. Substitution durch Konzentrate oder Frischplasma.
- Als Ultima ratio kann bei foudroyanten Verläufen eine medikamentöse Thrombolyse erwogen werden.

Komplikationen

- Organkomplikationen aufgrund der Mikrothrombosierung und/ oder Blutung.
- Blutungen infolge Überdosierung von Heparin.
  Beachte!
  Heparinbedarf insbesondere bei Niereninsuffizienz (mit erhöhter Blutungsneigung) individuell austitrieren.
- Heparinspezifische Nebenwirkungen.

Prognose

- Die Prognose ist wesentlich abhängig von Auslösemechanismus und Grundleiden.
- Der frühestmögliche Einsatz von Heparin ist dabei ebenso entscheidend wie die rasche Beseitigung der Ursachen einer DIG. Die Ursachen sind meist multifaktoriell.
- Die Prognose ist auch davon abhängig, wie gut die spezielle Therapie in die allgemeine Intensivtherapie der Organkomplikationen eingebettet ist:
  - Frühzeitige Respiratortherapie.
  - Behandlung des ANV mit frühzeitiger Hämodialyse.

Nachbehandlung

- Heparinisierung so lange, bis:
  - Gerinnungsfaktoren normal.
  - Sistieren von Blutungen.
  - Beseitigung auslösender Ursachen.

Hyperfibrinolyse

Ätiologie und Pathogenese

- Aktives proteolytisches Enzym des Fibrinolysesystems ist das Plasmin.
  Plötzlich überschießende Aktivierung durch Fibrinokinasen und damit eine Plasminkonzentration, die durch natürliche Plasmininhibitoren nicht mehr hemmbar ist, verursachen eine Hyperfibrinolyse.
  1. *Primäre Hyperfibrinolyse* tritt auf, wenn Organe mit hoher Fibrinokinaseaktivität erkrankt sind, wie Uterus, Lunge, Prostata und Lymphknoten:
     - Fruchtwasseraspiration.
     - Retroplazentares Hämatom.
     - Intestinale Blutungen.
     - Leberzirrhose.
     - Leukämie.

     Primäre Hyperfibrinolysen machen höchstens 1% aller Blutungen nichtmechanischer Ursachen aus.
  2. *Sekundäre Hyperfibrinolyse.* Häufigste Ursache der Fibrinolyse überhaupt ist eine DIG, welche eine reaktive Fibrinolyse auslöst. Diese kann die DIG ganz oder teilweise kompensieren, kann aber auch so massiv ablaufen, daß sie zur dominanten Störung infolge Hyperfibrinolyse wird.

Diagnose

- Leitsymptom ist die plötzliche, massive Blutung.
- Gerinnungsanalytisch ergeben sich im Vergleich zur DIG folgende Befunde:
  - Fibrinogen stark abgesunken.
  - Thrombinzeit deutlich verlängert.
  - Reptilasezeit deutlich verlängert.
  - Geringe Abnahme der Thrombozytenzahl; auch im Verlauf.
  - Fibrinspaltprodukte stark vermehrt nachweisbar.
  - Plasminogen erniedrigt.

Intensivtherapie

- Beseitigung der auslösenden Ursache. Nie allein auf Gerinnungstherapie konzentrieren.
- Bei gesicherter *primärer Hyperfibrinolyse:*
  Aprotinin (Trasylol) initial 1 Mill. IE und einer Erhaltungsdosis von 200000 IE pro Std. Ggf. mehr, bis zum Stehen der Blutung. Es empfiehlt sich gleichzeitig und in jedem Fall, nach der Aprotinintherapie geringe Mengen Heparin von 300–500 IE pro Std. zu applizieren.

- *Bei sekundärer Hyperfibrinolyse:*
  - Zurückhaltung mit vorschnellem Einsatz von Antifibrinolytika.
  - Erst wenn die plasmatischen Gerinnungsfaktoren unter alleiniger Heparingabe nicht ansteigen und dies nicht auf AT-III-Mangel zurückzuführen ist oder wenn exzessive fibrinolytische Aktivität besteht, Antifibrinolytika geben. Am geeignetsten ist Aprotinin, welches auf Fibrinolyseaktivatoren *und* auf Plasmin hemmend wirkt. Dosierung wie oben, ggf. bis zu 200000 IE/Std.

  Beachte!
  Differenzierung schwierig. Kontrolluntersuchungen *mindestens* alle 6–8 Std. Zur Therapiekontrolle obligat:
  - TZ.
  - PTT.
  - Reptilasezeit.
  - Fibrinogen.
  - Quick-Test.
  - Thrombozyten.
  - Wenn möglich Fibrinspaltprodukt-Titer.

  Beachte!
  Heparin und Antifibrinolytika immer in getrennten Lösungen infundieren.

Weiterführende Therapie

- Heparin in prophylaktischer Dosis.
- Zurückhaltung mit der Substitution von Gerinnungsfaktoren.
- Bei Transfusionen möglichst nur Frischblut.

Komplikationen

- Thrombosen und Mikrothrombosen bei falsch indizierter oder zu früher antifibrinolytischer Therapie.
- Organkomplikationen wie bei DIG mit zusätzlichen Blutungskomplikationen.

Prognose

- Wegen des foudroyanten Verlaufs mit vital bedrohlichen Blutverlusten insgesamt schlechter als bei der DIG und schwerer therapeutisch beeinflußbar.

Definition

- Als Multiorganversagen bezeichnet man das gleichzeitig oder in rascher zeitlicher Abfolge auftretende Versagen von zwei oder mehr vitalen Organfunktionen. Typischerweise betroffene Organsysteme sind akutes Lungenversagen, akutes Nierenversagen, akute gastrointestinale Läsionen, akutes Leberversagen, metabolische Entgleisung, Störungen der Hämostase.

Ätiologie – Pathogenese

- Risikofälle für ein Multiorganversagen sind im Bereich der inneren Medizin Patienten mit schweren Vergiftungen, ausgedehnten Pneumonien, schweren Entzündungen des ZNS, Erkrankungen des Oberbauches, vor allem Pankreatitis,
  und im Bereich der operativen Medizin Patienten mit Polytrauma, großen Operationen, schweren abdominellen Erkrankungen und Komplikationen.
- Sepsis ist einer der Hauptfaktoren in der Pathogenese des Multiorganversagens, jedoch kann es auch bei nicht septischen Patienten auftreten (Polytrauma, Vergiftung, Pankreatitis). Weitere pathogenetische Bindeglieder zwischen Grunderkrankung und Multiorganversagen sind Schock und disseminierte intravasale Gerinnung.
- In der zeitlichen Abfolge steht das akute Lungenversagen in der Regel am Anfang, im Ablauf von Tagen gefolgt von akutem Leberversagen, Streßblutungen, akutem Nierenversagen.

Diagnose

- Die Diagnose wird gestellt, wenn bei kritisch Kranken ein Versagen von zwei oder mehr der genannten Organsysteme auftritt. Dabei gelten die jeweiligen diagnostischen Kriterien des Einzelorganversagens.

Intensivtherapie

- Für die Therapie gelten die jeweiligen Regeln zur Behandlung der Störungen der betroffenen Organsysteme.
- Wegen der schlechten Prognose eines manifesten Multiorganversagens besteht die Forderung, durch exakte Überwachung und frühzeitige Intensivtherapie Organversagen so früh wie möglich zu erkennen und zu therapieren oder, wenn möglich, Organversagen in seiner vollen Ausprägung überhaupt zu vermeiden.

Prognose

- Die Letalität des manifesten multiplen Organversagens liegt bei 60–80%. Die Letalität nimmt mit der Anzahl der gleichzeitig betroffenen Organsysteme zu und beträgt beim Zusammentreffen eines respiratorbedürftigen akuten Lungenversagens und eines dialysepflichtigen akuten Nierenversagens bis zu 90%.

Art, Häufigkeit, Behandlungsgrundlagen

- Exogene Intoxikationen betreffen 5–10% der Gesamtaufnahmen medizinischer Kliniken, dies bewegt sich in der Größenordnung des Herzinfarktes. Notarztwageneinsätze betreffen zu 15–20% Vergiftungsfälle. Auf internen Intensivstationen beträgt der Anteil von Vergiftungen 20–40%.
  Vergiftungen sind die häufigste Ursache des nichttraumatischen Komas im Erwachsenenalter (35–40% aller nichttraumatischen Komafälle).
- Vergiftungsanlaß.
  Bei 80–90% der Intoxikationen im Erwachsenenalter handelt es sich um absichtliche (suizidale) Gifteinnahme, 10–15% betreffen akzidentelle, etwa 5% gewerbliche Vergiftungen.
- Giftarten:
  - Arzneimittelvergiftungen stellen mit 80–90% aller Vergiftungsfälle die häufigste Ursache dar. Unter den Arzneimitteln dominieren Hypnotika und Psychopharmaka mit 85%, davon ⅓–½ Vergiftungen durch Psychopharmaka, vor allem Tranquillantien, und die Hälfte bis zu ⅔ Vergiftungen durch Hypnotika. Innerhalb der Gruppe der Schlafmittel hat die Zahl der Barbiturate zugunsten der Vergiftungen mit barbituratfreien Schlafmitteln abgenommen. Analgetika sind in ca. 5% vertreten.
    Beachte!
    Betrachtet man die *schwersten* Vergiftungen, so machen Barbiturate nach wie vor den größten Anteil aus.
  - Die Zuordnung zu Vergiftungsarten kann schwierig sein, da in mindestens der Hälfte der Fälle Kombinationsvergiftungen mit mehreren Noxen vorliegen. Es ist nur toxikologisch-analytisch möglich, die Vergiftungen einer Hauptnoxe zuzuordnen. Häufig ist die Kombination von Arzneimitteln mit Alkohol in toxischen Dosen, im Vergleich damit seltener die schwere reine Alkoholvergiftung.
- Geschlechterverteilung. Verhältnis von Frauen zu Männern beträgt 2:1, bedingt durch den höheren Anteil von Frauen bei suizidalen Vergiftungen.
- Altersprofil: Häufigkeitsgipfel bei 20–40jährigen.
- In den folgenden Abschnitten werden die allgemeinen Maßnahmen bei Patienten mit exogenen Intoxikationen dargestellt. Bezüglich einzelner Vergiftungsbilder s. Spezialliteratur.

1. Moeschlin, S.: Klinik und Therapie der Vergiftungen. 7. Aufl. Thieme, Stuttgart 1986
2. Okonek, S.: Vergiftungen, Entgiftung, Giftinformation. Springer, Berlin 1981
3. Wirkstoffe in Pflanzenschutz- und Schädlingsbekämpfungsmittel: Physikalisch-chemische und toxikologische Daten. Industrieverband Pflanzenschutz, Frankfurt 1982

4. Ludewig, R., K. Lohs: Akute Vergiftungen, 6. Aufl. G. Fischer, Stuttgart 1981
5. Krienke, G., K. E. v. Mühlendahl: Vergiftungen im Kindesalter, 2. Aufl. Enke, Stuttgart 1986
6. Braun, W., A. Dönhardt: Vergiftungsregister, 3. Aufl. Thieme, Stuttgart 1982
7. Seyffart, G.: Giftindex. Dialyse und Hämoperfusion bei Vergiftungen. Fresenius-Stiftung, Bad Homburg (Ergänzungswerk)
8. Späth, G.: Vergiftungen und akute Arzneimittelüberdosierungen, 2. Aufl. De Gruyter, Berlin 1982
9. Schuster, H. P. (Hrsg.): Soforttherapie bei Vergiftungen. Perimed, Erlangen 1983
10. Velvart, J.: Toxikologie der Haushaltprodukte. Huber, Bern 1981

- Therapieziele bei exogenen Intoxikationen:
  - Beseitigung oder Verhütung lebensbedrohlicher Vitalstörungen infolge direkter Gifteinwirkung oder sekundärer Komplikationen.
  - Verhütung oder Behandlung von Organschäden als Folge der Gifteinwirkung.
- Therapiegrundlagen sind:
  Die allgemeinen Sofortmaßnahmen und intensivmedizinsichen Maßnahmen zur Wiederherstellung und Aufrechterhaltung vitaler Funktionen als *allgemeine Basistherapie*.
- Die speziellen Sofortmaßnahmen und intensivmedizinische Maßnahmen zur Entfernung oder Neutralisation noch nicht resorbierter Gifte, zur Minderung der toxischen Wirkung, zur beschleunigten Elimination bereits resorbierter Giftanteile als *spezielle Entgiftungstherapie*.

Außerhalb der Klinik:

- Inspektion der Umgebung des Patienten.
  Suche nach leeren Arzneimittelpackungen, Flaschen oder Gläsern mit suspektem Inhalt.
- Befragung des Patienten und der Umgebungspersonen.
  Was? Wann? Wie? Wieviel? Warum?
  Äußerung über Lebensunlust oder Selbstmordabsichten.
- Häufige Symptome bei Vergiftungen:
  1. Zentralnervöse Störungen:
     - Zentralnervöse Depression mit Bewußtseinsstörungen oder Koma.
     - Zentralnervöse Exzitation mit Unruhe, Verwirrtheit, Rausch- und Erregungszuständen, Tremor, Krampfanfällen.
  2. Gastrointestinale Symptome:
     Übelkeit, Brechreiz, Erbrechen, Durchfälle.
  3. Hautläsionen:
     - Erytheme, später Blasenbildung, zentrale Nekrosen bei Vergiftungen durch Hypnotika und Psychopharmaka mit Bewußtlosigkeit durch längere Liegedauer (über 6–8 Stunden) (sog. Schlafmittelblasen). Prädilektionsstellen Knöchelregion, Knieregion, Hüftregion, Schulterregion.
     - Ätzspuren nach peroraler Aufnahme ätzender Substanzen.
     - Hautveränderungen wie bei Verbrennungen bei Kontakt mit Lösungsmitteln und anderen Chemikalien.
     - Auffälliger Fötor.
       Fötor der Atemluft oder des Erbrochenen als Hinweis auf Vergiftungen.
- Telefonische Giftinformation. Siehe Tab. 12.

Nach Klinikaufnahme

- Toxikologische Schnelltests.
  - Toxikologisch-chemische Schnelltests s. Tab. 13.
  - Gasspürgerät:
    Identifikation gasförmiger oder dampfförmiger Substanzen, auch aus der Atemluft oder im Erbrochenen mit dem Gasspürgerät von Dräger.
  - Röntgenübersichtsaufnahme des Abdomens kann Massen bromhaltiger Schlaftabletten im Magen nachweisen.
  - Screening-Tests bei Arzneimittelvergiftungen mittels Enzym- oder Radioimmunassays und Dünnschichtchromatographie.
- Labordaten:
  Auffällige Steigerung der CK-Aktivität im Serum bei bewußtlosen Patienten ohne Hinweis auf Trauma oder intrakranielle Blutungen.
- Toxikologischer Giftnachweis aus Magen, Urin, Blut (Serum).

Tabelle 12 Verzeichnis von Informations- und Behandlungszentren für Vergiftungen in der Bundesrepublik Deutschland, Stand vom März 1987
(K = Kinderklinik, I = Medizinische Klinik, ⊕ = kein 24-Stunden-Dienst)

Art	Anschrift	Rufnummer
	Berlin	
K	Beratungsstelle für Vergiftungserscheinungen an der Universitäts-Kinderklinik, KAVH, Heubnerweg 6, 1000 Berlin 19	(030) 3023022
I	Reanimationszentrum der Freien Universität Berlin im Klinikum Charlottenburg Spandauer Damm 130, 1000 Berlin 19	(030) 3035466/2215/436 Zentrale: 30351
	Bonn	
K	Universitäts-Kinderklinik und Poliklinik Bonn Informationszentrale gegen Vergiftungen Adenauerallee 119, 5300 Bonn	(0228) 2606211 Zentrale: 26061
	Braunschweig	
I	Medizinische Klinik des Städtischen Krankenhauses Salzdahlumer Str. 90, 3300 Braunschweig	(0531) 62290 Zentrale: 691071
	Bremen	
I	Kliniken der Freien Hansestadt Bremen Zentralkrankenhaus St.-Jürgen-Straße, Klinikum für innere Medizin – Intensivstation – St.-Jürgen-Straße, 2800 Bremen 1	(0421) 4975268
	Freiburg	
K	Universitäts-Kinderklinik Freiburg Informationszentrale für Vergiftungen Mathildenstraße 1, 7800 Freiburg	(0761) 2704361 Pforte: 2704301 Zentrale: 2701
	Göttingen	
K, ⊕	Universitäts-Kinderklinik und Poliklinik Humboldtallee 38, 3400 Göttingen	(0551) Zentrale: 396210/11 (Vermittlung an den diensthabenden Arzt) Poliklinik: 396239

Tabelle 12 (Fortsetzung)

Art	Anschrift	Rufnummer
	Hamburg	
I	II. Medizinische Abteilung des Krankenhauses Barmbek, Giftinformationszentrale Rübenkamp 148, 2000 Hamburg 60	(040) 6385346/345
	Homburg/Saar	
K	Universitäts-Kinderklinik Homburg/Saar Informationszentrale für Vergiftungen 6650 Homburg/Saar	(06841) 162257/ 165846 Zentrale: 161
	Kiel	
I	Zentralstelle zur Beratung bei Vergiftungsfällen an der 1. Medizinischen Universitätsklinik Kiel Schittenhelmstraße 12, 2300 Kiel	(0431) 5974268 Zentrale: 5971
	Koblenz	
I	Städtisches Krankenhaus, Kemperhof, I. Medizinische Klinik Koblenzer Straße 115, 5400 Koblenz	(0261) 499648
	Ludwigshafen	
I	Städtische Krankenanstalten Ludwigshafen, Entgiftungszentrale I. Medizinische Klinik Bremserstraße 79, 6700 Ludwigshafen	(0621) 503431 Zentrale: 5031
	Mainz	
I	Zentrum für Entgiftung und Giftinformation, II. Medizinische Klinik und Poliklinik der Universität Langenbeckstraße 1, 6500 Mainz	(06131) 232466 172418
	München	
I	Giftnotruf München Toxikologische Abteilung der II. Medizinischen Klinik rechts der Isar der Technischen Universität Ismaninger Straße 22, 8000 München 80	(089) 41402211 Fernschreiber: 05-24404 klire d

Tabelle 12 (Fortsetzung)

Art	Anschrift	Rufnummer
	Münster	
I	Medizinische Klinik und Poliklinik Westring 3, 4400 Münster	(0251) 83667 Zentrale: 831 Pforte: 836201 und 836202
⊕	Spezielle toxikologische Fragen: Institut für Pharmakologie und Toxikologie der Westfälischen Wilhelms-Universität	(0251) 835510
	Nürnberg	
I	II. Medizinische Klinik der Städtischen Krankenanstalten Toxikologische Abteilung Flurstraße 17, Abholfach, 8500 Nürnberg 5	(0911) 3982451 Fernschreiber: 06-22903 stnbg d
	Papenburg	
K, ⊕	Marienhospital, Kinderabteilung 2990 Papenburg	(04961) Zentrale: 2044 (Vermittlung an den diensthabenden Arzt)

Tabelle 13 Toxikologisch-chemische Schnelltests

Substanzgruppe	Test	Reaktion
Barbiturate	Chloroformextrakt + Kobaltazetat + Lithiumhydroxid	Farbreaktion: hellblau
Phenothiazine	FPN-Reagens	Farbreaktion: orange-violett
Dibenzepine	FORREST-Reagens	Farbreaktion: blau (grün)
Paraquat Diquat	Alkylisierung + Natriumthionit	Farbreaktion: blau/grün
Alkylphosphate	Cholinesterase	Hemmung der Aktivität

Sofortmaßnahmen

- Lebensrettende Sofortmaßnahmen:
  Die allgemeinen Sofortmaßnahmen gelten wie für jeden Notfall so auch für den Notfall durch Vergiftungen:
  - Seitenlagerung.
  - Freimachen und Freihalten der Atemwege.
  - Beatmung bei Ateminsuffizienz und Atemstillstand.
  - Kardiopulmonale Reanimation bei Kreislaufstillstand.
  - Infusion und Volumensubstitution bei Schock.

  Häufige Vitalfunktionsstörungen bei Vergiftungen sind:
  - Bewußtlosigkeit.
  - Störungen der Atemfunktion (Atemlähmung, Verlegung der Luftwege, Aspiration, Bronchialobstruktion, Sauerstofftransportstörung).
  - Störungen der Kreislauffunktion (Schock, Kreislaufstillstand, Herzinsuffizienz, Arrhythmien).
- Retten:
  Bei Vergiftungen durch Inhalation toxischer Gase oder Dämpfe Retten des Vergifteten aus der kontaminierten Atmosphäre.
- Hautreinigung:
  Bei transkutaner Gifteinwirkung Entfernung kontaminierter Kleidungsstücke und ausgiebige Hautreinigung.
- Provoziertes Erbrechen:
  1. Indikation: hochgradiger Verdacht oder gesicherte perorale Aufnahme toxischer Substanzen bei bewußtseinsklaren, kooperativen Patienten.
  2. Kontraindikationen:
     - Bewußtseinsstörung oder Bewußtlosigkeit – Gefahr der Aspiration (Alternative ist die Magenspülung).
     - Ingestion ätzender Substanzen – Gefahr der Ösophagus-Larynx-Schädigung durch Regurgitation (Alternative: reichlich Trinken zur Verdünnung).
     - Ingestion schaumbildender Substanzen – Gefahr respiratorischer Störungen (Alternative: Gabe entschäumender Substanzen s. S. 202).
     - Ingestion organischer Lösungsmittel – Gefahr schwerer Lungenschäden (Alternative: Gabe von Aktivkohle, s. S. 202).
  3. Technik der Salzwasseremesis:
     - 1–2 Gläser warmer hypertoner Kochsalzlösung (2 Eßlöffel Salz auf 1 Glas Wasser) rasch trinken lassen. Eintritt des Erbrechens innerhalb 10 Min.
     - Kommt es zum Würgen ohne Erbrechen, reichlich Wasser oder Saft nachtrinken lassen, um ergiebiges Erbrechen hervorzurufen.
     - Eventuell Erbrechen durch zusätzliche mechanische Reizung der Rachenwand auslösen oder intensivieren.

- Anwendung bei Erwachsenen und Schulkindern ab 10–12 Jahren.
  Beachte!
  Wenn nach Gabe von hypertoner Kochsalzlösung kein Erbrechen erfolgte, so muß der Magen durch Magenschlauch und Magenspülung geleert werden. Andernfalls droht zusätzlich Kochsalzvergiftung durch Resorption der großen Kochsalzmengen.

4. Technik der Ipecacuanhaemesis:
   - Verabreichung des Ipecacuanhasirups in Dosen von 10 ml (Kinder unter 1½ Jahren), 15 ml (Kinder von 1½ bis 4 Jahren), 20 ml (Kinder über 4 Jahre),
   - anschließend Trinken von Flüssigkeit (Säfte, Tee, Wasser). Eintritt des Erbrechens innerhalb 20 Minuten.
   - Gegebenenfalls mechanische Reizung der Rachenhinterwand zur Auslösung oder Intensivierung des Erbrechens.
   - Ipecacuanha bei Kindern unter 8 Monaten kontraindiziert.

- Giftneutralisation:
  1. Ingestion ätzender Substanzen:
     - Verdünnung am Wirkungsort durch reichlich Trinken von Flüssigkeit (Tee, Säfte, Wasser).
     - Gabe von Eiweißaufschwemmung oder Antazida bei Säurevergiftung. Gelusil-Lac oder Phosphalugel 2–4 Beutel.
     - Gabe von verdünnter Essigsäure (1%) (3 Eßlöffel Speiseessig auf 1 Glas Wasser) oder Zitronensaft bei Laugenvergiftungen.

Tabelle 14 Medikamente und Antidote zur Behandlung von Vergiftungen

Indikation	Gegenmittel	Dosierung
1. Alkylphosphate	Atropin	initial 2–3 mg in 15 Min. i.v. Dauerther. 0,5–2 mg/Std. i.v.
2. Barium	Natriumsulfat (DAB)	15 g p.o. (2 g pro 1 g Bariumchlorid)
3. Blei	Calciumedetat	initial Infus. 15–20 mg/kg in 2 Std., Dauerther. max. 50 mg/kg und Tag
4. Blausäure	4-DMAP, S-hydril	nach Gabe von 4-DMAP 3 mg/kg, S-hydril 50–100 mg/kg langsam i.v.
5. Chrom	Ditripentat	initial 1 g in 6 Std., dann 1 g in 24 Std. i.v.
6. Digitalis	Digitalis-Antidot BM	nach Serumkonzentr. 80 mg Antidot binden 1 mg Digitalis

Tabelle 14 (Fortsetzung)

Indikation	Gegenmittel	Dosierung
7. Dextro-propoxyphen	Naloxon	0,01 mg/kg i.v. bis zu 8mal
8. Eisen	Deferoxamin	5–10 g per os gleichzeitig 1–2 g parenteral
9. Gold	Penicillaminmesilat	1–4 g i.v. od. p.o. pro Tag
10. INH	Vit. B_6	20 mg/100 mg INH i.m. od. p.o.
11. Methadon	Naloxon	0,01 mg/kg i.v. bis zu 8mal
12. Neuroleptika	Biperiden	0,04 mg/kg langsam i.v. oder i.m. bis 4mal wiederholbar
13. Nitrite	Katalysin	0,1–0,3 mg/kg i.m. od. i.v. ggf. mehrfach wiederholen
14. Opiate	Naloxon	0,01 mg/kg i.v. bis zu 8mal
15. Paracetamol	N-acetylcystein	initial 150 mg/kg, dann 50 mg/kg in 4 Std., anschl. 100 mg/kg in 16 Std. i.v., nach ähnlichem Schema kann p.o. appl. werden
16. Quecksilber (anorg.)	Dimercaptopropan-sulfonat (DMPS)	3mal tgl. 1 Kapsel
17. Reizgase	Dexamethason	initial 2–4 Hübe, dann alle 10 Min. 2 Hübe bis zum Verbrauch des gesamten Dosieraerosols
18. Anti-cholinerges Syndrom	Physostigmin-salicylat	Initial 2 mg, Wirkungseintritt 5–10 min, Wirkungsdauer 20 min bis Std. Ggf. Dosiswiederholung

2. Ingestion schaumbildender Substanzen:
   – Gabe von Entschäumern (Polysiloxane wie Sab simplex oder Lefax liquid).
3. Ingestion öliger Lösungen oder organischer Lösungsmittel:
   – Aktivkohle. Bei schweren Vergiftungen 30 g über die Magensonde.

   Aktivkohle: außer bei Säuren und Laugen stets indiziert. Dosis so hoch wie möglich wählen, bei schweren Vergiftungen über die Magensonde 30 g Kohleaufschwemmung.

- Antidota:
  Als Sofortmaßnahmen auch außerklinisch anzuwenden bei Vergiftungen, bei denen in schweren Fällen die allgemeinen Maßnahmen nicht ausreichen. Antidote, die auch *außerklinisch* anzuwenden sind: nur bei
  1. Alkylphosphatintoxikationen:
     - Atropin 4–8 mg als Initialdosis i. v., dann 0,5–2 mg in Abhängigkeit von Bronchialsekretion und Hypersalivation.
  2. Blausäurevergiftungen:
     - Amylnitrit 1 Amp. inhalieren lassen, sofern DMAP nicht verfügbar.
     - 4-DMAP (4-Dimethyl-p-Aminophenol) 3 mg/kg langsam i. v. (bewirkt Ferrihämoglobinbildung, die quantitativ stärker ist und weniger Nebenwirkungen hat als die durch Nitrite).
       Natriumthiosulfat (S-hydril) *nach* Gabe von DMAP 50–100 mg/kg langsam i. v.
  3. Methanolvergiftung:
     - Äthanol peroral ca. 100 ml 50%igen Schnaps.
     - Äthanol per infusionem, Alkoholblutspiegel bei 1‰.
  4. Morphiatvergiftung:
     - Bei drohender oder eingetretener Ateminsuffizienz ohne Möglichkeit zur Intubation Naloxon 0,01 mg/kg i. v. bis zu 8mal (1 Amp. = 0,4 mg).
  5. Reizgasinhalation:
     - Steroidhaltige Aerosole als Dosieraerosol inhalieren, Dexamethason Dosieraerosol initial 2–4 Hübe, dann alle 10 Min. 2 Hübe bis zum Verbrauch des gesamten Dosieraerosols.

- *Primäre Giftelimination* zur Entfernung noch nicht resorbierter Gifte:
  1. Hautreinigung (s. S. 200).
  2. Provoziertes Erbrechen (s. S. 200).
  3. Magenschlauch und Magenspülung:
     a) Indikationen:
     - Stärkere Bewußtseinstrübung oder Bewußtlosigkeit bei Verdacht oder nachgewiesener peroraler Intoxikation.
     - In jedem Falle nach Einnahme hochtoxischer Substanzen, z. B. Alkylphosphate, Diquat- und Paraquat, Schwermetalle, auch nach vorangegangenem Erbrechen.
     - Nach erfolgloser Anwendung hypertoner Kochsalzlösung.

     b) Voraussetzung:
     Möglichkeit zur endotrachealen Intubation und Beachtung der Indikationen zur Intubation vor Magenspülung:
     - Schutzreflexe des Rachens (Würge-, Schluck-, Hustenreflexe abgeschwächt oder aufgehoben).
     - Ateminsuffizienz
     - Magenspülung wegen Ingestion organischer Lösungsmittel oder Mineralölprodukte.

     c) Kontraindikationen:
     Säure- oder Laugenvergiftung in *fortgeschrittenem* Stadium mit erhöhter Perforationsgefahr oder Verdacht auf bereits eingetretene Perforation. Keine Kontraindikation in der *Frühphase*.

     d) Technik:
     - Herstellung einer leichten Kopftieflagerung von etwa 15°.
     - Entscheidung über die Indikation zur endotrachealen Intubation (s. S. 263).
     - Auswahl eines großlumigen Magenschlauchs (fingerdicker Schlauch für Erwachsene).
     - Perorales Einführen des mit Wasser, Gel oder Spray gleitfähig gemachten Schlauches.
     - Lagekontrolle des Magenschlauches durch Luftinsufflation und Auskultation im Epigastrium.
     - Magenentleerung durch Drainage und Aspiration, Asservieren von Mageninhalt.
     - Magenspülung unter Kontrolle der instillierten und abgeleiteten Flüssigkeitsmenge. Beim Erwachsenen Einzelportionen von 200 bis 300 ml körperwarmen Wassers bis zu einer Gesamtmenge von mindestens 20 Litern.
     - Nach Beendigung der Spülung Entfernen des abgeklemmten Magenschlauches und Einführen einer nasogastralen Verweilsonde.

- Instillation von Aktivkohle zur Adsorption (Erwachsene 30 g).
- Instillation von Sorbit als Abführmittel: provozierte Diarrhö.

- *Sekundäre Giftelimination:*
Zur beschleunigten Elimination bereits resorbierter Gifte.
1. Extrakorporale Giftelimination durch:
   - Hämodialyse (s. S. 325).
   - Hämoperfusion (s. S. 331).
   - Hämofiltration (s. S. 328).
   - Plasmaseparation (s. S. 337).

   a) Die Indikationsstellung basiert auf
      - Klinisch schwerer Vergiftung: progredientes, protrahiertes Kreislaufversagen, zunehmende Komatiefe, schwere anhaltende Hypothermie.
      - EEG mit intermittierender oder kontinuierlicher Nullinie.
      - Toxikologisch kritische (potentiell letale) Blutspiegel.

   b) Die Indikation ist gegeben, wenn mindestens 2 dieser Kriterien vorliegen.
   Der Nachweis kritischer Blutspiegel stellt für sich allein keine Indikation dar.

   c) Kritische (potentielle letale) Blutspiegel s. Tab. 26, S. 331.
2. Hyperventilationstherapie bei Vergiftungen mit flüchtigen Kohlenwasserstoffen:

   a) Indikation:
   Nachweis von Chlorkohlenwasserstoffen in der Ausatemluft unabhängig vom Auftreten typischer Vergiftungssymptome.

   b) Durchführung bei ausreichender Spontanatmung: Insufflation von 2–3 l CO_2/min über abgedichtete Nasensonde. Der pCO_{2a} darf nicht über 50 mm Hg ansteigen, sonst muß die Therapie abgebrochen werden.

   c) Durchführung beim beatmeten Patienten:
   Respiratoreinstellung auf ein Beatmungsvolumen von 25–30 l/min. Zur Vermeidung einer Hypokapnie Anreicherung der Inspirationsluft mit CO_2 (7–10% des Gesamtvolumens).
   Beendigung der Hyperventilationstherapie wenn entweder in der Ausatemluft kein Chlorkohlenwasserstoff mehr nachweisbar ist oder bei Patienten mit Transaminasenanstieg diese auf ca. 50 mU/ml wieder abgefallen sind.

3. Forcierte Diurese
   Nur sinnvoll, wenn von Seiten der Substanz eine hauptsächliche renale Clearance und renale Eliminationssteigerung bewiesen ist. Eine forcierte Diurese ist allenfalls sinnvoll bei:
   - Salizylaten.
   - Barbital.
   - Phenobarbital.
   - Lithiumsalzen.
   - Thallium.
   - Meprobamat.
   - Isoniacid.

Merke!
Keine forcierte Diurese bei der Verdachtsdiagnose einer Intoxikation oder bei unklaren Komata.

- Respiratortherapie.
  1. Indikationen:
     - Klinisch erkennbare Störungen der Atmung (Atemstillstand, verlangsamte und abgeflachte Atmung, beschleunigte Atmung mit Atemnot, Zyanose).
     - Schwere Vergiftung mit Koma unabhängig vom Verhalten der Blutgase.
     - Vergiftungen mit Bewußtseinsstörungen oder Bewußtlosigkeit und tracheobronchialer Aspiration unabhängig vom Verhalten der Blutgase.
     - Vergiftungen mit drohender Entwicklung oder Manifestation eines ARDS (s. S. 109).

     Durchführung der Beatmung frühzeitig und mit PEEP.
- Schocktherapie:
  1. Die Pathogenese des Schocks bei Vergiftungen ist multifaktoriell:
     - Volumenmangel (durch mangelhafte Flüssigkeitsaufnahme, Erbrechen, Sequestration von Flüssigkeit in Hautmuskelgewebe).
     - Störung der Kreislaufregulation (inadäquate Vasokonstriktion und relative Bradykardie bei Schlafmittelvergiftung).
     - Störung der kardialen Förderleistung.
  2. Entsprechend erfolgt die Therapie mit:
     - Volumensubstitution unter Steuerung durch ZVD, in schweren Fällen der Pulmonalarteriendrücke.
     - Sympathikomimetika (Dopamin, Noradrenalin), wenn durch Volumensubstitution der Schock nicht zu beheben ist.
- Bilanzierung des Wasser-Elektrolyt- und Säure-Basen-Haushaltes zur Aufrechterhaltung oder Wiederherstellung der Homöostase.
- Normalisierung der Körpertemperatur.
  Wiedererwärmung bei Hypothermie.
  Kontrollierte Temperatursenkung bei Hyperthermie.
- Prophylaxe von Haut-, Muskel- und Gelenkschäden durch physikalische Therapie.

- Drogennotfälle entstehen durch drogenbedingte Intoxikations- und Entzugssyndrome oder durch psychogen bedingte Fehlreaktionen. Intoxikationen entstehen durch Drogenüberdosierungen.
- Morphiatintoxikation.
  1. Symptome:
     - Koma.
     - Atemdepression.
     - Miosis.
     - Lungenödem nach Heroin.
  2. Therapie:
     - Intubation und Beatmung.
     - Antagonisten: Naloxon 0,1–0,4 mg i. v.
       Cave: bei Drogenabhängigen akute Auslösung von Entzugserscheinungen möglich.
- Psychedelikaintoxikationen (Typ Haschisch-Marihuana, Meskalin, LSD):
  1. Symptome:
     - Psychisch: akute Angstpsychose, Halluzinationen, psychomotorische Unruhe, Tremor.
     - Somatisch: Mydriasis, Tachykardie, zum Teil Blutdrucksteigerung, Hyperreflexie.
     - Nach extrem hohen Dosen: Ataxie, spastische Lähmungen, Pyramidenbahnzeichen, Bradykardie und Blutdruckabfall, Atemdepression.
  2. Therapie:
     - Sedierung mit Diazepam 10–20 mg i. v. Kontraindiziert sind Barbiturate, Reserpine, trizyklische Antidepressiva.
     - Zur Behandlung einer Tachykardie Verapamil 5 mg i. v. oder Pindolol 0,4 mg i. v.
- Amphetaminintoxikation (Typ Captagon, Preludin, Retalin, Pervitin):
  1. Symptome:
     - Psychisch: akute Psychose, Halluzinationen, illusionäre Verkennungen, Affektsteigerung, psychomotorische Unruhe; in schweren Fällen Bewußtseinstrübung, Krämpfe, Koma.
     - Somatisch: Blutdrucksteigerung, Tachykardie, Arrhythmien, Palpitationen, Kopfschmerzen, Schweißausbruch, Hyperthermie.
     - Nach extrem hohen Dosen: hypertensive Enzephalopathie, Hirnblutung, Herzversagen, Hyperpyrexie.
  2. Therapie:
     - Sedierung mit Diazepam 10–20 mg i. v. Kontraindiziert sind Barbiturate, Reserpine, trizyklische Antidepressiva.
     - Zur Behandlung der Blutdrucksteigerung Verapamil 5 mg i. v. oder Pindolol 0,4 mg i. v. oder Clonidin 0,15–0,3 mg i. v.

Prinzip

- Intravenöse Zufuhr einer nach Kalorienzahl, Art der Kalorienträger, Aminosäurezusammensetzung und Vitaminzufuhr ausreichenden *und* dem jeweiligen metabolischen Zustand des Patienten angepaßten Nahrung mit dem Ziel Malnutrition und deren Folgen zu verhüten oder zu beseitigen.
- Grundsätzlich sollte eine *komplette* intravenöse Ernährung nur dann eingesetzt werden, wenn eine gastroenterale Ernährung auch partiell nicht möglich ist.

Indikationen

- Grundsätzlich ist die Indikation zur intravenösen Ernährung dann gegeben, wenn eine natürliche orale oder künstliche gastroenterale Nahrungszufuhr nicht möglich ist und/oder Digestion und Resorption schwer gestört sind.
  Die Indikation zur künstlichen Ernährung hängt somit weniger von der Krankheit per se, sondern von deren Schweregrad und Verlaufskomplikationen ab.
- Die Indikationen zur intravenösen Ernährung lassen sich in 3 Kategorien einteilen:
  1. Hypermetabolismus mit Proteinkatabolie des kritisch Kranken mit akuter respiratorischer Insuffizienz, akutem Nierenversagen, Sepsis, Koma unterschiedlicher Ätiologie, Trauma, großer Operation, schwerer Intoxikation.
  2. Transportstörungen des Gastrointestinaltraktes und/oder Entlastung des Gastrointestinaltraktes:
     - Aspirationsgefahr.
     - Atonien.
     - Stenosen.
     - Gastrointestinale Verätzungen.
     - Gastrointestinale Blutungen.
     - Akute schwere Pankreatitis.
     - Ileus und Peritonitis.
     - Große Operationen.
     - Floride Enterokolitis.
  3. Malnutrition infolge
     - Malassimilation: chronisch entzündliche Darmerkrankungen, schwere Pankreasinsuffizienz, Kurzdarmsyndrom.
     - Anorexie.
     - Tumorleiden im Zusammenhang mit Bestrahlung und/oder-Chemotherapie.
     - Akuten Stoffwechselentgleisungen: Urämie, Leberversagen, schwere diabetische Stoffwechselstörung.

Medikamente

- Kohlenhydrate:
  - Glukoselösungen 20–70%ig.
  - Lösungen der Glukoseaustauschstoffe: Fructose, Sorbit, Xylit in unterschiedlichen Konzentrationen, als Monolösung heute nur noch Xylit.
  - Kohlenhydratmischlösungen.
    Standardgemische: Fructose zu Glukose zu Xylit = 2:1:1 oder Glukose zu Fructose zu Xylit = 1:1:½.
- Fettlösungen: Sojaölemulsionen in 10–20%iger Konzentration.
- Aminosäurelösungen:
  1. Konventionelle Standardlösungen mit 5–10% Aminosäuren in L-Form. Dabei werden nach dem vorliegenden Muster sogenannte bedarfsadaptierte von utilisationsadaptierten Lösungen und Lösungen nach dem Kartoffel-Ei-Muster unterschieden.
  2. Adaptierte Aminosäurelösungen: Aminosäurelösungen mit einer von dem Standardschema wesentlich abweichenden Zusammensetzung, die auf spezielle Störungen im Aminosäurestoffwechsel bei einzelnen Krankheitsbildern adaptiert ist:
  - Traumalösungen mit Adaptation an den Proteinstoffwechsel bei posttraumatischen Zuständen.
  - Nierenadaptierte Lösungen für das akute Nierenversagen.
  - Leberadaptierte Lösungen zur Behandlung der schweren Leberinsuffizienz.

Technik – Dosierungen

- Die Erstellung des Infusionsplanes zur intravenösen Ernährung erfolgt zweckmäßigerweise in 3 Schritten:
  - Festlegung des Eiweißbedarfs unter Berücksichtigung von Eiweißintoleranz.
  - Festlegung des Kalorienbedarfs und Verteilung auf die Kalorienträger unter Berücksichtigung von Kohlenhydrat- und Fett-Intoleranzen.
  - Festlegung des Wasser- und Elektrolytbedarfs.

  Für die Festlegung von Eiweiß- und Kalorienbedarf werden am besten 2 Kategorien von Patienten unterschieden:
  - Patienten mit Streßsyndromen, die eine hochkalorische komplette intravenöse Ernährung erforderlich machen: akute schwere Erkrankungen, Traumen oder große Operationen mit akuter respiratorischer Insuffizienz, Sepsis, Koma, akutem Nierenversagen, Hyperpyrexie (überwiegend Kategorie I der Indikationen S. 210).
  - Patienten, bei denen eine komplette oder partielle intravenöse Ernährung erforderlich ist, ohne daß der Hyperkatabolismus der

ersten Gruppe anzunehmen ist (überwiegend Kategorie 2 und 3 der Indikationen).

- Erster Schritt – Festlegung des Eiweißbedarfs unter Berücksichtigung von Eiweißintoleranz:
  - Eiweißbedarf bei einfacher intravenöser Ernährung 0,8–1,0 g Aminosäuren/kg/die.
  - Eiweißbedarf bei hochkalorischer kompletter intravenöser Ernährung 1,6–2,0 g Aminosäuren/kg/die.

  Auswahl der Aminosäurenlösungen:
  - Grundsätzlich Standardlösungen. Ausnahmen bei EW-Intoleranz und As-Disbalance:
  - Bei akutem Nierenversagen mit erhöhtem N-Pool mit toxisch-urämischer Wirkung der Metaboliten Verwendung spezieller, an den urämischen Stoffwechsel adaptierter Aminosäurengemische. Dosierung: bei Kreatininwerten bis 6 mg/dl, keine Dialyse: 0,5 g/kg/die, bei Kreatininwerten über 6 mg/dl und Hämodialyse 0,8–1,2 g/kg/die.
  - Bei Patienten mit akutem Leberversagen und pathologischem Aminosäurenplasmamuster mit zerebrotoxischer Wirkung von Aminosäuren und deren Metaboliten Wahl von leberadaptierten Aminosäurengemischen (erhöhter Anteil verzweigtkettiger As). Als extreme Variationen der As-Zufuhr bei Leberversagen werden auch „Komalösungen“, Valin sowie Lösungen, die nur verzweigtkettige As enthalten, angewendet. Diese sind zur Behandlung der hepatischen Enzephalopathie gedacht und für die komplette parenterale Ernährung nicht ausreichend.
  - Bei Patienten mit schweren Traumen oder Operationen im Postaggressionsstoffwechsel mit pathologischem Aminosäurenplasmamuster und Proteinkatabolie Wahl von streßadaptierten Aminosäurengemischen (erniedrigter Anteil verzweigtkettiger As).
  - Bei Patienten mit Sepsis liegen ebenfalls besondere Bedingungen des Aminosäurenmetabolismus vor. Speziell adaptierte As-Gemische sind in Vorbereitung.
- Zweiter Schritt – Festlegung des Kalorienbedarfs und Wahl der Kalorienträger:
  - Patienten mit einfacher intravenöser Ernährung 25–30 Kalorien/kg/die (Grundumsatz + 25%).
  - Patienten mit hochkalorischer kompletter intravenöser Ernährung 35–40 Kalorien/kg/die (Grundumsatz + 50%).
  - „Metabolic computer“ zur individuellen Bestimmung des täglichen Energieumsatzes des Einzelpatienten sind in Entwicklung. Meßprinzip ist die indirekte Kaloriemetrie in Verbindung mit Respiratoren.

Wahl der Kalorienträger:
- Deckung von 60–70% des Kalorienbedarfs durch Kohlenhydrate. Grundlösung ist die Glukose. Bei Glukoseintoleranz im Postaggressionsstoffwechsel der kritisch kranken Patienten oder bei Patienten mit Diabetes mellitus mit intravenöser Ernährung Einsatz der Glukose-Austauschstoffgemische oder Zugabe von Insulin.
- Zufuhr von 40% des Kalorienbedarfs als Fett unter Beachtung von Fettintoleranz und Kontraindikationen für Fettemulsionen. Die Kontraindikationen gegen die Infusion von Fettlösungen werden kontrovers beurteilt. Die Fettintoleranz bei Intensivpatienten wurde bisher überbewertet. Über die Möglichkeit der Fettzufuhr im Zusammenhang mit Traumen, Operationen, akuten Erkrankungen mit Postaggressionsstoffwechsel sind die Meinungen geteilt. Über gute Erfolge wurde bei der Behandlung von Patienten mit akutem Nierenversagen berichtet. Bei schwer entgleistem Diabetes ist eine hochkalorische intravenöse Ernährung häufig nur unter Zunahme von Fett möglich.

- Dritter Schritt – Abstimmung mit dem Infusionsplan zur Bilanzierung des Wasser-Elektrolyt-Haushaltes. Beachtung der Phosphatsubstitution bei der künstlichen Ernährung (s. S. 239).
- Bei Patienten mit akuten schweren Erkrankungen, Operationen oder Traumen ist unter intravenöser Ernährung eine ausgeglichene Kalorien- und Stickstoffbilanz nur unter gleichzeitiger Durchführung flankierender Maßnahmen, die dem Hyperkatabolismus entgegenwirken, zu erreichen: Sedierung, künstliche Beatmung, vegetative Blockade, Temperaturkontrolle.

Komplikationen

- Venenkatheterbedingte Komplikationen.
- Metabolische Komplikationen:
  1. Kohlenhydratstoffwechsel:
     - Hyperglykämie mit Hyperosmolarität und nachfolgend osmotische Diurese durch Glykosurie und der Gefahr der Dehydratation. Zur Überwachung regelmäßige Kontrollen von Blut- und Urinzucker, Osmolalität und Diurese. Verhütung durch Beachtung der Maximaldosen, Anwendung von Insulin und/oder Glukoseaustauschstoffen.
     - Hypoglykämie droht bei Überdosierung von Insulin oder vor allem bei abrupter Erniedrigung der Glukosezufuhr durch Übergang von einer höher konzentrierten auf eine niedriger konzentrierte Glukoselösung im Infusionsplan. Zur Vermeidung regelmäßige Kontrollen des Blutzuckers sowie kontrollierte und kontinuierliche Kohlenhydrat- und Insulinzufuhr

ohne abrupte Wechsel sowohl der Insulindosierung als auch der zugeführten Kohlenhydratmengen.

- Akute Lebensbedrohung bei Infusion von Fructose oder Sorbit bei hereditärer Fructoseintoleranz.

Merke!

Kohlenhydratintoleranzen gibt es sowohl für Glukose als auch für Fructose.

Glukoseintoleranz besteht in der Intensivmedizin in besonderem Maße bei Patienten im Postaggressionsstoffwechsel sowie bei Patienten mit Diabetes mellitus. Im Postaggressionsstoffwechsel liegt eine periphere Glukoseverwertungsstörung und damit die Gefahr der Hyperglykämie trotz erhöhter Insulinspiegel vor. Gefährliche Hyperglykämien können auch bei Patienten mit Diabetes mellitus eintreten, insbesondere bei einem bis dahin nicht bekannten Typ-I-Diabetiker. Gefährlichen Hyperglykämien kann entgegengewirkt werden durch:

- Anwendung von Kohlenhydratgemischen mit Glukoseaustauschstoffen, die partiell insulinunabhängig verwertet werden und erfahrungsgemäß bei den erwähnten Glukoseintoleranzen nicht zu stärkeren Blutzuckersteigerungen führen. Insulin wird in den meisten Fällen nicht benötigt. Eine Kontrolle des Blutzuckers ist aber auch hier anzuraten. Bei Anwendung von Fructose und Sorbit besteht allerdings ein Risiko hinsichtlich nicht bekannter Fructoseintoleranz.
- Gabe hoher Insulindosen zusammen mit der Glukose. Bei Anwendung hoher Insulindosen besteht insbesondere bei Patienten mit einem Postaggressionsstoffwechsel die Gefahr einer iatrogenen Hypoglykämie, da der Insulinbedarf starken Schwankungen unterliegt. Auch ist zu beachten, daß Insulin neben dem blutzuckersenkenden Effekt ein großes Spektrum anderer Wirkungen besitzt. Bei ausschließlicher Anwendung von Glukose ist außerdem die Gefahr eines hyperosmolaren Komas gegeben (hohe Dosen in hoher Konzentration).

Fructoseintoleranz kann in seltenen Fällen als angeborene Stoffwechselstörung auch im Erwachsenenalter beobachtet werden. In der Regel bieten Erwachsene mit Fructoseintoleranz anamnestische Hinweise (Unverträglichkeit von Süßigkeiten, Obst, Fruchtsäften; auffallend kariesfreies Gebiß; „Zuckerallergie"), die jedoch gerade bei kritisch Kranken nicht bekannt zu sein brauchen. Die besondere Problematik besteht darin, daß Fructoseintoleranz zwar wesentlich seltener ist als Glukoseintoleranz, daß die Anwendung von Fructose oder Sorbit in solchen Fällen jedoch letal sein kann. Der Intensivmediziner muß sich im Einzelfall für eines der beiden Konzepte – Glukoseaustauschstoff oder Glukose/Insulin – entscheiden.

2. Phosphatstoffwechsel:
   Phosphatmangel mit Hypophosphatämie insbesondere bei abrupt einsetzender hochkalorischer intravenöser Ernährung sowie hohem Laevuloseanteil im Infusionsgemisch. Besonders gefährdet sind Patienten mit vorher bestehendem Phosphatmangel. Erkennung und Behandlung s. S. 239.
3. Harnsäurestoffwechsel:
   Hyperurikämien sind möglich. Zur Vermeidung regelmäßige Kontrolle der Harnsäure im Serum sowie Beachtung der Maximaldosen insbesondere der Zuckeraustauschstoffe.

- Organkomplikationen:
  - Zerebrotoxische Wirkung von essentiellen Aminosäuren bei Fehl- und Überdosierung bei Patienten mit akutem Leberversagen.
  - Leberzellstörungen bei abrupt einsetzender hochkalorischer intravenöser Ernährung, insbesondere bei vorher bestehender Malnutrition und bei hohem Anteil von Zuckeraustauschstoffen.
- Allgemeine Regeln zur Vermeidung von Komplikationen der intravenösen Ernährung:
  1. Bestimmung des individuellen Bedarfs an Kalorien, Eiweiß, Kohlenhydraten, Fett unter Beachtung von Intoleranzen. Beachten anamnestischer Hinweise auf Fructoseintoleranz!
  2. Erstellung eines exakten Verordnungsplanes.
  3. Stufenweiser Aufbau einer kompletten intravenösen Ernährung, Vermeiden abrupter Änderungen.
  4. Sorgfältige Einhaltung des Infusionsplanes.
  5. Überwachung der Reaktion des Patienten durch regelmäßige Laborkontrollen ist bei jeder Form der intravenösen Ernährung angezeigt.
- Empfohlene Maximaldosen für Kohlenhydrate:
  - Xylit bis 0,125 g/kg/Std.
  - Fructose bis 0,25 g/kg/Std.
  - Sorbit bis 0,25 g/kg/Std.
  - Glukose (im Postaggressionsstoffwechsel) bis 0,125 g/kg/Std.
  - Für jeden Zuckeraustauschstoff im Rahmen der totalen parenteralen Ernährung bis 3,0 g/kg/die.

Bilanzierung des Wasser-Natrium-Haushaltes

Prinzip

- Aufrechterhaltung eines ausgeglichenen Flüssigkeitshaushaltes oder Wiederherstellung eines ausgeglichenen Flüssigkeitshaushaltes nach Eintritt bedrohlicher Störungen (Wiederherstellung und Erhaltung der Homöostase) durch bilanzierte Infusion von Wasser-Elektrolyt-Lösungen.
- Voraussetzungen sind die Überwachung des Flüssigkeitshaushaltes, die Beachtung typischer Ursachen von Störungen des Flüssigkeitshaushaltes bei Patienten der Intensivtherapie sowie die Erkennung dieser Störungen.
- Der Infusionsplan „Wasser-Elektrolyte" muß gegebenenfalls mit dem Infusionsplan „künstliche Ernährung" abgestimmt werden. Aus dem festgelegten Bedarf an Wasser, Elektrolyten, Kalorienträgern (Kohlenhydrate, evtl. Fett) und Eiweiß ergibt sich der definitive Infusionsplan als ärztliche Anordnung für den individuellen Patienten.
- Der individuelle Infusionsplan soll exakte Angaben über Art der Infusionslösungen, gegebenenfalls Zusätze zu Infusionslösungen, Einlaufgeschwindigkeit oder Einlaufzeit enthalten.

Indikationen

- Die Behandlungsziele der bilanzierten Infusionstherapie lauten:
  1. Vermeidung von Störungen des Flüssigkeitshaushalts und Aufrechterhaltung eines ausgeglichenen Flüssigkeitshaushaltes (Euhydratation) durch bilanzierte Zufuhr von Wasser und Natrium im Rahmen der bilanzierten Infusionstherapie (Basisbedarf oder adaptierter Basisbedarf und Ersatzbedarf).
  2. Behebung von Störungen des Flüssigkeitshaushaltes durch dosierte Mehrzufuhr, Zufuhrdrosselung oder Elimination von Wasser und/oder Natrium (Korrekturbedarf).
  3. Beseitigung von Dyshydratation (Behandlung des Grundleidens).
- Daraus ergeben sich die Indikationen zur bilanzierten Infusionstherapie:
  1. Mangelhafte Flüssigkeitsaufnahme:
     - Schwerkranke und hilflose Patienten.
     - Bewußtseinsgetrübte oder bewußtlose Patienten.
     - Patienten mit schwer gestörter Magen-Darm-Funktion.
     - Patienten mit krankheitsbedingter Anorexie.
     - Künstlich ernährte Patienten.
     - Künstlich beatmete Patienten.
  2. Schwere Flüssigkeitsverluste:
     - Patienten mit schwerem Erbrechen.

  - Patienten mit schweren Durchfällen.
  - Patienten mit hohem, anhaltendem Fieber.
3. Ausgeprägte Störungen der Regulation des Wasser-Elektrolyt-Haushaltes:
  - Akutes oder dekompensiertes chronisches Nierenversagen.
  - Akutes Leberversagen.
  - Patienten mit schwer entgleistem Diabetes mellitus.
4. Manifeste, bedrohliche Störungen des Flüssigkeitshaushaltes.

Medikamente

- Grundsätzlich kann die Zufuhr von Wasser und Elektrolyten entweder mit fertigen Elektrolytlösungen oder aber durch Zusatz von Elektrolytkonzentraten zu elektrolytfreien Trägerlösungen (5%ige Kohlenhydratlösungen) oder Nährlösungen erfolgen.
- Die große Vielzahl fertiger Elektrolytlösungen mit und ohne Kohlenhydrate wird nur unter Kriterien des Wasser-Elektrolyt-Haushaltes, nicht jedoch im Hinblick auf die zu behandelnden Grundkrankheiten systematisierbar. In einer Systematik der Wasser-Elektrolyt-Lösungen sind zunächst *elektrolytisotone* von *elektrolythypotonen* Lösungen zu unterscheiden. Elektrolytfreies „reines" Wasser wird durch 5%ige Kohlenhydratlösungen zugeführt. Weiterhin stehen spezielle Lösungen als *bilanzierende Lösungen* und *Ersatzlösungen* zur Verfügung. Schließlich gibt es eine große Zahl von *Kohlenhydratlösungen mit Elektrolyten*.
- *Elektrolytisotone Lösungen* enthalten Elektrolyte in einer Konzentration, die der normalen Serumosmolalität annähernd entspricht. Sie sind also plasmaisoton aufgrund ihres Elektrolytgehaltes.
  1. Isotone Elektrolytlösungen dienen in erster Linie dem Ersatz von Extrazellulärflüssigkeit.
  2. In kleinen Infusionsmengen können sie auch als Trägerlösungen für Medikamente oder Elektrolytkonzentrate sowie zum Offenhalten von Gefäßverweilkathetern verwendet werden. Typische Trägerlösungen für Medikamente oder Elektrolytkonzentrate sowie zum Offenhalten von Verweilkathetern sind auch 5%ige Kohlenhydratlösungen.
  3. Typische isotone Elektrolytlösungen sind physiologische Kochsalzlösung, Vollelektrolytlösungen und Ringer-Laktat-Lösung.
     - Physiologische Kochsalzlösung ist unter den genannten Indikationen breit anwendbar. Die im strengen Sinne unphysiologischen Natriumchloridkonzentrationen werden in der Regel durch die körpereigenen Regulationsmechanismen leicht kompensiert.
     - Vollelektrolytlösungen enthalten Natrium, Kalium, Kalzium, Magnesium und Chlorid in Konzentrationen, die den physiologischen Bedingungen der Extrazellulärflüssigkeit entspre-

chen. Dies gilt als Vorteil gegenüber der 0,9%igen Kochsalzlösung.
- Ringer-Laktat-Lösung ist den Vollelektrolytlösungen ähnlich zusammengesetzt. Sie wird zum Ersatz von Extrazellulärflüssigkeit vor allem bei Traumen, Verbrennungen und großen Operationen angewendet.

• *Elektrolythypotone Lösungen* enthalten Elektrolyte in einer Konzentration, die niedriger ist als die physiologische Plasmakonzentration. Sind sie kohlenhydratfrei, so sind sie in bezug auf die Plasmaosmolalität hypoton. In der Regel werden elektrolythypotone Lösungen jedoch durch Zusatz von Kohlenhydraten plasmaisoton hergestellt. Entspricht die Elektrolytkonzentration der Hälfte der physiologischen Plasmakonzentration, so spricht man von Halbelektrolytlösungen. Weitere von der Indikation hergeleitete Bezeichnungen sind Rehydratations- oder Nierenstarterlösungen.
- Halbelektrolytlösungen enthalten die hauptsächlichen Serumelektrolyte in der Hälfte der normalen Serumkonzentration. Halbelektrolytlösungen sind indiziert zum Ersatz von Extrazellulärflüssigkeit bei ausgeprägt hypertoner Dehydratation durch überwiegenden Verlust von Wasser.
- „Rehydratationslösungen" enthalten Natriumchlorid in einer Konzentration, die unterhalb der normalen Serumkonzentrationen liegt. Die meisten der vielfältig hergestellten Rehydratationslösungen sind den Halbelektrolytlösungen sehr ähnlich. Elektrolythypotone Rehydratationslösungen mit einem deutlich niedrigeren Elektrolytgehalt (z. B. ⅓ molare Elektrolytlösungen) sind nach dem heutigen Kenntnisstand entbehrlich.

• *Elektrolytfreies Wasser* kann durch 5%ige Glukose oder 5%iges Xylit zugeführt werden. Das Kohlenhydrat wird metabolisiert, dadurch entsteht osmotisch freies „reines Wasser". Nach dem heutigen Kenntnisstand haben elektrolytfreie Lösungen in der Rehydratation bei hypertoner Dehydratation keine Indikation mehr. Bei der hypertonen Dehydratation besteht in der Regel auch ein Natriummangel, reiner Wassermangel ist ausgesprochen selten. Darüber hinaus besitzt das Hirngewebe die Fähigkeit, sich an die Hypertonie des Extrazellulärraumes dadurch zu adaptieren, daß es durch Steigerung osmotisch aktiver Substanzen seine Osmolalität an die des Extrazellulärraumes angleicht. Die Hirnschrumpfung bei Hyperosmolalität des Extrazellulärraumes ist offenbar ein passageres Phänomen. Die Infusion von osmotisch freiem Wasser bringt in diesem adaptierten Zustand die Gefahr einer Hirnödementstehung mit sich.

• *Bilanzierte Elektrolytlösungen* oder Basislösungen enthalten in 30–35 ml/kg Körpergewicht (1500 ml/m^2 Körperfläche) den täglichen Normbedarf eines Erwachsenen an Wasser, Natrium und Kalium. Im Vergleich mit Vollelektrolytlösungen ist der Kaliumgehalt wesentlich höher. Basislösungen dienen zur Bereitstellung von Wasser und Elektrolyten in der Infusionstherapie unkomplizierter Fälle, bei denen eine exakte Bilanzierung des Wasser-Elektrolyt-Haushaltes nicht erforderlich ist.

- *Ersatzlösungen* zum Ersatz gastrointestinaler Flüssigkeitsverluste sind auf dem Prinzip der volumengleichen Zufuhr aufgebaut. Ein bestimmtes Volumen an Infusionslösung soll das gleiche Volumen an verlorener Körperflüssigkeit ersetzen. Ersatzlösungen können ebenfalls in unkomplizierten Fällen oder bei mangelhaften Kontrollmöglichkeiten zur Wasser-Elektrolyt-Substitution eingesetzt werden.
  - Am häufigsten werden Magensaftersatzlösungen eingesetzt. Sie sollen auf isovolämischer Basis verlorenen Magensaft ersetzen.
  - Ersatzlösungen stehen auch zum Ersatz des Verlustes an alkalischen Dünndarmsekreten zur Verfügung.
- Die vielfältigen im Handel befindlichen *Kohlenhydratlösungen mit Elektrolytzusätzen* sind kaum überschaubar und weitestgehend entbehrlich. Sie sollen für die Infusionstherapie bei gleichzeitiger Bilanzierung des Wasser-Elektrolyt-Haushaltes und künstlicher Ernährung eingesetzt werden. In der Praxis ist es unter Bedingungen der Intensivstation einfacher, den Energiebedarf durch höher konzentrierte Kohlenhydratlösungen zu ersetzen und zugleich entweder Elektrolytlösungen zu infundieren oder aber den Kohlenhydratlösungen Elektrolytkonzentrate zuzusetzen.

Tabelle 15 Elektrolytkonzentrate

	1 ml enthält Kation	Anion
Natriumchlorid	1 mmol (mval) Na^+	1 mmol (mval) Cl^-
Kaliumchlorid	1 mmol (mval) K^+	1 mmol (mval) Cl^-
Natriumbikarbonat	1 mmol (mval) Na^+	1 mmol (mval) HCO_3^-
Kaliumbikarbonat	1 mmol (mval) K^+	1 mmol (mval) HCO_3^-
Natriumphosphat	1 mmol (mval) Na^+	0,6 mmol (1,8 mval) PO_4^{3-}
Kaliumphosphat	1 mmol (mval) K^+	0,6 mmol (1,8 mval) PO_4^{3-}
Kalziumchlorid	0,5 mmol (1 mval) Ca^{2+}	1 mval Cl^-
L-Lysin-Hydrochlorid	1 mmol (mval) L-Lys-H^+	1 mmol (mval) Cl^-
L-Argenin-Hydrochlorid	1 mmol (mval) L-Arg-H^+	1 mmol (mval) Cl^-
Salzsäure	1 mmol (mval) H^+	1 mmol (mval) Cl^-

- Elektrolytkonzentrate in Ampullenform enthalten in der Regel die Elektrolyte in 1 molarer Konzentration (1 ml des Konzentrats = 1 mmol). Sie dienen als Zusatzampullen zu Infusionslösungen dem Ersatz von Elektrolyten, basischen und sauren Äquivalenten. Verfügbare und praktisch wichtige Elektrolytkonzentrate (Tab. 15).

Technik

Grundlagen

- Die erfolgreiche Durchführung einer bilanzierten Infusionstherapie beruht letztlich auf der richtigen Antwort und der richtigen therapeutischen Reaktion auf 4 Fragen:
  1. Besteht ein ausgeglichener Wasser-Natrium-Haushalt oder liegen bereits Störungen vor?
  2. Bedingt das Grundleiden abnorme Verhältnisse in der Regulation des Flüssigkeitshaushaltes?
  3. Bestehen oder drohen laufend abnorme Verluste?
  4. Wenn eine Störung des Flüssigkeitshaushaltes vorliegt, welcher Art ist diese?

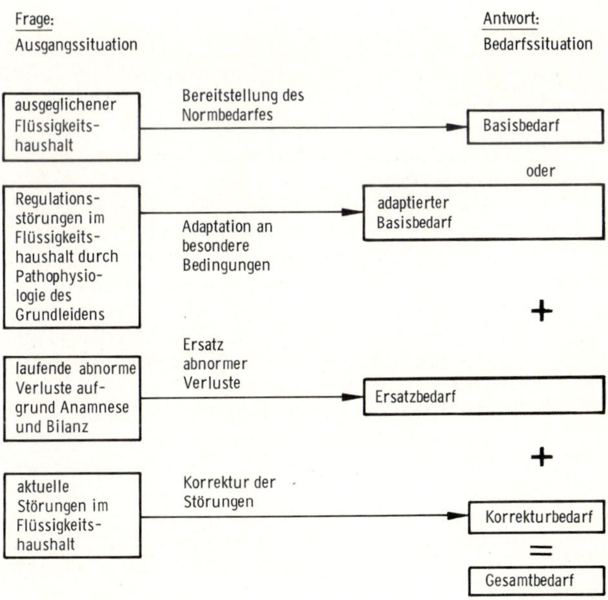

Abb. 6 Systematik der Bilanzierung

- Die Antworten auf diese Fragen ergeben unterschiedliche Bedarfssituationen (s. Schema Abb. 6).
  1. Der Flüssigkeitshaushalt ist ausgeglichen, die Elimination von Wasser und Elektrolyten normal, abnorme Verluste sind aus Anamnese und Bilanz nicht erkennbar = Basisbedarf.
  2. Ausgeglichener Flüssigkeitshaushalt ohne abnorme Verluste, jedoch läßt die Pathophysiologie des Grundleidens Eliminationsstörungen erwarten (Niereninsuffizienz, Leberinsuffizienz) = adaptierter Basisbedarf.
  3. Der Flüssigkeitshaushalt ist noch ausgeglichen, jedoch bestehen oder drohen abnorme laufende Verluste (Erbrechen, Durchfall, Fisteln, Sonden, Drainagen, Schweiß) = Ersatzbedarf zusätzlich zum Basisbedarf.
  4. Es bestehen manifeste Störungen des Wasser-Elektrolyt-Haushaltes = Korrekturbedarf zum Ausgleich der Störung.
- *Basisbedarf* ist der durchschnittliche Erhaltungs- oder Normbedarf. Er stellt die normalerweise erforderlichen Durchschnittsmengen an Wasser, Natrium und Kalium bereit. Die Zufuhr des Basisbedarfs garantiert die Aufrechterhaltung der Homöostase, solange keine Störung der Flüssigkeitsregulation, des Flüssigkeitshaushaltes und keine laufenden abnormen Verluste vorliegen.
  1. Errechnung des Basisbedarfs:

Wasser	Na	K
30 ml/kg/die 1,5 l/m^2/die	80–120 mval/die	60–80 mval/die

  2. Zur Deckung des Basisbedarfs dienen:
     - Basislösungen (s. S. 217) oder
     - 5%ige Kohlenhydratlösungen als Trägerlösungen mit entsprechendem Zusatz von Elektrolytkonzentraten (s. S. 218).
- Der *adaptierte Basisbedarf* ist erforderlich, wenn die Pathophysiologie des Grundleidens Störungen der Elimination von Wasser und Natrium beinhaltet. Dies ist der Fall oder kann der Fall sein:
  - Bei Niereninsuffizienz mit akutem Nierenversagen.
  - Bei Leberinsuffizienz, evtl. mit begleitender Niereninsuffizienz.
  - Bei manifester Herzinsuffizienz.
  - Nach schweren Operationen oder Traumen.
  1. Bei chronischer Niereninsuffzienz kann je nach Stadium der Krankheit der Bedarf an Natrium und Wasser erhöht oder eingeschränkt sein. Die Bilanzierung erfolgt individuell.
  2. Bei Patienten mit akutem Nierenversagen hängt der Bedarf an Wasser und Natrium von der aktuellen Situation ab und kann sich von Tag zu Tag ändern. Die Bilanzierung erfolgt individuell.

3. Bei Patienten mit Leberinsuffizienz ohne Ödeme erfolgt die Infusionsstherapie zunächst mit dem Basisbedarf, der entsprechend der Überwachung und Bilanzierung unter Umständen adaptiert werden muß (s. S. 244).
4. Bei Patienten mit Herzinsuffizienz richtet sich der Bedarf an Wasser und Elektrolyten nach dem Kompensationsgrad (s. S. 247).
5. Für den postoperativen und posttraumatischen Patienten sind folgende Bedarfsmengen anzusetzen:
   Wasser 40 ml/kg/die, Na 250–300 mval/die, K 60 mval/die. Zur Deckung dieses Basisbedarfes wurden speziell adaptierte Fertiglösungen für den perioperativen und den peritraumatischen Zustand konzipiert.

- Ein *Ersatzbedarf* wird bei laufenden abnormen Verlusten erforderlich. Diese ergeben sich aus Anamnese oder laufender Überwachung und Bilanzierung des Flüssigkeitshaushaltes:

1. Typische abnorme Verluste entstehen durch:
   - Polyurie.
   - Magensaftverluste bei Erbrechen oder Magensonden.
   - Durchfälle.
   - Drainagen.
   - Äußere Fisteln oder Darmstomata.
   - Wundsekrete.
   - Gesteigerte Perspiratio insensibilis bei Hyperventilation, anhaltendem Fieber.
   - Wiederholtes Schwitzen (Perspiratio sensibilis).

   Die abnormen Verluste an Wasser und Elektrolyten werden entweder gemessen oder geschätzt (s. S. 224).
2. Der Ersatzbedarf wird zugeführt:
   - Durch individuellen Zusatz von Elektrolyten zu Trägerlösungen entsprechend dem errechneten Bedarf oder
   - Durch Infusion sogenannter Ersatzlösungen, die den Flüssigkeitsverlust auf isovolämischer Basis ersetzen (Volumen verlorener Körperflüssigkeit = Volumen der zugeführten Ersatzlösung).

- Ein *Korrekturbedarf* ist anzunehmen, wenn manifeste Störungen des Wasser-Elektrolyt-Haushaltes eingetreten sind und durch die Infusionstherapie korrigiert werden sollen.
  - Zur Behandlung der Dehydratation erfolgt Flüssigkeitsersatz mittels Elektrolytlösungen.
  - Zur Behandlung der Hyperhydratation wird die Zufuhr an Wasser und Elektrolyten unter den Basisbedarf gedrosselt, zugleich Wasser und Natrium forciert eliminiert.

Bilanzberechnung

- Die Erstellung des Bilanzplanes ergibt sich aus der Erfassung von Zufuhr und Ausfuhr.
- Als *Zufuhr* sind zu berücksichtigen:

– Enterale Zufuhr.
– Parenterale Zufuhr.
– Endogenes Körperwasser.
– Resorption aus Inhalationsaerosolen.

1. Das enterale und parenterale Angebot an Wasser-Natrium und Kalium kann exakt berechnet werden.
2. Das endogene Körperwasser, also diejenige Wassermenge, die endogen im Organismus entsteht und dem Extrazellulärraum zugeführt wird, kann im Einzelfall praktisch nicht berechnet, sondern nur aufgrund von Erfahrungswerten geschätzt werden.
   – Oxidationswasser (metabolisches Wasser, endogenes Stoffwechselwasser) beträgt beim Erwachsenen 200–300 ml/24 Std. oder 270 ml/m^2 und ist abhängig vom Kalorienumsatz (10–15 ml/100 kcal) (2,4–3,6 ml/kJ).
   – Das Oxidationswasser kann bei hyperkatabolen Zuständen erheblich ansteigen, ohne daß eine klinisch praktikable Berechnungsformel zur Verfügung steht.
   – Wird in der Katabolie körpereigene Substanz, beispielsweise Muskulatur, abgebaut, so wird außer dem im Oxidationsprozeß entstehenden Wasser (Oxidationswasser) auch das ursprünglich in der Zellmasse als intrazelluläre Flüssigkeit gebundene Wasser (präformiertes Wasser) frei und dem extrazellulären Raum zugeführt.
   – Beim akuten Nierenversagen mit Katabolie kann die endogene Wasserproduktion aus Oxidationswasser und freigesetztem Zellwasser bis zu 700 ml/24 Std. betragen.
   – Bei schweren Traumen und Infektionen mit Katabolie kann die endogene Wasserproduktion aus Oxidationswasser und freigesetztem Zellwasser bis zu 1000 ml/24 Std. betragen.

Beachte!

– Beim kritisch Kranken mit Stoffwechselkatabolie kann ein gleichbleibendes Körpergewicht bereits auf Wassereinlagerung hinweisen. Der Gewichtsverlust durch Gewebsabbau wird gleichsam aufgewogen durch die Gewichtszunahme infolge Wassereinlagerung.
– Bleibt beim kritisch Kranken das Körpergewicht in täglichen Kontrollen konstant, so ist darauf zu achten, ob dies die erwünschte Folge einer hochkalorischen eiweißreichen künstlichen Ernährung oder aber die unerwünschte Folge einer Wassereinlagerung darstellt.

3. Bei Anwendung von Verneblern bei künstlicher Beatmung mit alveolengängigen Aerosolen kann Wasser durch die Lunge auf-

genommen werden. Diese pulmonale Wasserzufuhr ist in der klinischen Routine nicht zu messen. Sie kann 300–500 ml/24 Std. betragen.

Zur Berücksichtigung des pulmonalen Flüssigkeitsaustausches bei Dauerbeatmung mit Aerosolen wurden 3 Verfahren vorgeschlagen:

- Für die Berechnung der Wasserbilanz wird auf der Verlustseite nur die Hälfte der angenommenen Perspiration eingesetzt.
- Von dem angenommenen Wasserverlust durch Perspiration ist der Lungenanteil von ca. 400 ml/24 Std. abzuziehen.
- Auf der Zufuhrseite sind 300 ml/24 Std. als alveoläre Flüssigkeitszufuhr einzusetzen.

Beachte!

Bei zunehmend positiver Wasserbilanz oder bei Nichterzielen einer gewünschten negativen Wasserbilanz ist, wenn die Gründe dafür nicht offenkundig sind, an die Wasserzufuhr durch pulmonale Resorption aus Aerosolen zu denken und dieser Zufuhranteil entsprechend zu bilanzieren.

- Die *Ausfuhr* erfolgt als:
  - Urin.
  - Perspiratio insensibilis.
  - Schweiß (Perspiratio sensibilis).
  - Stuhl.
  - Sekrete des Verdauungskanals, die als Magensaft oder Darmsekrete abgeleitet werden.
  - Tracheobronchialsekret.
  - Exsudate oder Transsudate aus Wunden oder in Körperhöhlen.

1. Die renale Elimination von Wasser, Natrium und Kalium kann exakt gemessen werden.
2. Der Flüssigkeitsverlust durch Perspiratio insensibilis wird mit 800–1000 ml/die oder 12–15 ml/kg/die angenommen.
   - Die Flüssigkeitsabgabe durch Perspiratio insensibilis ist eine Funktion der Wärmeabgabe des Organismus und damit als obligatorischer Wasserverlust weitgehend unabhängig von der äußeren Wasserbilanz.
   - Die Flüssigkeitsabgabe durch Perspiratio insensibilis hängt vom Energieumsatz ab, sie beträgt 42–44 ml/100 kcal (10,0–10,5 ml/kJ).
   - Der pulmonale Anteil der Flüssigkeitsabgabe durch Perspiration beträgt normalerweise etwa 400 ml/24 Std.
   - Bei künstlicher Dauerbeatmung mit Verwendung alveolengängiger Aerosole wird durch pulmonale Resorption von Wasser die pulmonale Wasserbilanz verändert (s. S. 222).
   - Für die klinische Bilanzierung kann die Zunahme der Perspiratio insensibilis bei durchschnittlichen Tageskörpertemperaturen über 37,5 °C pro 1 °C mit zusätzlich 2 ml/kg/die Verlust berechnet werden.

- Flüssigkeitsverluste durch Schweiß (Perspiratio sensibilis):
  a) Geringgradiges, zeitweises Schwitzen 300 ml/die zusätzlich.
  b) Mittleres, zeitweises Schwitzen 600 ml/die zusätzlich.
  c) Starkes, zeitweises Schwitzen 1000 ml/die zusätzlich.
  d) Kontinuierliches Schwitzen mindestens 2000 ml/die zusätzlich.

3. Flüssigkeits- und Elektrolytausscheidungen über den Stuhl werden in der Regel geschätzt.
   - Mengenmessung und Elektrolytanalyse im durch Darmrohr abgeleiteten Stuhlgang sind hygienisch bedenklich. Selbst wenn der Stuhl gewogen wird, muß noch immer der Wassergehalt geschätzt werden. Dieser wird normalerweise mit 70–80% angegeben, kann jedoch erheblich variieren.
4. Gastrointestinale Wasser- und Elektrolytverluste entstehen durch Erbrechen, Ableitung von Magensaft durch Magensonden, Darmfisteln und Stomata, Darmdrainagen.
   - Wenn die gastrointestinale Flüssigkeit durch Sonden, Drainagen oder Fisteln abgeleitet wird, kann sie exakt gemessen und nach dem Elektrolytgehalt analysiert werden.
   - Dieses Verfahren ist jedoch pflegerisch aufwendig und sollte auf einzelne problematische Fälle beschränkt bleiben.
   - In der Regel reicht es aus, wenn das Volumen nach der Markierung der Auffangbeutel bestimmt und der Elektrolytgehalt aus Erfahrungswerten entnommen wird (Tab. 16).
5. Abgesaugtes Tracheobronchialsekret kann in seinem Volumen aus der Füllung der Sammelgefäße ausreichend genau bestimmt werden. Dies ist jedoch nur in Einzelfällen indiziert, bei denen erhebliche Mengen an Tracheobronchialsekret gefördert werden. Die Messung des Elektrolytgehaltes ist aus hygienischen Gründen abzulehnen und in der Regel auch zu entbehren.

Tabelle 16 Anhaltszahlen für Elektrolytverluste durch Sekrete und Ausscheidungen

	Na^+ mval/l	K^+ mval/l	Cl^- mval/l
Magensaft	60	20	85
Galle	145	5	100
Dünndarm	100	5	100
Pankreas	140	5	80
Dickdarm (Zäkostomie)	80	20	50
Stuhl, geformt	35	70	70
Durchfälle	80–110	20 u. mehr	50–100
Schweiß	60	10	45
Speichel	35	20	35

6. Exsudate oder Transsudate aus Wunden oder Körperhöhlen können volumenmäßig erfaßt werden, wenn sie durch Drainagen abgeleitet werden. Fistelsekrete können auch mittels an der Bauchwand fixierter Plastikbeutel aufgefangen und volumenmäßig abgeschätzt werden. Die Elektrolytanalyse der Sekrete ist zumeist überflüssig und kann ausreichend genau geschätzt werden.
   Beachte!
   Flüssigkeitsverlust durch Stuhl und abgeleitete Sekrete des Verdauungskanals, aus Wunden und Körperhöhlen können bei Ableitung in Auffangbeutel in der Regel volumenmäßig ausreichend genau bestimmt werden. Die Elektrolytanalyse in diesen Körperflüssigkeiten erübrigt sich zumeist und soll aus praktikablen Gründen nur dann angewendet werden, wenn anders nicht lösbare Probleme in der Elektrolytbilanzierung bestehen.

- Aus der Summation der einzelnen Einfuhr- und Ausfuhrmengen ergibt sich die Gesamtzufuhr an Wasser und Elektrolyten sowie die Gesamtausfuhr an Wasser und Elektrolyten. Aus dem Vergleich der Gesamtzufuhr und Gesamtausfuhr ergibt sich die Bilanz.
  Beachte!
  - Der wichtigste Teil der Bilanzierung des Flüssigkeitshaushaltes ist die Volumenbilanz. Die gewonnenen Werte sind ausreichend exakt, um in den Infusionsplan umgesetzt zu werden.
  - Für die Natriumbilanz ergeben sich erfahrungsgemäß auch bei Berücksichtigung aller genannten Kriterien nicht selten erhebliche Defizite oder Überschüsse in der Tagesbilanz, die keineswegs unreflektiert in den Infusionsplan des nächsten Tages eingesetzt werden dürften. Offenkundig sind die Möglichkeiten der klinischen Bilanzierung hier begrenzt.
  - Der Serumnatriumspiegel sagt per se nichts über den Natriumbestand und damit über den Natriumbedarf aus. Die Natriumserumkonzentration spiegelt die Osmolalität der Extrazellulärflüssigkeit wieder. Hypernatriämie kann sowohl mit Verminderung des Gesamtnatriumbestandes (Natriummangel) als auch Vermehrung des Gesamtnatriumbestandes (Natriumüberschuß) einhergehen. Das Umgekehrte gilt für eine Hyponatriämie. Der Serumnatriumspiegel kann daher nur im Zusammenhang mit den anderen Beurteilungskriterien des Flüssigkeitshaushaltes verwertet werden. Besteht aufgrund der Gesamtsituation Dehydratation und zugleich Hyponatriämie, so ist ein schwerer Natriummangel anzunehmen. Besteht aufgrund der Gesamtsituation Hyperhydratation und zugleich eine Hypernatriämie, so ist ein schwerer Natriumüberschuß anzunehmen. Besteht aufgrund der Gesamtsituation Hyperhydratation und eine Hyponatriämie, so handelt es sich um das sogenannte Dilutionssyndrom,

das schwere Herzinsuffizienz oder dekompensierte Leberinsuffizienz anzeigt.

Infusionsplan

- Die Erstellung des Infusionsplanes für den individuellen Patienten erfolgt in der Regel in 24stündlichen Intervallen.
  - Der Infusionsplan berücksichtigt den aktuellen Zustand des Patienten (Beurteilung s. S. 132) sowie das Ergebnis der Bilanz.
- Bei der Aufstellung des Infusionsplans sind praktisch 2 Situationen zu unterscheiden:
  - Beginn der Bilanzierung (De-novo-Bilanzierung). Die für den Patienten adäquate Zufuhrmenge wird erstmals angesetzt. Die Bilanz des Vortages ist nicht bekannt und kann nur aufgrund anamnestischer Angaben und ärztlicher Erfahrung geschätzt werden.
  - Fortführung der Bilanz (Tag-zu-Tag-Bilanz). Die Bilanz des Vortages ist bekannt und kann in die Berechnung der adäquaten Zufuhr mit einbezogen werden.
- *Beginn der Bilanzierung:*
  Vor der Erstellung des Zufuhrplanes sind auf der Grundlage der Vorgeschichte des aktuellen Befundes und der Kenntnisse über die Pathophysiologie des Grundleidens folgende Entscheidungen zu treffen:
  - Ist eine Ausscheidungsstörung zu erwarten?
  - Sind laufende abnorme Verluste zu erwarten?
  - Besteht ein ausgeglichener Wasser-Elektrolyt-Haushalt, oder liegt eine Störung vor?

  Aus den getroffenen Entscheidungen ergeben sich die Konsequenzen für die Berechnung des Zufuhrplanes.
  1. *Erstes Urteil:* Ausscheidungsstörungen oder abnorme Verluste bestehen nicht und sind für die nachfolgende Zeitspanne nicht zu erwarten, der Wasser-Elektrolyt-Haushalt ist ausgeglichen.
     - Konsequenz: Ansetzen des Basisbedarfs (Erhaltungsbedarf) als Gesamtbedarf und Anstreben einer weiterhin ausgeglichenen Bilanz.
  2. *Zweites Urteil:* Als Folge der Grundkrankheit ist eine Veränderung der Elektrolyt- und Wasserausscheidung zu erwarten, beispielsweise bei Niereninsuffizienz, Herzinsuffizienz, Leberinsuffizienz, postoperativen Zuständen.
     - Konsequenz: Ansetzen eines korrigierten Basisbedarfs als Erhaltungsbedarf zur Aufrechterhaltung einer ausgeglichenen Bilanz.
  3. *Drittes Urteil:* Es sind laufende abnorme Verluste zu erwarten infolge von Erbrechen, Durchfällen, Speichelfluß, Temperatursteigerung und Schwitzen, Tracheobronchialsekretion, Polyurie,

Drainagen, Sonden oder Fisteln, Transsudation und Exsudation.
- Konsequenz: Ansetzen eines zusätzlichen Ersatzbedarfs, d. h. Deckung der abnormen Verluste durch Steigerung der Zufuhr der betroffenen Komponenten über den errechneten Basisbedarf hinaus, entsprechend den berechneten Verlusten, mit dem Ziel, eine ausgeglichene Bilanz zu erreichen (Basisbedarf + Ersatzbedarf = Erhaltungsbedarf).

4. *Viertes Urteil:* Es liegt eine Störung im Wasser-Elektrolyt-Haushalt vor.
   - Konsequenz: Ansetzen eines Korrekturbedarfs zum Ausgleich dieser Störung, das bedeutet bei Mangelzuständen gesteigerte Zufuhr der verminderten Komponenten und Anstreben einer positiven Bilanz, bei Überschußzuständen Restriktion und Elimination der gesteigerten Komponente und Anstreben einer negativen Bilanz. In diesem Falle ergibt sich der Gesamtbedarf aus der Formel Erhaltungsbedarf + Korrekturbedarf.
5. In komplizierten Fällen muß der Zufuhrplan alle diese Teilaspekte einbeziehen. Ausreichende Zufuhr von Wasser und Elektrolyten zur Deckung des Basisbedarfs, Korrektur einer bestehenden Störung, Ersatz abnormer Verluste und Berücksichtigung möglicher Ausscheidungsstörungen.

- *Fortführung der Bilanz:*

Setzt man die Bilanzierung fort, so sind auf der Grundlage der Bilanz der vorangegangenen Zeitspanne, des aktuellen Befundes und der Pathophysiologie des Grundleidens folgende Entscheidungen zu treffen.
- War die Bilanz des Vortages ausgeglichen?
- Ist zum Zeitpunkt der Bilanzerstellung der Wasser-Elektrolyt-Haushalt ausgeglichen oder liegt eine Störung vor?
- Werden ein etwaiger abnormer Verlust oder eine Ausscheidungsstörung für den nachfolgenden Tag fortbestehen?

Je nach der getroffenen Beurteilung ergeben sich für die Berechnung des Zufuhrplanes folgende Konsequenzen:
1. *Erstes Urteil:* Die Bilanz des Vortages ist rechnerisch ausgeglichen, eine Störung des Wasser-Elektrolyt-Haushaltes ist nicht erkennbar.
   - Konsequenz: Wasser und Elektrolyte werden unverändert zugeführt unter der Annahme, daß die Situation des Patienten, insbesondere ein etwaiger abnormer Verlust oder eine Ausscheidungsinsuffizienz, auch am folgenden Tag unverändert fortbesteht.
2. *Zweites Urteil:* Die Bilanz ist rechnerisch ausgeglichen, es besteht jedoch eine unkorrigierte Störung im Wasser-Elektrolyt-Haushalt.

– Konsequenz: Zur Korrektur der vorgefundenen Störung wird die Zufuhr von Wasser oder Elektrolyten entsprechend den Regeln zur Korrektur des Wasser-Elektrolyt-Haushaltes gegenüber dem Betrag des Vortages gesteigert oder gedrosselt.

3. *Drittes Urteil:* In der Bilanz des Vortages übertrifft die Ausscheidung die Zufuhr (negative Bilanz).
   a) Der Verlust an Wasser oder Elektrolyten ist erwünscht, da durch die überschießende Ausfuhr eine vorher bestehende Störung (Hyperhydratation, Natriumüberschuß, Kaliumüberschuß) korrigiert wird.
   Konsequenz: Zur Korrektur dieser Störung ist weiterhin eine negative Bilanz anzustreben, bis die vorbestehende Störung komplett korrigiert ist. Dann ist der Basisbedarf oder der auf laufende abnorme Verluste korrigierte Basisbedarf anzusetzen.
   b) Durch den Verlust an Wasser und Elektrolyten ist eine Störung im Wasser-Elektrolyt-Haushalt eingetreten (Dehydratation, Natriummangel, Kaliummangel).
   Konsequenz: Die eingetretene Störung ist entsprechend den Regeln zur Korrektur des Wasser-Elektrolyt-Haushaltes zu behandeln. Zusätzlich sind unter der Annahme, daß der Verlust an Wasser oder Elektrolyten für den nachfolgenden Tag unverändert fortbestehen wird, die laufenden Zufuhrmengen gegenüber dem Vortag zu steigern.
4. *Viertes Urteil:* In der Bilanz des Vortages übertraf die Zufuhr die Ausscheidung (positive Bilanz).
   a) Die Retention von Wasser und Elektrolyten ist erwünscht, da dadurch eine vorher bestehende Störung (Dehydratation, Natriummangel, Kaliummangel) korrigiert wird.
   Konsequenz: Zur Korrektur dieser Störung ist weiterhin eine positive Bilanz anzustreben, bis die vorher bestehende Störung komplett korrigiert ist. Dann ist der Basisbedarf oder der auf laufende abnorme Verlust korrigierte Basisbedarf anzusetzen.
   b) Durch die Retention von Wasser oder Elektrolyten ist eine Störung des Wasser-Elektrolyt-Haushaltes eingetreten (Hyperhydratation, Natriumüberschuß, Kaliumüberschuß).
   Konsequenz: Die eingetretene Störung ist entsprechend den Richtlinien zur Korrektur des Wasser-Elektrolyt-Haushaltes zu behandeln. Zusätzlich ist unter der Annahme, daß entweder ein Überangebot oder eine Ausscheidungsinsuffizienz vorlagen und die Ausscheidungsinsuffizienz fortbestehen wird, die laufende Zufuhrmenge gegenüber dem Vortag zu reduzieren.

Zufuhr der Infusionen

- Welche Infusionslösungen verwendet werden, ist für die Bilanz des Wasser-Elektrolyt-Haushaltes letztlich unerheblich. Für die Infusionstherapie bei Intensivpatienten, bei denen eine individuelle Tagesbilanz errechnet wird, hat sich die Kombination von Grundlösungen und Elektrolytkonzentraten am besten bewährt. Wesentlich ist, daß standardisierte Lösungen wie Basislösungen, Rehydratationslösungen, Ersatzlösungen bei Intensivbehandlungsfällen nur nach Maßgabe und unter Überwachung der Bilanz eingesetzt werden.
  - Vorteil der Fertiglösungen ist die einfache und hygienisch sichere Handhabung.
  - Vorteil der Zusätze zu Standardlösungen ist die Anpassung an die individuelle Situation, Hauptnachteil die Gefahr der Kontamination.
- Die Infusion im Rahmen der Bilanzierung erfolgt bei Intensivpatienten in der Regel als Dauerinfusion über Venenverweilkatheter, meist über zentrale Venenkatheter. Wegen der möglichen Komplikationen des Zentralvenenkatheters sollte bei weniger schwer kranken Patienten die Möglichkeit der Infusion über periphere Venenkatheter, Venenplastikverweilkanülen oder Flügelinfusionsbestecke mit Metallkanülen stets überprüft werden.
- Die Steuerung der Zufuhrrate erfolgt am sichersten über Infusionsautomaten.
  - Als Infusionsautomaten sollten nur Geräte mit Pumpsystemen verwendet werden. Infusionssteuergeräte, die nach dem gravimetrischen Prinzip arbeiten, haben die gleichen Unsicherheiten wie die einfache Rollenklemme als Tropfenregulator.

Komplikationen und Fehlerquellen

- Hauptkomplikation der Infusionstherapie im engeren Sinne ist die Überinfusion. Sie führt zur Wasserretention mit Gefahr von Herzinsuffizienz, im Extremfall kardialem alveolärem Lungenödem, mit Gefahr der Auslösung oder Verstärkung einer akuten respiratorischen Insuffizienz durch interstitielles Lungenödem, mit der Gefahr eines Hirnödems.
  - Eine bekannte Faustregel der Intensivtherapie lautet, den Patienten „auf der trockenen Seite zu halten".
    a) Die Wahrheit dieser Regel liegt darin, daß es schwieriger ist, Flüssigkeit wieder zu eliminieren, als sie zuzuführen, und daß kritisch Kranke aufgrund der vielen ätiologischen Möglichkeiten zur Entstehung eines akuten Lungenversagens häufig zur Flüssigkeitsretention in der Lunge neigen. Eine nur geringgradig positive Flüssigkeitsbilanz kann die Lungenfunktion erheblich verschlechtern.

b) Die Gefahr besteht darin, daß durch anhaltende Hypovolämie eine Kreislaufinsuffizienz und ein funktionelles Nierenversagen auftreten und sich perpetuieren können. Häufig begangene therapeutische Irrtümer bestehen darin, daß Patienten zur Stabilisierung des Kreislaufs Katecholamine erhalten und in Wahrheit unter einem Volumendefizit leiden, oder daß Patienten wegen einer akuten Niereninsuffizienz Diuretika erhalten oder die extrakorporale Hämodialyse erwogen wird, obwohl die Niereninsuffizienz auf Volumendefizit beruht.

- Komplikationen der Infusionstherapie im weiteren Sinne sind Komplikationen des Venenkatheters: Verletzungen beim Einführen des Katheters, Thrombose der katheterführenden Vene, Katheterinfektion und Sepsis.
- Hauptquellen für fehlerhafte Bilanzberechnungen und Infusionspläne:
  - Labordaten werden überbewertet, denn die Elektrolytkonzentrationen im Serum und Urin müssen im Licht der anamnestischen und klinischen Befunde, der Pathophysiologie des Grundleidens und der vorangegangenen Flüssigkeitsbilanz und -therapie interpretiert werden.
  - Die prospektive Erstellung eines Zufuhrplanes aufgrund der Bilanz eines zurückliegenden Zeitabschnittes impliziert die Annahme, daß Wasser und Elektrolytausscheidung konstant bleiben und etwaige abnorme Bedingungen fortbestehen. Treten akute Veränderungen auf, so muß der Bilanzplan nachkorrigiert werden.
  - Die Produktion an endogenem Körperwasser ist im Einzelfall nicht zu berechnen. Wird die endogene Wasserzufuhr zu niedrig angesetzt, so wird die exogene Wasserzufuhr zu hoch bilanziert, Wassereinlagerung kann die Folge sein. Wird die endogene Wasserzufuhr zu hoch angesetzt, so wird die exogene Flüssigkeitszufuhr zu niedrig bilanziert, zunehmender Volumenmangel kann die Folge sein.
  - Der Wasserverlust durch Perspiratio kann schwer zu beurteilen sein. Wird der Wasserverlust durch Perspiratio insensibilis zu hoch angesetzt, beispielsweise beim langzeitbeatmeten Patienten, dann wird die exogene Flüssigkeitszufuhr zu hoch bilanziert, Wassereinlagerung kann auftreten. Wird der Wasserverlust durch Perspiratio insensibilis unterschätzt, so wird die exogene Flüssigkeitszufuhr zu niedrig bilanziert, Dehydratation kann die Folge sein.
  - Probleme für den Bilanzplan bedeuten Flüssigkeitssequestrierungen in entzündete und traumatisierte Gewebe oder Flüssigkeitsaustritte in Hohlräume (dritte Räume). Diese Flüssigkeit ist für die physiologische Funktion des Extrazellulärraumes nicht

mehr verfügbar, dies zeigt sich jedoch nicht im Körpergewicht. Wenn Flüssigkeitssequestrationen nicht verhütet oder behoben werden können, dann muß vorübergehend die sequestrierte Flüssigkeit im Intravasalraum ersetzt werden, die Bilanz muß rechnerisch positiv werden. Wird diese Flüssigkeit aus den 3. Räumen wieder mobilisiert, so muß sie als endogene Wasserzufuhr mitberücksichtigt werden, das bedeutet, daß nunmehr eine negative Bilanz angestrebt werden muß, um Hypervolämie zu vermeiden.

- Auch bei sorgfältiger Beachtung aller erreichbaren Daten ist die Bilanzierung stets ein grobes Maß mit vielen Fehlerquellen. Sie dient in erster Linie der Bereitstellung der notwendigen Mengen an Flüssigkeit und Natrium bei Vermeidung von Überangeboten. Feinkorrektur der Homöostase gelingt stets nur durch die körpereigenen Mechanismen.

Bilanzierung des Säure-Basen-Haushaltes

Prinzip

- *Überwachung* des Säure-Basen-Gleichgewichts des Extrazellulärraumes durch Analyse des Säure-Basen-Status im arteriellen Blut.
- *Behebung* metabolischer Störungen des Säure-Basen-Gleichgewichtes durch dosierte Zufuhr saurer oder alkalischer Äquivalente (*Korrekturbedarf*), in speziellen Fällen durch Elimination von Säuren oder Basen.
- *Verhütung* metabolischer Entgleisungen des Säure-Basen-Gleichgewichtes und *Aufrechterhaltung* eines ausgeglichenen Säure-Basen-Status durch bilanzierte Zufuhr saurer oder alkalischer Äquivalente im Rahmen der bilanzierten Infusionstherapie *(adaptierter Basisbedarf)*.

Indikationen

- Metabolische Azidosen und metabolische Alkalosen:
  - Bei dekompensierten metabolischen Azidosen und Alkalosen ist die Indikation zur Korrektur prinzipiell gegeben. Im Einzelfall muß jedoch aufgrund der Art der Erkrankung und der allgemeinen Situation entschieden werden, ob eine Korrektur durch Zufuhr alkalischer oder saurer Äquivalente indiziert ist. So wird beispielsweise die dekompensierte diabetische Ketoazidose erst bei arteriellen pH-Werten < 7,20 durch Natriumbikarbonat korrigiert, dagegen ist bei diabetischer Laktazidose bei jeder pH-Werterniedrigung unter die Norm die Natriumbikarbonatkorrektur indiziert. Bei Kreislaufschock liegt der kritische Grenzwert bei pHa < 7,30.
  - Bei respiratorisch kompensierten metabolischen Azidosen und Alkalosen (arterieller pH-Wert im Normbereich) muß im Einzelfall entschieden werden, ob eine Korrektur der metabolischen Abweichung (negativer oder positiver Basenüberschuß > ± 2) erfolgen soll.
- Laufende abnorme Verluste von sauren oder basischen Äquivalenten:
  - Abnorme Säureverluste treten am häufigsten durch Magensaftverlust auf. Zur Verhütung dekompensierter metabolischer Alkalosen ist eine regelmäßige Substitution saurer Äquivalente indiziert.
  - Abnorme Basenverluste treten am häufigsten durch den Verlust alkalischer Verdauungssäfte auf. Zur Vermeidung dekompensierter metabolischer Azidosen ist eine regelmäßige Substitution alkalischer Äquivalente indiziert.

Medikamente

- Substitution alkalischer Äquivalente erfolgt zumeist durch Zufuhr von Natriumbikarbonat oder Tris (Trometamol = Tris[hydroxymethyl]-aminomethan), die als Pufferlösungen wirken.
  - Natriumbikarbonat ist der ubiquitär anwendbare Puffer. Verteilungsraum ist der Extrazellulärraum, wodurch eine gute Kontrolle der Wirkung durch Messung des Säure-Basen-Status im arteriellen Blut gegeben ist. Unerwünschte Nebenwirkungen können durch Überkorrektur, Natriumüberschuß mit Hypernatriämie und Serumhyperosmolalität, Natriumbeladung bei Herzinsuffizienz, Anstieg des Kohlensäurepartialdruckes bei Globalinsuffizienz der Atmung entstehen (s. Komplikationen). Natriumbikarbonat steht in Konzentratampullen in 1molarer Lösung (1 ml = 1 mmol) sowie als 8,4%ige Infusionlösung (ebenfalls 1 molar) zur Verfügung.
  - Tris (THAM) verteilt sich auch im Intrazellulärraum. Die zum Teil als vorteilhaft angesehene intrazelluläre Wirkung macht die Wirkungskontrolle problematisch, da der pH-Wert der intrazellulären Flüssigkeit klinisch nicht gemessen werden kann. Darüber hinaus werden dadurch Elimination und Verweildauer schwer überschaubar. Die Gefahr der Atemdepression kann auf der intrazellulären Wirkung beruhen.

    THAM ist daher nur indiziert, wenn bei behandlungsbedürftigen metabolischen Azidosen die Zufuhr von Natriumbikarbonat limitiert ist. Dies kann der Fall sein bei:
    - Natriumüberschuß mit Hypernatriämie.
    - Dekompensierter Herzinsuffizienz.
    - Hyperkapnie bei chronisch respiratorischer Insuffizienz.

    Tris steht als 3molare Lösung (1 ml = 3 mmol) in Konzentratampullen, als drittelmolare Infusionslösung (1 ml = 0,3 mmol) zur Verfügung.
- Die Substitution laufender abnormer Basenverluste kann durch Zusatz der Konzentratampullen zu laufenden Kohlenhydrat-Elektrolyt-Lösungen nach Maßgabe der Bilanzberechnungen erfolgen.

  Zur Substitution laufender Basenverluste können auch speziell zusammengesetzte Ersatzlösungen angewendet werden (Darmsekretersatzlösung). Die Ersatzlösungen sind so angelegt, daß auf der Basis der Volumenäquivalenz der Verlust eines Volumens an alkalischer Darmflüssigkeit durch das gleiche Volumen der Ersatzlösung ersetzt wird. Die Ersatzlösungen werden angewendet, wenn eine genauere Bilanzierung aus äußeren Umständen nicht möglich ist.
- Die Substitution saurer Äquivalente erfolgt durch Zufuhr von Aminosäurehydrochloriden oder HCl-Lösung.

- Als Aminosäurenhydrochloride werden L-Arginin-Hydrochlorid und L-Lysin-Hydrochlorid verwendet. Es stehen 1molare Konzentratampullen zur Verfügung (1 ml = 1 mmol). Die Wirkung setzt die Metabolisierung in der Leber voraus, wodurch H-Ionen freiwerden. Unsicherheiten in der Wirkung ergeben sich, wenn diese Metabolisierung durch Störung der Leberdurchblutung oder in der Leberzellfunktion beeinträchtigt ist. Die Zufuhr größerer Mengen ist bei Leberinsuffizienz problematisch.
- HCl kann als 0,1 bis 0,2 normale (0,1 bis 0,2 mmol/ml) Lösung infundiert werden. Als Trägerlösungen dienen Kohlenhydrat und Elektrolytlösungen. Die infundierten H-Ionen werden direkt, unabhängig von vorgeschalteten Stoffwechselzellschritten, wirksam. In der genannten Konzentration kann die Infusion komplikationslos im Hauptschluß erfolgen, nachteilig kann die bei schweren Alkalosen notwendige große Menge an Infusionslösung sein. Als Bypass-Infusionen können auch höher molare Lösungen ohne die Gefahr der Hämolyse gegeben werden.
  HCl steht in 1molaren Konzentratampullen (1 ml = 1 mmol) zur Verfügung.

- Die Substitution laufender abnormer Säureverluste kann durch Zusatz der Konzentratampullen zu laufenden Kohlenhydrat- und Elektrolytlösungen entsprechend der Bilanzberechnung erfolgen. Zur Substitution laufender abnormer Säureverluste können auch speziell zusammengesetzte Ersatzlösungen angewendet werden. Diese sind so zusammengesetzt, daß auf der Basis der Volumenäquivalenz ein Verlust an saurem Magensaft durch ein entsprechendes Volumen der Ersatzlösung ausgeglichen wird. Diese Ersatzlösungen werden angewendet, wenn eine genauere Bilanzierung aus äußeren Gründen nicht möglich ist.
- Die Elimination von Natriumbikarbonat bei Überschußalkalose kann durch i. v. Gabe von Acetazolamid (Diamox parenteral) erfolgen.

Technik – Dosierungen

- Die Zufuhr erfolgt per Infusion.
- Konzentratampullen werden Trägerlösungen (Kohlenhydratlösungen, Elektrolytlösungen, Kohlenhydrat-Elektrolyt-Gemischen) zugesetzt. Fertige Bikarbonatlösungen oder hergestellte HCl-haltige Lösungen können auch als Bypass-Infusion infundiert werden.
- Dosierung zur Korrektur metabolischer Azidosen und Alkalosen:
  - Die Dosierung erfolgt in der Regel aufgrund der Analyse des Säure-Basen-Status des arteriellen Blutes.
    Die Berechnung der erforderlichen Dosis erfolgt aufgrund des Basenüberschusses in der Regel nach folgender Formel:

Basenüberschuß × 0,3 × kg/KG = erforderliche mmol (oder ml der molaren Lösung).
Beachte!
Der Faktor 0,3 berücksichtigt das Verteilungsvolumen der zugeführten Substanzen. Damit wird ein normaler extrazellulärer Volumenanteil vorausgesetzt. Dies ist keineswegs stets der Fall, darüber hinaus kann das Verteilungsvolumen beispielsweise von Natriumbikarbonat in Abhängigkeit vom Krankheitszustand erheblich variieren. Die genannte Formel gibt daher lediglich Richtwerte. Da die Gefahr der Überkorrektur eine der Hauptkomplikationsmöglichkeiten darstellt, wird von der Anwendung der Formel mit 0,5 als Faktor für das Verteilungsvolumen abgeraten.
Bei Verwendung des 3molaren Triskonzentrates ergibt sich die Formel:
Negativer Basenüberschuß × 0,1 kg Körpergewicht = ml Triskonzentrat.
Bei Verwendung der ⅓molaren Trislösung die Formel:
Negativer Basenüberschuß × kg Körpergewicht = ml Trislösung.
- Blindpufferung ist nur bei Kreislaufstillstand indiziert. Die Anfangsdosis beträgt 1 mmol/kg bis maximal 100 mmol Natriumbikarbonat und wird verabreicht, wenn der Kreislaufstillstand innerhalb von 10 Minuten nicht beseitigt ist. Bei fortbestehendem Kreislaufstillstand werden alle 10 Min. 0,5 mmol/kg Natriumbikarbonat nachinjiziert. Die Blindpufferung der ersten Phase soll sobald als möglich durch eine Dosierung entsprechend dem Ergebnis des Säure-Basen-Status im arteriellen Blut abgelöst werden.

- Dosierung bei abnormen Verlusten:
  - Die Dosierung wird gesteuert nach der Analyse des Säure-Basen-Status des arteriellen Blutes.
  - Die Dosierung kann auch anhand des geschätzten oder gemessenen Verlustes erfolgen. Da die exakte Messung von Säure- oder Basenverlusten aus Gehalt und Volumen der entsprechenden Körpersäfte klinisch selten durchführbar sein wird, vielmehr der Verlust mit Hilfe von Anhaltstabellen über die typische Zusammensetzung von Körpersekreten nur ungenau geschätzt wird, ist eine Kontrolle der Dosierung durch Analyse des Säure-Basen-Status des arteriellen Blutes erforderlich. Dies gilt auch für die Anwendung der Ersatzlösungen auf der Basis der Volumenäquivalenz.

Komplikationen

- Komplikationen der Puffertherapie bei metabolischer Azidose:
  - Überkorrektur:
    Bei Überkompensation entsteht Alkalose mit Gefahr zerebraler Störungen mit Krämpfen (bedingt durch Abnahme der Hirndurchblutung und eine paradoxe Liquorazidose bei der Verwendung von Natriumbikarbonat), mit der Gefahr von Herzkammerflimmern, mit einer Linksverschiebung der Sauerstoffbindungskurve (Verschlechterung der Sauerstoffabgabe im Gewebe).
  - Interferenz mit physiologischen Kompensationsmechanismen:
    a) Mäßiggradige Azidosen können das Herzzeitvolumen steigern und die Neigung zu ventrikulären Extrasystolen und Tachykardien unterdrücken.
    b) Durch die Rechtsverschiebung der Sauerstoffbindungskurve bei Azidose wird die Sauerstoffabgabe im Gewebe verbessert.
  - Auslösung einer Tetanie bei gleichzeitiger Hypokalzämie (z. B. chronische Niereninsuffizienz).
  - Bei Verwendung von Natriumbikarbonat Gefahr von Natriumüberladung mit Hypernatriämie und Hyperosmolalität.
  - Bei Natriumbikarbonat Gefahr der Verschlechterung einer dekompensierten Herzinsuffizienz.
  - Gefahr der Hyperkapnie bei Anwendung von Natriumbikarbonat bei chronisch respiratorischer Insuffizienz.
  - Gefahr von Atemdepression und Atemstillstand bei Verwendung von Trispuffer (THAM).
- Komplikationen der Substitution von H-Ionen bei metabolischer Alkalose:
  - Überkorrektur.
  - Gefahr der Verstärkung von Aminosäurendisbalancen durch Anwendung der Aminohydrochloride bei Leberinsuffizienz.
  - Gefahr der Hämolyse bei zu hoch konzentrierter HCl-Lösung.
- Maßnahmen zur Vermeidung von Komplikationen:
  - Sorgfältige Indikationsstellung unter Beachtung von Grundleiden und Gesamtsituation. Keine vorschnellen Korrekturen nur aufgrund von Labordaten.
  - Langsam entstandene Störungen werden langsam ausgeglichen, nur akut entstandene Störungen sind auch akut zu korrigieren.
  - Einsatz der Blindpufferung beim Erwachsenen nur im Kreislaufstillstand, sonst Dosierungen nach Maßgabe des Säure-Basen-Status des arteriellen Blutes.
  - Kein blinder Verlaß auf die nach der Dosierungsformel berechnete Dosis, vielmehr Kontrolle des Effektes durch Messung des Säure-Basen-Status des arteriellen Blutes.

Prinzip

- Überwachung des Kaliumhaushaltes durch regelmäßige Analysen des Serumkaliumspiegels unter Beachtung des Blut-pH-Wertes sowie der täglichen Kaliumverluste.
- Kaliumverluste entstehen durch renale Elimination sowie Ausscheidung über gastrointestinale Sekrete. Die renale Elimination kann einfach gemessen werden, pathologische enterale Kaliumverluste sowie Kaliumverluste über Fisteln, Drainagen, Sonden können allenfalls geschätzt werden. Die Messung der Kaliumkonzentration in gastroenteralen Sekreten ist möglich, jedoch hygienisch problematisch und aufwendig.
- Kaliumüberschuß entsteht durch Retention bei oligurischer Niereninsuffizienz. Hyperkaliämie ist bei Diuresemengen über 1200 ml/die auch bei bestehender Niereninsuffizienz selten, sofern nicht zusätzlich Kalium infundiert oder zusätzlich Kalium retinierende Diuretika verabreicht werden.

Indikationen

- Hypokaliämien und Hyperkaliämien, die nicht alleine durch Abweichungen des pH-Wertes erklärbar und durch Normalisierung des pH-Wertes behebbar sind, sind bei Patienten der Intensivmedizin stets behandlungsbedürftig. Dies gilt vor allem wegen der Gefahr der Störungen von Reizbildungen und Reizleitung am Herzen.
- Abnorme Kaliumverluste sind stets zu substituieren, um die Gefahren eines manifesten Kaliummangelzustandes zu vermeiden.

Medikamente

- Kaliumchlorid, Kaliumbikarbonat und Kaliumphosphat in 1molaren Konzentrationsampullen (1 ml = 1 mval) zur Kaliumsubstitution in der Infusionstherapie.
- Glukose 20% mit Insulin zur Senkung des Kaliumserumspiegels bei Hyperkaliämie als Sofortmaßnahme.
- Kunstharze als Kationenaustauscher auf Natrium (Resonium A) oder Kalziumbasis (Calcium-Resonium) zum enteralen Entzug von Kalium bei Kaliumüberschuß. Die kaliumeliminierende Wirkung wird durch die gleichzeitige Gabe von Sorbit 25% (Sorbisteril) gesteigert.

Technik – Dosierungen

- Kaliumsubstitution zur Deckung des Basisbedarfs, zum Ersatz laufender Verluste oder zur Korrektur bei eingetretenem Kaliummangel erfolgt im Rahmen der Infusionstherapie durch Anwendung kaliumreicher Lösungen oder Zusatz von Kaliumkonzentraten:
  - Basisbedarf an Kalium 60–80 mval/die.
    Adaptierter Basisbedarf postoperativ 60 mval/die.
  - Kaliumsubstitution zum Ersatz abnormer Verluste entsprechend dem bilanzierten Kaliumverlust.
  - Kaliumzufuhr bei manifestem Kaliummangel.
    Gesamtdosis: Bei Hypokaliämie unter 3 mval/l sind 200–400 mval Kalium zur Steigerung des Kaliumserumspiegels um 1 mval erforderlich, bei Hypokaliämie über 3 mval sind 100–200 mval Kalium zur Steigerung des Kaliumserumspiegels um 1 mval/l erforderlich.
    Dosierung pro Zeit: Richtdosis 20 mval bis max. 40 mval/Std. Nur bei bedrohlichen Kreislaufkomplikationen oder Kreislaufstillstand infolge Hypokaliämie ist die raschere Zufuhr angezeigt.
- Kaliumelimination:
  - Kationenaustauscher zur Kaliumelimination:
    Oral Resonium A oder Calcium-Resonium 15 g mit 50 ml Sorbit 25% 6–8stündlich.
    Retentionseinlauf Resonium A oder Calcium-Resonium 30 g mit 200 ml Sorbit 25% 6–8stündlich.
    Wirkungseintritt nach 1–2 Std., Wirkungsdauer 4–6 Std.
  - Kaliumelimination durch Hämodialyse.
  - Die Wahl des Therapieverfahrens richtet sich nach der Bedrohlichkeit, d. h. nach der Höhe des Kaliumserumspiegels und dem Vorhandensein und Ausmaß kaliuminduzierter EKG-Veränderungen (s. S. 138).

Komplikationen – Fehlerquellen

- Hauptkomplikation der Kaliumsubstitution ist die überschießende Zufuhr. Ursachen für Fehlentscheidungen:
  - Nicht beachtete Niereninsuffizienz, insbesondere bei gleichzeitiger Gabe kaliumretinierender Diuretika.
  - Nichtbeachten einer Alkalose.
- Häufige Fehler, die zu Kaliummangel führen, sind:
  - Zu niedrig angesetzter Basisbedarf.
  - Unterschätzen des Bedarfs bei hochkalorischer parenteraler Ernährung.
  - Nichtbeachten abnormer laufender Kaliumverluste.
  - Nichtbeachtung von Kaliumverschiebungen durch Flüssigkeitssequestration in den 3. Raum, insbesondere bei akuten abdominellen Erkrankungen.

Prinzip

- Überwachung des Phosphathaushaltes durch Analyse des Serumphosphatspiegels und Kontrolle des anorganischen Phosphats im Urin sowie Behandlung klinischer Zeichen des Phosphatmangels.
  - Normale Konzentration von anorganischem Phosphat im *Serum* 2,4–4,8 mg/dl (0,77–1,55 mmol/l). Nach allgemeiner Übereinkunft werden Werte unter 2 mg/dl als Hypophosphatämie definiert.

Mäßiggradige Hypophosphatämie	2,0–2,6 mg/dl.
Mittelschwere Hypophosphatämie	1,0–1,5 mg/dl.
Schwere Hypophosphatämien mit Gefahr des Phosphatdepletionssyndroms	1,0 mg/dl.

  - Normale Konzentration anorganischen Phosphats im *Urin*: Durchschnittlich 74 mg/100 ml im 24-Stunden-Sammelurin (25 mval/l).
    Tägliche Ausscheidung:
    Durchschnittlich 1,12 g/die.
  - Phosphatclearance: Normbereich 10–13 ml/min.

Indikation

- Die Substitution von Phosphat ist indiziert bei allen Serumphosphatwerten unter 2 mg/dl und/oder überdurchschnittlicher renaler Phosphatausscheidung.
- Nachfolgende Krankheitszustände machen eine routinemäßige Zufuhr von Phosphat bei Intensivpatienten erforderlich, insbesondere wenn ein präexistenter Phosphatmangel wahrscheinlich ist:
  - Gastrointestinale Erkrankungen.
  - Pankreatitis.
  - Leberzirrhose.
  - Alkoholiker.
  - Parenterale Hyperalimentation bei Malnutrition.
  - Parenterale Ernährung > 10 Tagen, insbesondere bei hohem Fruktoseanteil.
  - Sepsis (hier ist die Hypophosphatämie sogar Leitsymptom).
  - Ketoazidose.
  - Laktazidose.
  - Hämodialyse.

Beachte!
Hypophosphatämien können zu jedem Zeitpunkt der Intensivbehandlung auftreten. Die Mehrzahl findet sich sogar in der frühen Phase der Intensivbehandlung.

Bilanzierung des Phosphathaushaltes

Medikamente

Es stehen zur Substitution anorganisches Phosphat in Form von Elektrolytlösungen und elektrolytfreie Lösungen zur Verfügung:
- Kaliumphosphatpuffer.
  20 ml-Ampullen = 20 mmol (= mval H_2PO_4).
- Natriumphosphatpuffer
  20-ml-Ampullen = 20 mval/ml Phosphat.
- Glyzerophosphat. (Nicht als Ampullen im Handel.)

Die Auswahl richtet sich nach dem Elektrolytstatus des Patienten.

Dosierung

- Die Zufuhr erfolgt per Infusion.
- Die Konzentratampullen werden kompatiblen Trägerlösungen zugesetzt.
- Der durchschnittliche Bedarf eines Intensivpatienten beläuft sich auf 30–40 mval Phosphat/24 Std.
- Eine Zufuhr von 20 mval Phosphat/Std. sollte nicht überschritten werden.
- Die Kontrolle und Steuerung der Zufuhr richtet sich nach den Labordaten:
  - Phosphat im Serum mindestens 1mal pro Woche kontrollieren.
  - Phosphat im Urin mindestens 1mal pro Woche kontrollieren.

  Beachte!
  Die Serumphosphatspiegel zeigen eine Tagesrhythmik mit einem Minimum morgens und einem Maximum abends, deshalb bei Kontrollen gleiche Abnahmezeiten einhalten.

Komplikationen

- Hyperphosphatämien.
- Je nach Konzentrat:
  - Hyperkaliämien.
  - Hypernatriämien.

Prinzip

- Besteht bei Patienten mit chronischer Niereninsuffizienz eine Indikation zur Infusionstherapie, so muß die Wasser-Elektrolyt-Zufuhr an den Grad der Niereninsuffizienz, insbesondere die Diuresemenge, adaptiert werden (adaptierter Basisbedarf).
- Bei Patienten mit akutem Nierenversagen ist die Indikation zur bilanzierten Infusionstherapie und künstlichen Ernährung bei den schweren Verläufen, die in der Intensiveinheit behandelt werden müssen, stets gegeben.
- Bei Patienten mit oligurischem Nierenversagen müssen zur Kalorienzufuhr hochprozentige Kohlenhydratlösungen gewählt werden, um eine Flüssigkeitsüberladung im Rahmen der künstlichen Ernährung zu vermeiden.
- In der Akutphase des Nierenversagens besteht Stoffwechselkatabolie und Glukoseintoleranz (Postaggressionssyndrom), was bei der Wahl von Kalorienbedarf und Kalorienträgern berücksichtigt werden muß (s. S. 212).

Medikamente – Lösungen

- Bei Patienten mit chronischer Niereninsuffizienz und Polyurie können meist fertige Elektrolytlösungen verwendet werden, die entsprechend dem errechneten Bedarf ausgewählt und dosiert werden.
- Bei Patienten mit akutem Nierenversagen sind Elektrolytzusätze zu laufenden Infusionen entsprechend dem errechneten Bedarf am günstigsten.
- Als hochprozentige Kohlenhydratlösungen zur intravenösen Ernährung bei Oligurie stehen 40–70%ige Glukose- und Kohlenhydratmischlösungen (Glukose + Fruktose + Xylit) zur Verfügung.
- Als Aminosäurelösungen zur Stickstoffzufuhr bei Nierenversagen stehen spezielle Aminosäurengemische zur Verfügung.

Technik – Dosierungen

- Die Dosierung von *Wasser und Natrium* richtet sich nach dem Zustand des Patienten (Dehydratation, Euhydratation, Hyperhydratation) und der Diuresemenge.
  - Bei Patienten mit Niereninsuffizienz ist anhaltsmäßig folgender Bedarf in Ansatz zu bringen:
    Flüssigkeitsbedarf = Diurese + Perspiratio insensibilis – metabolisches Wasser
    = Diurese + 500
    Natriumbedarf = Natriumausscheidung.

- Bei Patienten mit dekompensierter Niereninsuffizienz und zunächst noch nicht bekannter Diuresemenge ist initial folgender Bedarf in Ansatz zu bringen (wenn keine Dehydratation vorliegt):
  Flüssigkeitszufuhr 15 ml/kg/die.
  Natriumzufuhr 0–40 mval/die (bei arterieller Hypertension 0 mval).
- In beiden Fällen ergibt sich die weitere Dosierung aus der Tag-zu-Tag-Bilanzierung, die zumindest für die Volumenbilanz aufzustellen ist.
- Bei Patienten mit akutem Nierenversagen ist für den Infusionsplan die errechnete Tagesbilanz maßgeblich.
- Bei bereits manifester Dehydratation oder Hyperhydratation müssen die Bedarfsansätze entsprechend geändert werden.
- Bei Patienten mit *nicht* oligurischem akutem Nierenversagen, bei denen aufgrund der Retention keine Dialyseindikation besteht, kann durch exakte Bilanzierung in der Regel eine den Anforderungen der Homöostase gerecht werdende Infusionstherapie ohne Gefahr der Überwässerung durchgeführt werden.
- Bei Patienten mit dialysepflichtigem oligurischem Nierenversagen sind 1–2tägliche Hämodialysen angezeigt, wobei insbesondere bei hyperkatabolen, septischen Fällen tägliche Dialysen anzustreben sind. Bei akutem oligoanurischem Nierenversagen ist die Dialysebehandlung in der Regel Voraussetzung zur Durchführung einer adäquaten Infusionstherapie mit künstlicher Ernährung.

- Die Zufuhr von *Kalium* richtet sich nach dem Serumkaliumspiegel unter Beachtung des arteriellen pH-Wertes.
  - In der Initialphase eines akuten Nierenversagens kann als Folge des auslösenden Grundleidens durchaus Hypokaliämie bestehen (z. B. akute Pankreatitis, Ileus, Peritonitis). Die Korrektur muß jedoch wegen der Störung der Kaliumelimination besonders vorsichtig und unter häufiger Kontrolle des Serumkaliumspiegels erfolgen (6–8stündl. Bestimmungen in der instabilen Anfangsphase).
  - Umgekehrt kann infolge fehlerhafter Infusionstherapie oder fortgeschrittenen Verlaufs initial Hyperkaliämie bestehen, die behandelt werden muß.
- Die Deckung des *Kalorienbedarfs* erfolgt durch 40–70%ige Kohlenhydratlösungen. Alternativ stehen Glukoselösungen mit Insulin oder Kohlenhydratgemische (Glukose + Glukoseaustauschstoffe) zur Verfügung.
  - Ein Teil des Kalorienbedarfs kann auch bei Patienten mit akutem Nierenversagen durch Fettemulsionen gedeckt werden.
- Zur Deckung des *Eiweißbedarfs* werden spezielle Aminosäuren infundiert. Dosierung s. S. 211.

- Die Verwendung von Infusionsautomaten zur Steuerung der Infusionsgeschwindigkeit ist bei Patienten mit Niereninsuffizienz besonders wichtig.

Komplikationen – Fehlerquellen

- Überwässerung bei Patienten mit eingeschränkter Diurese.
- Hyperkaliämie bei eingeschränkter Nierenfunktion.
- Nichterkennung eines Volumenmangels als Ursache eines funktionellen Nierenversagens. Unterbilanzierung mit Verschlechterung der Nierenfunktion infolge Hypovolämie.
- Hyperglykämie und Hyperosmolalität bei Anwendung hochprozentiger Kohlenhydratlösung zur parenteralen Ernährung. Vermeidung: Verwendung von Zuckeraustauschstoffen, hochdosierte Insulinzufuhr, regelmäßige Kontrollen von Blutzucker und Serumosmolalität.
- Zunahme der Azotämie durch zu hohes Stickstoffangebot bei Verwendung von Aminosäurelösungen zur parenteralen Ernährung. Vermeidung: Anwendung von speziellen Aminosäurengemischen in adäquater Dosierung und regelmäßige Kontrollen von Serumkreatinin und Harnstoff.

Prinzip

- Besteht bei Patienten mit dekompensierter Leberinsuffizienz eine Indikation zur Infusionstherapie, so muß die Wasser-Elektrolyt-Zufuhr an den Grad der Wassereinlagerung und gegebenenfalls begleitenden Niereninsuffizienz adaptiert werden (adaptierter Basisbedarf).
- Patienten mit akutem Leberversagen neigen zur Hypokaliämie.
- Leberinsuffizienz bedingt Eiweißintoleranz:
  - Als Folge des gestörten Intermediärstoffwechsels kommt es zu pathologischen Aminosäure-Plasma-Konzentrationen mit Akkumulation toxischer Intermediärprodukte mit zerebrotoxischer Wirkung.
  - Die Zufuhr konventioneller Aminosäurenlösungen kann hepatische Enzephalopathie auslösen oder verstärken.
- Besteht bei Patienten mit latenter oder manifester Leberinsuffizienz die Indikation zur parenteralen Ernährung, so erfolgt die Proteinzufuhr mittels spezieller Aminosäurengemische, die in ihrer Zusammensetzung an das pathologische Aminosäurenplasmamuster adaptiert sind und dieses zumindest partiell korrigieren (s. S. 211). Dadurch ist eine komplette parenterale Ernährung möglich.
- Die Diagnose der Leberinsuffizienz erfolgt nach klinischen und klinisch-chemischen Kriterien:
  1. Klinische Zeichen der hepatischen Enzephalopathie:
     - Stadium 1 = Konzentrations- und Merkfähigkeitsstörungen, leichter Flapping-Tremor, Hyperreflexie.
     - Stadium 2 = verzögerte Reaktion auf Ansprechen, verwaschene Sprache.
     - Stadium 3 = Reaktion auf Schmerzreize verzögert, Perseveration, Sprachzerfall, Kloni.
     - Stadium 4 = Koma, Reaktion auf Ansprechen und Schmerzreize erloschen, keine Spontanbewegung.
  2. Laborchemische Parameter zur Beurteilung der Leberfunktion:
     - Quick-Wert.
     - Plasmaaktivität der Faktoren II, V.
     - Blutammoniak.
     - Serumlaktat.
     - Serumalbuminkonzentration.
     - (der Serumbilirubinspiegel korreliert schlecht mit der Leberfunktion).
- Leberadaptierte Aminosäurenlösungen werden auch zur Therapie des hepatischen Komas unabhängig von den Erfordernissen der parenteralen Ernährung angewendet. Die Ansichten hierzu sind noch kontrovers. Die speziellen „Komalösungen" sind für die Bedarfsdeckung bei längerfristiger intravenöser Ernährung nicht ausreichend.

Medikamente

- Bei Patienten mit akut dekompensierter Leberinsuffizienz sind Elektrolytzusätze zu laufenden Infusionen entsprechend dem errechneten Bedarf am günstigsten.
- Für die Eiweißzufuhr bei Leberinsuffizienz stehen 5- und 8%ige leberadaptierte Aminosäurengemische zur Verfügung.

Techniken – Dosierungen

- Die Dosierung von *Wasser und Natrium* richtet sich nach dem Zustand des Patienten (Euhydratation, Hyperhydratation) und der Diuresemenge.
  - Bei Patienten ohne Flüssigkeitseinlagerungen ist zunächst der normale Basisbedarf anzusetzen (s. S. 220) oder aber bei bekannter Neigung zu Aszites Natriumrestriktion einzuhalten (Natriumzufuhr 40–60 mval/die).
  - Bei Patienten mit dekompensierter Leberinsuffizienz und Ödemen ist die Zufuhr zu reduzieren auf 15–20 ml/kg/die Flüssigkeit und 0–40 mval/die Natrium.
    Es kann so lange Natrium frei infundiert werden, wie keine Anzeichen eines Volumenmangels oder einer Natriumdepletion bestehen.
  - Bei Patienten mit schwer dekompensierter Leberinsuffizienz und Dilutionssyndrom ist die Flüssigkeitszufuhr auf 10–15 ml/kg/die und die Natriumzufuhr auf möglichst 0 zu reduzieren.
  - In allen Fällen ergibt sich die weitere Dosierung aus der Tag-zu-Tag Bilanzierung.
  - Bei schwer dekompensierter Leberinsuffizienz kann in Einzelfällen auch initialer Flüssigkeitsentzug durch Hämodialyse oder Hämofiltration erforderlich werden. Hämofiltration kann mit Aszitesreperfusion kombiniert werden.
- Die Zufuhr von *Kalium* richtet sich nach dem Serumkaliumspiegel unter Berücksichtigung des arteriellen Blut-pH-Wertes.
  - Akutes Leberversagen kann zu Kaliummangel führen.
  - In fortgeschrittenen Fällen mit komplizierendem akuten Nierenversagen droht Hyperkaliämie.
- Die Deckung des *Kalorienbedarfs* erfolgt durch Infusion von Glukoselösungen. Fruktose (oder Sorbit) führt zu einer Abnahme von ATP und anorganischem Phosphat in der Leberzelle mit Hemmung energieabhängiger Syntheseleistungen und steigert den Serumlaktatspiegel.
- Die *Eiweißzufuhr* richtet sich nach dem individuellen Bedarf (0,5–1,5 g Aminosäuren/kg/die) unter Berücksichtigung der individuellen Eiweißtoleranz bei Anwendung leberadaptierter Aminosäurengemische.

Komplikationen

- Zunahme der hepatischen Enzephalopathie durch Aminosäureinfusion.
- Nichterkennen eines Volumenmangels als Ursache der begleitenden Niereninsuffizienz.
- Zu niedrige Kaliumzufuhr bei Leberversagen ohne oligurisches Nierenversagen.
- Hypoglykämie bei zu geringer Glukosezufuhr.
- Verstärkung der metabolischen Störungen durch hochdosierte Infusion durch Glukoseaustauschstoffe.

Prinzip – Indikationen

- Besteht bei Patienten mit Herzinsuffizienz eine Indikation zur Infusionstherapie, so muß die Wasser-Elektrolyt-Zufuhr an den Grad der Herzinsuffizienz adaptiert werden (adaptierter Basisbedarf).
- Besteht die Indikation zur parenteralen Ernährung, so kann die Forderung nach Flüssigkeitsrestriktion durch Anwendung hochprozentiger Kohlenhydratlösungen realisiert werden.
- Infusionen zum Offenhalten von Venenverweilkathetern sollten mit minimaler Geschwindigkeit einlaufen.
- Bei hochdosierter intravenöser Anwendung von Penicillinen ist der Natriumgehalt der Präparate zu beachten.
- Bei Verwendung von Albumininfusionen sollen natriumarme Präparate gewählt werden.

Technik – Dosierung

- Die Zufuhr von Wasser und Natrium richtet sich nach dem Kompensationsgrad.
  1. Dosierungsrichtlinien s. Tab. 17.
  2. Bei Patienten mit kompensierter Herzinsuffizienz sind auch in der Infusionstherapie die Regeln der Natriumrestriktion zu beachten.
  3. Bei Patienten mit dekompensierter Herzinsuffizienz kann Natrium frei infundiert werden, solange keine Anzeichen eines Volumenmangels oder einer Depletionshypernatriämie bestehen.

Tabelle 17 Infusionstherapie bei manifester Herzinsuffizienz

	Na	H_2O
Rekompensierte Herzinsuffizienz	40–60 mval (mmol)	30 ml/kg (2000 ml)
Dekompensierte Herzinsuffizienz mit Ödemen	0–40 mval (mmol)	15–20 ml/kg (1000–1500 ml)
Dekompensierte Herzinsuffizienz mit Verdünnungs-hyponatriämie	0	10–15 ml/kg

4. Bei Verdünnungshyponatriämie (Dilutionssyndrom), die stets eine schwere Form der Herzinsuffizienz anzeigt, muß die Zufuhr von freiem Wasser drastisch gedrosselt werden. Natriumzufuhr zur Korrektur der Hypoosmolalität kann den Zustand verschlechtern.
   Bei der Hyperhydratation mit Verdünnungshyponatriämie (Dilutionssyndrom) übersteigt der Wasseranteil der Extrazellulärflüssigkeit den Natriumbestand (hypotone Hyperhydratation), so daß trotz gesteigerten Natriumbestands eine Hyponatriämie entsteht. Verdünnungshyponatriämie ist streng zu trennen von der Depletionshyponatriämie mit stark vermindertem Natriumbestand (hypotone Dehydratation). Depletionshyponatriämie wird bei Herzinsuffizienz beobachtet infolge Diuretikaüberdosierung oder zusätzlichen Natriumverlusten. Dilutionshyponatriämie ist stets Zeichen der schweren, fortgeschrittenen Herzinsuffizienz. Sie manifestiert sich im Zusammenhang mit akuter Abnahme der Herzförderleistung, meist bei Patienten mit natriumarmer Diät. Typische Ursachen sind:
   - Digitalisentzug oder Digitalisintoxikation.
   - Fieberhafter Infekt.
   - Operativer Eingriff.

   Findet sich kein akuter Anlaß, so besteht ein Terminalstadium der Herzinsuffizienz.
   Therapie:
   - Drosselung der Wasserzufuhr.
   - Korrektur potentieller Ursachen.
   - Erforderlichenfalls extrakorporale Hämodialyse oder Hämofiltration.

- Aufgrund dieser Richtlinien angesetzte Dosierungen müssen durch tägliche Bilanzberechnungen überprüft und gegebenenfalls korrigiert werden.
- Bei Patienten mit schwer dekompensierter Herzinsuffizienz kann in Einzelfällen eine initiale Flüssigkeitselimination durch Hämodialyse oder Hämofiltration erforderlich werden. Sind diese Verfahren nicht durchführbar, so können Wasser und Natrium auch durch osmotische Diarrhö mittels Sorbit 25% entzogen werden.
  Sorbit oral: 50 ml 4–6stündlich.
  Sorbit rektal: 200 ml 4–6stündlich als Retentionseinlauf.
- Die Verwendung von Infusionspumpen zur Steuerung der Einlaufgeschwindigkeit ist in der Infusionstherapie herzinsuffizienter Patienten besonders wichtig.

Komplikationen

- Zunahme der Herzinsuffizienz durch zu hohe Zufuhr von Natrium.
- Verminderung der Extrazellulärflüssigkeit mit Zeichen von Volumenmangel und Depressionshyponatriämie bei zu starker Kochsalzrestriktion, in der Regel bei gleichzeitiger Saluretikatherapie.
- Zunahme einer Verdünnungshyponatriämie bei schwer dekompensierter Herzinsuffizienz mit Verdünnungssyndrom durch zu hohe Wasserzufuhr.
- Zunahme der Flüssigkeitsretension bei Zufuhr von Natrium bei Verdünnungshyponatriämie (unter der Vorstellung, die Hyponatriämie ausgleichen zu wollen).

Prinzip

- In der Infusionstherapie bei Patienten mit Störungen des Kohlenhydratstoffwechsels sind 3 Situationen zu unterscheiden:
  - Bei Patienten mit bekanntem und eingestelltem Diabetes mellitus wird eine Infusionstherapie erforderlich (Operation, Trauma, Vergiftung, akutes Abdomen u. a.) = *Infusionstherapie bei Diabetes mellitus*.
  - Bei Patienten mit streßbedingter Glukoseintoleranz im Postaggressionsstoffwechsel ist eine Infusionstherapie mit intravenöser Ernährung erforderlich = *Infusionstherapie bei Postaggressionsstoffwechsel.*
  - Die Infusionstherapie erfolgt zur Behandlung von Patienten mit schwer entgleistem Diabetes mellitus (Coma diabeticum) = *Infusionstherapie des diabetischen Komas.*

Infusionstherapie bei Diabetes mellitus:

Technik – Dosierung

- Überwachung von Blutzucker und Urinzucker initial 6stdl., nach Stabilisierung 12–24stdl. und Insulingaben entsprechend Blutzuckerbefund.
  - Bei insulinpflichtigem Diabetes kann die Hälfte der vorher eingestellten Insulindosis subkutan als Basis weitergegeben werden, um Stoffwechselentgleisungen zu vermeiden, vorausgesetzt, der Infusionsplan enthält eine adäquate Menge an Kohlenhydraten. Der Insulinbedarf kann jedoch auch komplett intravenös entsprechend den gemessenen Blutzuckerwerten gedeckt werden.
  - In der akuten, infusionsbedürftigen Phase können Blutzuckerkonzentrationen bis 250 mg/dl durchaus toleriert werden.
- Die Insulinzufuhr erfolgt entsprechend einem standardisierten Therapieschema. Es werden unterschiedliche Schemata empfohlen,

Tabelle 18 Insulinzufuhr nach standardisiertem Schema

Blutzuckerwerte	Insulinzufuhr*	
	kontinuierlich i.v.	i.v. Bolus
> 200 mg/dl	1–2 IE/Std. ≙ 8 IE/6 Std. Infus.	
> 300 mg/dl	2–4 IE/Std. ≙ 16 IE/6 Std. Infus.	
> 400 mg/dl	4–6 IE/Std. = 32 IE/6 Std. Infus.	8–12 IE
> 500 mg/dl	6–8 IE/Std. = 40 IE/6 Std. Infus.	12–16 IE

* In dem vorgegebenen Dosisbereich nach Blutzucker und Urinzucker wählen.

nach der eigenen Erfahrung hat sich das Schema der Tab. 18 bewährt.

- Die Insulinzufuhr erfolgt am einfachsten kontinuierlich i. v. Bei Zusatz von Insulin zu Infusionen in Glasflaschen werden vorher 20 ml 20% Albumin der Infusionslösung zugesetzt. Die kontinuierliche i. v. Insulinzufuhr kann am besten mittels Injektionsautomaten aus Plastikspritzen erfolgen.

- Die Kontrolle der Stoffwechsellage kann schwierig sein, wenn bei Patienten mit Diabetes mellitus eine totale intravenöse Ernährung angezeigt ist, der Kalorienbedarf wie bei Patienten der Intensivmedizin mit etwa 30 kcal/kg/die angesetzt wird und zur Deckung des Kalorienbedarfs Kohlenhydrate herangezogen werden (bei einem 60 kg schweren Patienten wären dies 450 g kH = 36 BE/die). Die Kalorienzufuhr zur intravenösen Ernährung kann dann bis zu 40% mit Fettemulsionen erfolgen, falls keine strengen Kontraindikationen gegen Fett angenommen werden.

Infusionstherapie bei kritisch Kranken mit streßbedingter Hyperglykämie:

Technik – Dosierungen

- Überwachung der Blutzuckerkonzentrationen initial 4stdl., nach Stabilisierung 8–12stdl. und Insulingaben entsprechend Blutzuckerbefund. Die Überwachung des Blutzuckers ist zumindest anfangs auch bei Verwendung von Glukoseaustauschstoffen im Infusionsplan erforderlich.
- Insulinzufuhr erfolgt entsprechend einem standardisierten Therapieschema (s. Tab. 18).
  - In der akuten, insulinbedürftigen Phase können Blutzuckerkonzentrationen bis 250 mg/dl toleriert werden.
  - Die Zufuhr erfolgt am einfachsten kontinuierlich i. v. durch Zusatz des Insulins zu laufenden Kohlenhydrat-Elektrolyt-Infusionen oder über kontinuierliche Injektionspumpen.

Infusionstherapie des schwer entgleisten Diabetes mellitus (Coma diabeticum):

Indikationen

- Der schwer entgleiste Diabetes mellitus (Coma diabeticum) hat 2 Erscheinungsformen: die diabetische Ketoazidose (hyperglykämisch-ketotisch = ketoazidotisches Koma) und das diabetische hyperosmolare Syndrom (hyperglykämisch-nicht-ketoazidotisch = hyperosmolares Koma). Beiden gemeinsam ist die Hyperglykämie und Dehydratation, die meist hyperton (Natriumserumkonzentration gesteigert) oder isoton (Natriumserumkonzentration im Normbereich), ausnahmsweise auch hypoton (Natriumserumkonzentration vermindert) ist. Beim hyperosmolaren Koma sind die Blutzuckerspiegel in der Regel höher (Blutzucker > 600 ml/dl) und die Hyperosmolalität ausgeprägter (Serumosmolalität > 350 mosm/l). Ein Kaliummangel kann in beiden Situationen vorliegen, die Beurteilung des Kaliumbestandes ist bei ketoazidotischem Koma wegen des Einflusses der Azidose auf den Serumkaliumspiegel erschwert. Grundlagen der Behandlung bilden somit die Rehydratation, die Insulingabe, ggf. die Kaliumsubstitution, bei ketoazidotischen Entgleisungen die Natriumbikarbonatzufuhr.

- Indiziert ist die Infusionstherapie bei jeder schweren Stoffwechselentgleisung mit Dehydratation, Kaliummangel, gastrointestinalen Symptomen, Bewußtseinsstörungen.

Technik – Dosierungen

- *Rehydratation:*
  - Initiale Rehydratation mit 1000 ml/Std. einer isotonen Elektrolytlösung (0,9% NaCl oder Vollelektrolytlösung).
  - Danach je nach Hydratationszustand und Osmolalität (Natriumserumkonzentration) 1000 ml 0,9% NaCl oder Vollelektrolytlösung (Serum-Na < 155 mval/l)
    oder
    1000 ml 4,5% NaCl oder Halbelektrolytlösung (Serum-Na > 155 mval/l)
    in einer Infusionsrate von 1000 ml/2–4 Std. (ZVD < 10 cm H_2O 1000 ml 2stdl., ZVD > 10 cm H_2O 1000 ml 4stdl.).
  - Kontrolle von ZVD und Harnvolumen 2stdl., Serumnatrium (und Osmolalität) initial 1stdl., dann 2–4stdl.
    Mittleres Gesamtdefizit an Extrazellulärflüssigkeit im diabetischen Koma 8–10 l. Angestrebte Senkung der Serumosmolalität etwa 4 (2–8) mosm/l/Std.
- *Insulin:*
  1. Die niedrig dosierte Insulintherapie hat sich durchgesetzt.
  2. Als Vorteile der niedrigdosierten Insulintherapie werden angegeben:
     - Der Serumkaliumspiegel fällt weniger abrupt ab, Hypokaliämien werden seltener.
     - Späte Hypoglykämien werden vermieden.
     - Einem Hirnödem durch Induktion eines osmotischen Dysäquilibrium am zentralen Nervensystem wird vorgebeugt.
  3. Dosis bei niedrigdosierter Insulintherapie:
     - Initial 12–16 IE Altinsulin als Bolus möglich, jedoch nicht obligat.
     - Dann 2–8 IE Insulin pro Std. als kontinuierliche i. v. Infusion.
     - Kontrolle der Blutzuckerkonzentration 1stdl.

Angestrebte Senkung der Blutzuckerspiegel 100 (50–150) mg/dl/Std. bis zu einem Spiegel von 250 mg/dl. Dann Infusion von 5% Glukose, Überwachung des Blutzuckerspiegels und weitere Insulingaben entsprechend dem Standardtherapieschema (Tab. s. S. 250). Die Infusionstherapie ist erforderlich, bis die Stoffwechsellage stabil und orale Flüssigkeits- und Nahrungsaufnahme möglich sind, so daß die Diabeteseinstellung in üblicher Weise nach prä- und postprandialen Blutzuckerwerten erfolgen kann.

- *Kaliumsubstitution:*
  1. Im Coma diabeticum besteht regelmäßig ein Kaliumdefizit. Mit Einsetzen der Therapie kann der Serumkaliumspiegel aus mehreren Gründen weiter absinken.
     - Der renale Kaliumverlust geht weiter.
     - Durch die Flüssigkeitszufuhr wird der Extrazellulärraum vergrößert.
     - Durch Korrektur der Azidose strömt Kalium in die Zelle ein.
     - Durch Insulinzufuhr wird Kalium ebenfalls in die Zelle aufgenommen, und die Kaliumkapazität vergrößert sich.
  2. Dosierung in Abhängigkeit vom Serumkaliumspiegel:
     - Die Kaliumzufuhr beginnt bei Hypokaliämie sofort, bei normalem Kaliumspiegel mit Beginn der Insulintherapie, bei Serumkalium über 5,5 mval/l wird kein Kalium gegeben.
     - Die Dosis beträgt bei:

Serumkalium	< 3 mval/l	40–60	mval K/Std.
	3–4 mval/l	30	mval K/Std.
	4–5 mval/l	20	mval K/Std.
	5–5,5 mval/l	10	mval K/Std.
	> 5,5 mval/l	0	mval K/Std.

     - Kontrolle des Serumkaliums initial 1stdl., dann 2–4stdl.

- *Natriumbikarbonat:*
  1. Die Puffertherapie bei ketoazidotischem Koma wird in den letzten Jahren restriktiver gehandhabt und erst bei arteriellen pH-Werten unter 7,2 eingesetzt (in manchen Einheiten erst unter 7,1).
     Begründung: mit der Insulinbehandlung wird die Ketonkörperproduktion prompt gestoppt, und die Bikarbonattherapie birgt auch Gefahren in sich:
     - Abrupte Senkung des Kaliumspiegels mit möglichen Komplikationen der Hypokaliämie.
     - Rechtsverschiebung der O_2-Bindungskurve.
     - Paradoxe Liquorazidose durch Diffusion der freiwerdenden Kohlensäure in den Liquorraum.

2. Dosierung nach pHa:
   - pHa < 7,0 100 mval $NaHCO_3$/Std.
     pHa 7,0–7,2* 50 mval $NaHCO_3$/Std.
     pHa > 7,2* 0 mval $NaHCO_3$
   - Kontrolle des pHa 1–2stdl. bis zur Normalisierung.

---

* oder 7,1

- Zusammenfassung der Therapieempfehlungen (Tab. 19).
- Phosphatsubstitution:
  Die Phosphatsubstitution in der Infusionstherapie des Coma diabeticum wird unterschiedlich gehandhabt, zum Teil prophylaktisch durchgeführt, zum Teil gesteuert durch die Phosphatserumspiegel: Serumphosphat < 1,5 mg/dl 40–60 mmol Natriumphosphat pro 8 Stunden infundieren bis zur Normalisierung des Serumphosphatspiegels.

Tabelle 19 Therapie des Coma diabeticum

Infusionstherapie zur Rehydratation	1000 ml 0,9% NaCl/Std. initial, dann 1000 ml 0,9% NaCl (Serum-Na < 155 mval/l) 1000 ml 0,45% NaCl (Serum-Na > 155 mval/l)		} 2–4stdl.
Insulingabe	12 IE Altinsulin i.v. initial 2–8 IE Altinsulin/Std. per i.v. Infusion oder i.m. anschließend		
Pufferung mit Natriumbikarbonat	pHa < 7,0 100 mval/Std. per i.v. Infusion pHa 7,0–7,2 50 mval/Std. per i.v. Infusion pHa > 7,2 ∅ Korrektur der Dosis in stündlichen Kontrollen		
Kalium	Serumkalium Korrektur der Dosis in 2–4stdl. Kontrollen	4–5 mval/l < 4 mval/l < 3 mval/l 5–5,5 mval/l > 5,5 mval/l	20 mval K/Std. 30 mval K/Std. 40–60 mval K/Std. 10 mval K/Std. ∅

Prinzip

- Die Infusion von Wasser und Elektrolyten erfolgt nach den Regeln der bilanzierten Infusionstherapie.
- Bei etwa 50% der Sepsisfälle besteht Hypophosphatämie, die möglicherweise an der Pathophysiologie der Sepsis beteiligt ist.
- Sepsis verursacht hypermetabolen und katabolen Stoffwechsel, es besteht Glukoseintoleranz durch periphere Glukoseverwertungsstörung bei relativer Insulinresistenz mit Hyperglykämie. Dies ist für den Ansatz des Kalorienbedarfs und für die Wahl der Kalorienträger zu berücksichtigen (s. S. 211).
- Bei aktiver Sepsis wurden Störungen des Aminosäurestoffwechsels und Plasmamusters ähnlich wie bei Patienten mit akutem Leberversagen bei akuter Hepatitis beschrieben.

  Der Quotient

  $$\frac{\text{Phen} + \text{Meth}}{\text{Tyr} + \text{verzweigtkettiges As}}$$ war deutlich erhöht.

  Für septische Patienten mit Koma wurde daher die Anwendung leberadaptierter Aminosäurenlösungen (s. S. 211) zur Deckung des Eiweißbedarfs empfohlen. Die Zusammenhänge sind noch nicht eindeutig geklärt. Spezielle Aminosäurengemische zur Infusionstherapie bei Sepsis sind in Vorbereitung.
- Die Stoffwechselstörungen halten an, solange der aktive septische Zustand besteht, im Unterschied zum typischen Postaggressionsstoffwechsel mit zeitlich abgrenzbarer Schädigungsphase (Operation, Trauma, Infarkt, Vergiftung).

Medikamente – Lösungen

- Zur bilanzierten Infusionstherapie werden dem errechneten Bedarf entsprechend fertige Elektrolytlösungen oder Elektrolytkonzentrate verwendet (s. S. 218).
- Zur Deckung des Kalorienbedarfs werden Kohlenhydratgemische (Fruktose + Glukose + Xylit) oder Glukoselösungen mit Insulin verwendet. Fettinfusionen gelten bei aktiver Sepsis als kontraindiziert.
- Zur Deckung des Eiweißbedarfs werden konventionelle, neuerdings auch leberadaptierte oder streßadaptierte Aminosäurenlösungen verwendet.

Technik – Dosierungen

- Die Dosierung von Wasser und Elektrolyten erfolgt entsprechend dem Bilanzplan:
  - Kalium: Bei hochkalorischer intravenöser Ernährung zum Ausgleich der Stickstoffbilanz sind hohe Kaliummengen erforderlich, Richtzahl 100 mval/die.

    Phsophat: Phosphat soll konstant in einer Dosierung von 0,5 mmol/kg/die zugeführt werden, bei manifester Hypophosphatämie sind höhere Dosen zur Normalisierung des Phosphatserumspiegels erforderlich.
- Der Kalorienbedarf ist mit 35–40 kcal/kg/die anzunehmen.
  Die Relation zur Eiweißzufuhr soll 140–180 kcal/gN betragen.
  - Bei Deckung des Kalorienbedarfs durch hochprozentige Glukose sind zum Teil hohe Insulindosen erforderlich, um höhergradige Hyperglykämien zu vermeiden. Die erforderliche Insulinmenge schwankt zwischen 2 bis 20 IE Insulin/Std. und muß durch 4–8stündliche Kontrollen festgestellt werden. Angestrebte Blutzuckerkonzentrationen unter 250 mg%.
  - Bei Anwendung von Fruktose-Glukose-Xylit-Mischlösungen steigt der Blutzucker weniger stark an, Insulin ist nicht oder in geringerer Dosis erforderlich.
- Der Eiweißbedarf ist mit 1,5–2,0 g/kg/die anzusetzen.

Komplikationen – Fehlerquellen

- Hyperglykämie und Hyperosmolalität durch Glukoseinfusionen. Vermeidung: Verwendung von Zuckeraustauschstoffen, hochdosierte Insulinzufuhr, regelmäßige Kontrollen von Blutzucker und Serumosmolalität.
- Nichterkennen eines Volumenmangels als Ursache eines funktionellen Nierenversagens
- Möglicherweise zerebrotoxische Wirkungen konventioneller Aminosäurenlösungen in hoher Dosis bei gleichzeitiger sepsisbedingter Leberinsuffizienz.

Prinzip

- Künstliche Ernährung mittels Sonde über den Gastrointestinaltrakt:
  - gastral über eine Magensonde,
  - duodenal oder jejunal über eine filiforme Dünndarmsonde (Sonden s. S. 16).

  Die gastroenterale Ernährung ist auch für den Intensivpatienten die natürlichste Form zur Deckung des Nahrungsbedarfs und muß unter strengem Abwägen der Möglichkeiten Methode der Wahl sein.

Nährlösungen

Die derzeit verfügbaren Nährlösungen lassen sich in verschiedene Gruppen mit unterschiedlichen Indikationsschwerpunkten und Anwendungsbereichen einteilen.

- Prinzipiell unterscheidet man in:

1. Sog. „Home-made-Diät“:
   Hierunter versteht man in speziellen Diätküchen hergestellte Nährlösungen, die praktisch einer passierten Kost gleichkommen, d.h. natürliche Lebensmittel werden sondengängig gemacht. Der Aufwand hierfür ist beträchtlich und stellt große logistische Anforderungen. Die Ausgewogenheit der Nährlösungen ist nicht garantiert. Ersetzt durch industriell vorgefertigte Fertigprodukte konnte und kann diese Form der Nährlösungen zunehmend verlassen werden.
2. Formeldiäten:
   Bei den industriell vorgefertigten Nährlösungen spricht man allgemein von sogenannten Formeldiäten. Diese Formeldiäten sind entweder bedarfsdeckend, d. h. sie decken den gewünschten Ernährungsbedarf vollständig ab, oder es gibt Ergänzungsdiäten, die zusätzlich zur Normalkost oder zur parenteralen Ernährung verabreicht werden können, beispielsweise spezielle Proteinlösungen oder Aufbaunahrungen.
   Bei den bedarfsdeckenden Formeldiäten läßt sich wiederum folgende Einteilung vornehmen:
   a) Standarddiät:
   Die Standardformeldiäten sind Nährlösungen, die in der Lage sind, den normalen Nahrungsbedarf zu decken. Sie sind für Patienten ohne sonstige metabolische Störungen geeignet.
   b) Nährstoffmodifizierte oder stoffwechseladaptierte Formeldiäten:
   Für Patienten mit bestimmten metabolischen Störungen oder Organfunktionsstörungen liegen heute bereits Nährlösungen vor, die der jeweiligen Stoffwechselsituation der Patienten Rechnung tragen. So sind bereits spezielle Diabetesnährlö-

sungen oder auch spezielle nephrologische Nährlösungen verfügbar. Weitere stoffwechseladaptierte Nährlösungen, z. B. für leberkranke Patienten, sind in der Erprobung.

Indikationen

- Allgemein ist die Indikation zur gastroenteralen Ernährung immer dann gegeben, wenn eine natürliche Nahrungsaufnahme nicht möglich ist, Krankheitsbild und Krankheitszustand die gastroenterale Nahrungszufuhr erlauben und der gesamte Nahrungsbedarf des Patienten dadurch gedeckt werden kann. Sehr oft ist eine Kombination von parenteraler und gastroenteraler Ernährung sinnvoll, insbesondere wenn es nicht möglich ist, kalorisch adäquate Mengen per Sonde zu verabreichen und Bilanzprobleme auftreten.
- Spezielle Indikationen für modifizierte Diätformen ergeben sich unabhängig von der Möglichkeit oraler Nahrungsaufnahme bei Erkrankung mit Malassimilation und/oder Malnutrition. Differenzierte Anwendung der Formeldiäten nach Zusammensetzung und Krankheitsbild s. Medikamente.

Medikamente bzw. Nährlösungen

- Nach Bestandteilen und Zusammensetzung gibt es zwei große Gruppen von bedarfsdeckenden Formeldiäten, die unterschiedlichen Indikationsstellungen vorbehalten sind.
  Unabhängig von z. T. historisch bedingten Bezeichnungen sind dies:
  1. Niedermolekulare bedarfsdeckende Formeldiät
     (chemisch definierte Formeldiät)
     Hier wird zwischen niedermolekularen Formeldiäten der ersten und der zweiten Generation unterschieden. Die niedermolekularen Diäten der ersten Generation, die auch als Astronautenkost, synthetische Diät oder Elementardiät bezeichnet werden, sind zum größten Teil aus den Anfängen der industriell vorgefertigten Produkte und enthalten alle notwendigen Substanzen, in Form kleinster Bausteine gleichsam chemisch zusammengesetzt. Dies gilt insbesondere für die Aminosäuren. Es hat sich jedoch herausgestellt, daß Di- und Tripeptide sowie Oligopeptide gegenüber reinen Aminosäuren besser resorbiert werden. Daraus ist die sogenannte zweite Generation der niedermolekularen Diäten entstanden, die *Oligopeptiddiäten.*
  2. Hochmolekulare bedarfsdeckene Formeldiäten
     (nährstoffdefinierte Formeldiät)
     Bei den hochmolekularen bedarfsdeckenden Formeldiäten, die auch als nährstoffdefinierte Formeldiäten bezeichnet werden, handelt es sich um standardisierte und definierte Nährstoffgemi-

Tabelle 20

	Niedermolekular	Hochmolekular
Protein	definierte Oligopeptide	Milchproteingemische unter Zusatz von Kasein oder Sojaprotein
Kohlenhydrate	Oligo- und Disaccharide	Gemisch aus Poly-, Oligo- und Disacchariden
Fette	Fette mit hohem Anteil an mehrfach ungesättigten Fettsäuren Essentielle Fettsäuren	

sche natürlichen Ursprungs, die industriell zusammengesetzt sind.

Die Unterscheidungsmerkmale zwischen nieder- und hochmolekularer Formeldiät sind in Tab. 20 nochmals zusammengefaßt. Hieraus ergeben sich die unterschiedlichen verdauungsphysiologischen Eigenschaften und Indikationsbereiche beider Formeldiäten.

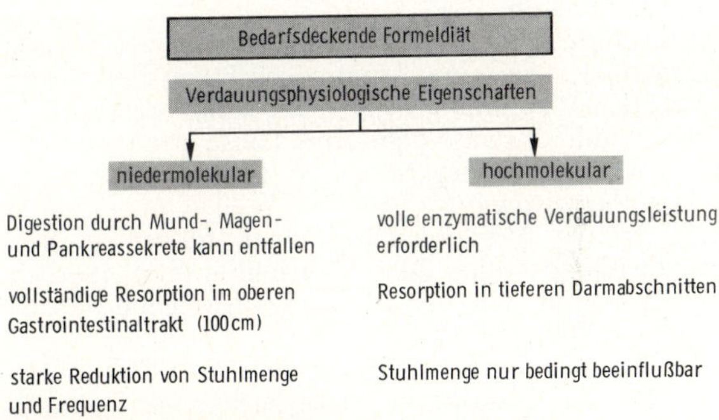

Indikationen

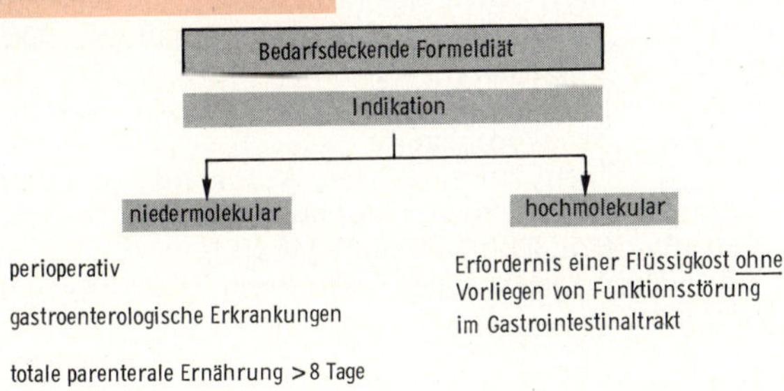

Technik – Dosierungen

- Grundsätzlich besteht die Möglichkeit, eine Sondenkost gastral, duodenal oder jejunal zu applizieren.
  Es stehen hierfür Ernährungssonden aus gewebeverträglichem Material (Polyurethan, Silikonkautschuk) zur Verfügung (s. auch S. 16). Die einfachste Form der Ernährung ist über eine nasogastrale Verweilsonde zu erreichen.
  Für den Intensivbereich dürfen diese Sonden jedoch nicht einen zu kleinen Durchmesser besitzen, da über filiforme Sonden nicht abgesaugt werden kann, und bei intragastraler Lage eine Überfüllung des Magens mit Aspirationsgefahr prinzipiell möglich ist.
- Zunehmend setzen sich auch im intensivmedizinischen Bereich intraduodenal oder intrajejunal plazierte Ernährungssonden durch. Hierzu werden filiforme gewebsfreundliche Ernährungssonden unter endoskopischer Sicht gelegt. Eine andere Form der Applikation besteht in „aktiven" Sondenplazierungen unter Bildwandlersicht oder in „passivem" Sondenlegen durch natürlichen Transport der Sonde unter intermittierender Röntgenkontrolle.
  Bei der Applikation der Nährlösungen in den Dünndarm ist zu beachten und von größter Bedeutung, daß infolge fehlenden Reservoirs die Nährlösungen kontinuierlich in diese Darmabschnitte einfließen müssen.
  Hierzu empfiehlt sich der Gebrauch einer sogenannten Ernährungspumpe, die eine kontinuierliche Applikation garantiert. Merke: Eine kontinuierliche Gabe kann über 2–3 Stunden mit 2- bis 3stündiger Pause oder ohne Pause erfolgen. Sie ist in jedem Fall der Bolusgabe vorzuziehen, die keinerlei Vorteile bringt.
  Katheterjejunostomie:
  Intraoperative Verabreichung einer filiformen Sonde mittels Katheterjejunostomie. Dieses Verfahren setzt einen abdominellen Eingriff voraus und wird daher vorwiegend im chirurgischen Bereich praktiziert.
  Perkutane endoskopische Gastrostomie (PEG):
  Mit Hilfe der Endoskopie ist es auch ohne Operation möglich, transkutane Sonden in den Magen oder das Jejunum einzulegen. Dieses Verfahren eignet sich insbesondere für eine enterale Langzeiternährung oder eine enterale Heimernährung. Dazu sind spezielle Sets erforderlich.
- An industriell vorgefertigten Nährlösungen werden bestimmte Grundanforderungen gestellt:
  - Die Nährstoffrelation soll mit Ausnahme spezieller Stoffwechselgegebenheiten folgendermaßen aussehen: Protein 15–20%, Fette 25–30%, Kohlenhydrate 50–60%.
  - Die Nährlösungen sollen laktosearm bzw. -frei und gluteinarm bzw. -frei sein.

- Die Osmolarität soll weniger als 450 mmol/l H_2O betragen.
- Der pH-Wert soll neutral bis schwach sauer sein.
- Optimale Viskosität, d. h. gutes Fließen und homogene Verteilung.
- Keine abdominelle Belastung.
- Gute Langzeitakzeptanz.
- Sterile Abpackung der Nährlösung.

Merke: Wegen der besseren Praktikabilität und der besseren Hygiene sollten Flüssigpräparate bevorzugt werden.

Komplikationen

- Von seiten der Sonde:
  - Reflux in den Magen bei enteraler Sonde.
  - Säurereflux infolge Kardiainsuffizienz bei der gastralen Sonde.
  - Aspiration und Mikroaspiration.
  - Retention der Sondenkost im Magen bei Überschreiten tolerabler Höchstmengen.

  Merke(!): Bei der Applikation einer Sondenkost den Patienten immer in eine leichte Oberkörperhochlagerung bringen.
- Von seiten der Formeldiäten:
  - Hyperosmolare und hypernatriämische Zustände bei zu starker Konzentration der Sondenkost mit Flüssigkeitsverlust in den Darm.
- Häufigste Komplikation bei der Verabreichung von Nährlösungen sind Diarrhoen, die jedoch meist iatrogen sind.

  Häufigste Auslösefaktoren für Diarrhoen sind:
  - Falsche Auswahl der Nährlösung.
  - Zu hohe Osmolarität.
  - Zu kalte Sondenkost.
  - Ungenügendes Einschleichen.
  - Zu rasche Zufuhr.
  - Zufuhr mengenmäßig zu hoch.
  - Sondenfehllagen.
  - Seltener sind bakterielle Verunreinigung Ursache von Diarrhoen.

  Merke: Beim Auftreten von Diarrhoen immer an die Möglichkeit der Begleittherapie (z. B. Antibiotika) als Auslöser denken.

  Beachte: Häufigste Ursache für Unverträglichkeit von Sondenkost ist die falsche Auswahl der Nährlösung und das ungenügende Einschleichen. Deshalb immer zu Beginn der gastroenteralen Ernährung kleine Portionen wählen und auf langsame Zufuhr achten. Dosissteigerung in Abhängigkeit von der Verträglichkeit. Dies gilt insbesondere bei totaler parenteraler Ernährung von mehr als 8 Tagen, die zu Beginn der gastroenteralen Ernährung niedermolekulare Formeldiäten erfordert und eine langsame Dosissteigerung.

Nachbehandlung – Nachbeobachtung

- Der Übergang von Sondenkost auf normale Kost soll schrittweise erfolgen: Zunächst schluckweise zu trinken geben, um den Schluckakt zu testen und zu trainieren. Sofern vom Patienten toleriert, auch Breikost bei liegender Sonde.
  Beachte(!): Aspirationsgefahr durch Verschlucken, insbesondere bei Zuständen nach Intubation.
  Sonde erst entfernen, wenn orale Nahrungsaufnahme sichergestellt scheint.

Indikationen

- Die Frage Intubation oder Tracheotomie ist heute eindeutig zu Gunsten der primären Intubation entschieden.
- Indikationen:
  - Apparative Beatmung.
  - Bewußtseinsverlust oder neurologische Störungen mit Gefahr der Atemwegsverlegung und Aspiration.
  - Anders nicht beherrschbare Sekretverhaltung und Hypersekretion mit Obstruktion und Infektion der Atemwege.
- Orotracheale und nasotracheale Intubation.
  1. Für die Notintubation ist die orotracheale Technik zu bevorzugen.
  2. Für die prolongierte Intubation wird meist die nasotracheale Technik empfohlen, manchmal sogar als obligat hingestellt. Dies ist jedoch keineswegs zwingend, die nasotracheale Intubation hat neben Vorteilen auch gravierende Nachteile.

     Vorteile:
     - Einwandfreie Mundpflege.
     - Einfaches Fixieren des Tubus.
     - Fester Sitz mit guter Sicherheit gegen Verschiebung und Abknickung.

     Nachteile gegenüber der orotrachealen Intubation:
     - Technisch schwierigere Intubation.
     - Engeres Lumen.
     - Größere Länge des Tubus.
     - Absaugvorgang schwieriger.
     - Knorpelschädigung der Nasenscheidewand.
     - Verkeimung des Tubus bei der Nasenpassage.
     - Gefahr der bakteriellen Sinusitis.

     Hauptnachteil des orotrachealen Tubus ist der lockere Sitz, der eine besonders gute Überwachung erfordert. Bei Sicherstellung adäquater Überwachung ziehen wir die orotracheale Intubation für die Langzeitbehandlung vor.

Technik

- *Orotracheale Intubation:*
  - Patienten flach auf den Rücken lagern.
  - Kopf durch Unterlegen eines flachen Polsters leicht anteflektieren und zugleich im Okzipitalgelenk nach hinten überstrecken („Schnüffelstellung“).
  - Laryngoskop mit der linken Hand von rechts her einführen, so daß die Zunge nach links und vorn weggeschoben und die Epiglottis sichtbar wird.
    a) Mit gebogenem Laryngoskopspatel die Spitze des Spatels in die epiglottische Falte einführen und nach ventral und kranial

anheben; dadurch wird die Epiglottis aufgerichtet und der Kehlkopfeingang eingestellt.

b) Bei geradem Laryngoskopspatel die Epiglottis auf den Spatel aufladen und dadurch den Eingang in den Kehlkopf darstellen.

- Tubus mit der rechten Hand von lateral her transglottisch in die Trachea einführen (der Einblick auf die Glottis kann verbessert werden, wenn eine Hilfsperson mit einem Finger den Lippenwinkel des Patienten etwas nach lateral zieht).
- Nach erfolgter Intubation Blockierungsmanschette aufblasen.
- Lage des Tubus kontrollieren (s. S. 265).

- *Nasotracheale Intubation:*
  - Lagerung des Patienten wie bei orotrachealer Intubation.
  - Tubus am Boden der Nasenhöhle bis in den Oropharynx vorschieben.
  - Anschließend wie bei der orotrachealen Intubation das Laryngoskop einführen und den Kehlkopfeingang darstellen.
  - Tubus wie bei der orotrachealen Intubation in die Trachea vorschieben. Falls erforderlich, kann dies mit Hilfe der Faßzange nach Magill erfolgen.
  - Nach erfolgter Intubation Blockierungsmanschette aufblasen.
  - Kontrolle der exakten Tubuslage (s. S. 265).
- *Orotracheale Blindintubation:*
  - Nur in Ausnahmefällen anwenden, wenn eine Intubation unter Sicht unmöglich ist.
  - Patienten in halbaufgerichteter Sitzstellung lagern.
  - Die rechte Hand zieht die Zunge heraus, Zeigefinger und Mittelfinger der linken Hand tasten am Zungenrand entlang bis zum Kehldeckel, der mit der Fingerspitze des Mittelfingers nach ventral gedrückt wird.
  - Tubus mit der rechten Hand unter Leitung des linken Zeigefingers in die Trachea einführen.
- *Nasotracheale Blindintubation:*
  - Patienten in halbaufgerichteter Sitzstellung lagern.
  - Tubus durch den Nasengang einführen, Kontrolle durch Abhorchen des Atemgeräusches am äußeren Tubusende: deutlich hörbares Ausströmen der Atemluft am Tubusende zeigt an, daß der Tubus oberhalb der Stimmritze liegt.
  - Den Tubus dann mit der Inspiration in die Trachea einführen.

Komplikationen

Übersicht s. Tab. 21.

- *Verletzungen* bei Einführen des Tubus.
  Vermeidung: adäquate Technik, zarte Manipulation, richtige Wahl der Tubusgröße.

Tabelle 21 Komplikationen der Intubation

Komplikationen bei Einführen des Tubus
Verletzungen, Blutungen
Fehllage
Reflektorische Störungen
– Herzrhythmusstörungen
– Laryngospasmus
– Bronchospasmus

Komplikationen bei liegendem Tubus
Infektionen
Mechanische Verlegung des Tubus
Tracheoösophageale Fistel

Komplikationen nach Extubation
Funktionsstörungen
– Heiserkeit, Aphonie
– Schluckstörung, Aspiration
Laryngospasmus
Larynxödem

Beachte!
Der Tubus soll so groß sein, daß er eben noch glatt durch die Glottis gleitet.

- *Fehlintubation* in den Ösophagus oder in einen Hauptbronchus.
Vermeidung: Kontrolle der Tubuslage durch
  – Abhorchen am offenen Tubusende (bei Atemlähmung wird der Thorax von außen leicht komprimiert und dabei abgehorcht, ob Luft aus dem Tubus entweicht).
  – Auskultation der Atemgeräusche über beiden Lungen.

Beachte!
Bei Fehllage in einem proximalen Hauptbronchus kann das Atemgeräusch durchaus seitengleich sein, dennoch kann der Tubus später bei kleinen Bewegungen tiefer in den Hauptbronchus hineinrutschen und zur einseitigen Lungenbelüftung führen. Daher wiederholte Kontrolle und
  – Röntgenologische Kontrolle der Tubuslage (die Tubusspitze soll in Projektion auf das Jugulum zu liegen kommen).
  – Markierung der exakten Tubuslage am äußeren Tubusende.
  – Exakte Fixation des Tubus.
  – Lagekontrolle des Tubus nach jedem Absaugvorgang und Lagerungswechsel durch Überprüfung von Markierung und Auskultation beider Lungen unter Beatmung.

- *Reflektorische Störungen beim Einführen:*
  – Arrhythmie (im Extremfall Bradykardie oder Asystolie mit Blutdruckabfall oder Kreislaufstillstand: Prämedikation mit Atropin meist empfohlen, jedoch nicht sicher).

- Laryngospasmus.
- Bronchospasmus.

- *Komplikationen während der Intubation:*
  - Tubusverlegung bei mangelhafter Anfeuchtung oder insuffizienter Tracheobronchialtoilette.
  - Tracheoösophageale Fistel.
- *Komplikationen unmittelbar nach Extubation:*
  - Funktionsstörungen wie Heiserkeit, Aphonie, Schluckstörungen mit Aspirationsgefahr.
  - Laryngospasmus (sofort nach Extubation).
  - Larynxödem (bis zu 24 Std. nach Extubation).
  - Stimmbandgranulome.
  - Tracheomalazie.
- *Trachealstenose* als Spätkomplikation nach Extubation:
  - Gravierende Stenosen mit funktionellen Auswirkungen entstehen bei Lumenverlegungen von mehr als 50%.
  - Schäden nach Langzeitbeatmung sind heute die häufigste Ursache von Trachealstenosen.
  - Häufigkeitsangaben beim Erwachsenen nach prolongierter Intubation 0–3% der Überlebenden.
  - Typische Lokalisation ist die subglottische Stenose, deren Behandlung sehr schwierig ist.
  - Pathogenese der Stenose:
    Hauptursache sind Druckschädigungen durch die Blockierungsmanschette. Infektion, arterielle Hypotonie und hochdosierte Steroidtherapie können begünstigend wirken.
  - Prophylaxe der Druckschäden:
    a) Zu dicke Tuben vermeiden.
    b) Flexiblen Faltenschlauch zwischen Tubus und Respirator einschalten.
    c) Verwendung von Tuben mit großlumiger Niederdruckmanschette (high volume low pressure-cuff) (Manschettendruck unter 25 mm Hg).
    d) Druck in der Blockierungsmanschette so gering wie möglich halten = minimales Okklusionsvolumen (MOV) = minimales zur Abdichtung notwendiges Füllungsvolumen der Manschette.
    Die Manschette wird gerade so weit aufgeblasen, daß während der Inspiration ein Leckgeräusch nicht mehr hörbar ist. Bereits geringe Überschreitung des MOV führt zu steilem Druckanstieg in der Manschette. Das MOV muß wiederholt bestimmt werden. Es kann mit Änderungen der Lage des Patienten und der Tonisierung der Muskulatur (damit der Bewußtseinslage) wechseln.

Sofortmaßnahmen bei Komplikationen

- *Fehllage im Hauptbronchus:*
  - Rückziehen des Tubus.
  - Intensives endobronchiales Absaugen mit Lagerung und Thoraxvibration.
  - Falls erforderlich, bronchoskopische Kontrolle durch Fiberbronchoskop.
- *Aspiration:*
  - Kopftieflagerung.
  - Freisaugen des Rachenraumes.
  - Intensive Tracheobronchialtoilette durch Absaugen im Wechsel mit Thoraxvibrationen in verschiedenen Drainagelagerungen. Der Effekt wird durch Auskultation der Lunge überwacht.
  - Wenn möglich, Fiberbronchoskopie zur bronchoskopischen Absaugung.
- *Atelektase:*
  - Intensive Tracheobronchialtoilette durch Absaugen in Kombination mit Lagerungsdrainage und Thoraxvibration, im Wechsel mit Beatmung mit dem Beatmungsbeutel. Die Kontrolle erfolgt zunächst auskultatorisch, zur endgültigen Kontrolle dient das Röntgenbild.
  - Bronchoskopische Kontrolle mit dem Fiberbronchoskop zur Freisaugung der verlegten Bronchialpartien.
- *Blockade der Luftwege bei liegendem Tubus:*
  - Bei totaler Verlegung des Atemstromes sofortiger Tubuswechsel. Sonst:
  - Ballon entblocken und Lage überprüfen.
  - Durchgängigkeit des Tubus durch Absaugkatheter überprüfen, gegebenenfalls versuchen freizusaugen. Bei zähem Sekret kann dies durch Spülung mit 0,45%iger NaCl-Lösung verbessert werden.
  - Notfalls Auswechseln des Tubus.
- *Laryngospasmus nach Extubation:*
  - Oberkörper hochlagern.
  - Atropin 0,5–1 mg i. v.
  - Sauerstoffinsufflation.
  - Abwarten unter Kontrolle der Atemtätigkeit und des Allgemeinzustandes.
  - Falls nicht anders beherrschbar, Beatmung mit Maske und Atembeutel unter Muskelrelaxation. Im äußersten Notfall Tracheotomie.
- *Glottisödem nach Extubation:*
  - Oberkörper hochlagern.
  - Abschwellende Medikamente verabreichen (lokale Behandlung mit Spray, Steroide in hoher Dosierung, Antiphlogistika).

- Aerosolinhalation.
- Sauerstoffinsufflation.
- Falls nicht anders zu beherrschen, Reintubation, im äußersten Notfall Tracheotomie.

- *Tracheomalazie:*
  - Die Symptome treten wie beim Laryngospasmus sofort nach der Extubation auf.
  - Bei schwerer Atemstörung kann die sofortige Reintubation erforderlich sein.
  - Das weitere Vorgehen ist mit dem HNO-Arzt zu planen.

Beachte!
Die Differentialdiagnose zwischen Laryngospasmus, Larynxödem, Tracheomalazie kann laryngoskopisch gestellt werden.

Indikationen

- Die Frage Tracheotomie oder Intubation ist heute eindeutig zugunsten der primären Intubation entschieden.
- Indikationen zur Tracheotomie sind:
  1. Intubation technisch nicht möglich – primäre Tracheotomie:
     - Säureverätzungen.
     - Massives Larynxödem.
     - Larynxtrauma.
     - Schwere Gesichtsverletzungen.
  2. Sehr lange Beatmungszeiten bei bewußtseinsklaren Patienten:
     - Sekundäre Tracheotomie nach initialer Intubation bei Beatmungszeiten über mehrere Wochen erwägen (bei wachen Patienten wird die Tracheotomie wesentlich besser toleriert). Am häufigsten bei:
     - Neuromuskulär bedingte Atemlähmung (Polyneuroradikulitis, Myasthenia gravis).
     - Chronisch obstruktives Syndrom mit akuter Exazerbation und Cor pulmonale.
- Im übrigen ist auch für lange Beatmungsdauern die prolongierte Intubation dank der modernen Trachealtuben die Methode der Wahl. Eine sekundäre Tracheotomie wird nur in Ausnahmefällen erforderlich, wenn die Tracheobronchialtoilette über den Tubus pflegerisch große Probleme bereitet.
  - Dies ist besonders bei schweren Formen des ARDS, schweren Pneumonien und Thoraxtraumen der Fall.
  - Bei langzeitbeatmeten Patienten im eigenen Krankengut ist die Rate der Tracheotomien von ursprünglich 80% auf 5% zurückgegangen.
- Komplikationen und Spätschäden sind bei prolongierter Intubation beatmeter Patienten seltener als bei Tracheotomie.

Komplikationen

- Aus großen Sammelstatistiken der Literatur errechnet sich die Komplikationshäufigkeit auf durchschnittlich 24% der tracheotomierten Fälle (10–60%), die Zahl der letalen Komplikationen auf durchschnittlich 1,8% (0,5–5%). Angaben über lebensbedrohliche Arrosionsblutungen im Mittel 1% (0,5–2%). Angaben über Häufigkeit tracheoösophagealer Fisteln 0,5–2%.
- Übersicht über die Komplikationen s. Tab. 22.
- Komplikationen, beobachtet bei Patienten einer internen Intensivstation, s. Tab. 23.
- Auslösende Faktoren und Prophylaxe.
  - Nottracheotomien sind besonders komplikationsreich und sollten vermieden werden.

Tracheotomie

Tabelle 22 Komplikationen der Tracheotomie nach Angaben der Literatur

Art der Komplikation	Durchschnittliche Häufigkeit %
Infektionen Lokale Infekte am Tracheostoma Schwere hämorrhagische oder eitrige Tracheobronchitis Bronchopneumonie (12%) Mediastinitis	22
Pneumothorax	
Hautemphysem	
Mediastinalemphysem	
Blutungen Intraoperative Blutung und Nachblutung Blutung aus dem Tracheostoma in der postoperativen Phase (2,4%) Arrosionsblutungen (1,1%)	4
Mechanische Verlegung der Kanüle Verstopfung durch Sekret oder Blut Verlegung durch Blockierungsmanschette Stenose durch Vorliegen der Trachealwand	4,8
Tracheoösophageale Fistel	1,2
Trachealstenosen Narbenstenosen Granulome Tracheomalazie	5–20

- Tracheotomietechnik: typische Komplikationen der Tracheotomia superior ist die Stenose als Folge von Verletzungen des Ringknorpels, Hauptkomplikation der Tracheotomia inferior sind Arrosionsblutungen und Mediastinitis.
- Kanülenart: Silberkanülen sind sehr gewebsfreundlich und haben einen kleinen Kanülenaußendurchmesser, wegen der unphysiologischen Kreisbogenform entstehen jedoch häufig Druckschäden. Komplikationsarm sind vollflexible Kanülen aus Kunststoff mit Drahtskelett mit physiologischer Krümmungslinie und in die Wand eingearbeitetem Ballon.

● Trachealstenosen als Spätkomplikation:

1. Häufigkeitsangaben in der Literatur 5–20%, bezogen auf die Überlebenden (mehr als 50% Einengung des Tracheallumens).

Tabelle 23 Komplikationen der Tracheotomie nach Beobachtungen bei Patienten einer internen Intensivtherapiestation

Art der Komplikation	Häufigkeit %
Tracheotomie als Operation	
Nachblutung aus dem Tracheostoma	2
Tracheostoma	
Blutungen in der postoperativen Phase	10
Lokale Wundinfekte	8
Lokale nekrotisierende Entzündung mit Erweiterung des Tracheostomas und/oder Tracheomalazie	24
Pneumothorax	4
Subkutanes Emphysem	2
Trachealkanüle	
Kanüle durch Cuff verlegt	2
Blockierungsballon defekt	14
Tracheobronchialbaum	
Hämorrhagische oder eitrige Tracheitis oder Tracheobronchitis	64
Zirkumskripte Druckulzera	8
Bronchopneumonie	42
Große Gefäße	
Arrosionsblutung	2

2. Hauptmechanismus sind Druckschäden durch Blockierungsballon und die Kanüle selbst. Begünstigend wirken Infektionen, arterielle Hypotension und hochdosierte Steroidtherapie.
3. Prophylaxe:
   - Vermeidung zu dicker Kanülen.
   - Verwendung vollflexibler Kanülen.
   - Flexibler Faltenschlauch zwischen Kanüle und Respirator schalten.
   - Minimaler Druck in der Okklusionsmanschette (MOV) (s. S. 266).

Sofortmaßnahmen bei Komplikationen

- Aspiration (s. S. 267).
- Atelektase (s. S. 267).
- Blockade der Luftwege (s. S. 267).
- Arrosionsblutung:

- Entfernung der Kanüle.
- Tamponade der Gefäßlücke durch das Tracheostoma mit dem Zeigefinger.
- Sofortige Intubation durch eine zweite Person.
- Hand in Hand mit der Intubation Zurückziehen des Fingers und Aufblasen des Tubusballons in Höhe des Lecks, das dadurch abgedichtet wird. Falls noch eine venöse Blutung besteht, weitere Tamponade mit dem Finger.
- Intensive tracheobronchiale Absaugung.
- Blutersatz.
- Thorakotomie mit Freilegung und operativer Versorgung der Arrosionsstelle.

Pflegerische Aspekte

- Pflege des Tracheostomas:
  - Nach Tracheotomie in den ersten 48 Std. Wundverband und Kanüle belassen. Wird ein früherer Kanülenwechsel erforderlich, so sollte dieser vom Operateur durchgeführt werden.
  - Anschließend täglich Reinigung des Tracheostomas und steriler Wundverband.
  - Bei Verwendung von Silberkanülen Reinigung der Innenkanüle.
  - Bei Verwendung der Tracheoflex-Kanüle ohne Innenkanüle täglicher Kanülenwechsel, beginnend 3–5 Tage nach der Operation.
  - Überprüfung folgender Punkte bei der täglichen Pflege des Tracheostomas.
    a) Richtiger Sitz der Kanüle.
    b) Durchgängigkeit der Kanüle.
    c) Intaktheit der Blockierungsmanschette.
    d) Infektionen am Tracheostoma.
    e) Blutungen aus dem Wundgebiet.
    f) Hautemphysem.
- Blutungen.
  Postoperative Blutungen sollten bei intakter Blutgerinnung spätestens 6 Std. nach der Tracheotomie nicht mehr auftreten. Maßnahmen bei stärkerer Nachblutung aus dem Wundgebiet:
  - Tamponade des Wundgebietes durch den Operateur.
  - Untersuchung der Blutgerinnung und Korrektur von Gerinnungsstörungen.
  - Bei massiver Blutung sorgfältiges Blockieren der Manschette und endotracheales Absaugen zur Vermeidung von Aspiration.
- Hautemphysem.
  Maßnahmen bei massivem Hautemphysem:
  - Aufschneiden der Hautnähte der Tracheotomiewunde beiderseits der Kanüle und Spreizen mit der Klemme.

- Bei Hautemphysem großen Ausmaßes über oberer Thoraxapertur und Gesicht Einführung großlumiger Kanülen zur Entlastung.

- Tracheobronchiales Absaugen:
  - Verwendung steriler Einmalplastikkatheter aus weichem Material und mit glatter Spitze.
  - Während des Absaugens kontinuierliches Herausziehen des Katheters unter drehenden Bewegungen und Vermeiden von Hin- und Herfahren in der Trachea.
  - Saugwirkung über Y-Stück kontrollieren, so daß der Sog manuell gesteuert werden kann (möglichst nicht mehr als 40 cm H_2O). Bei zähem Schleim vorher 10 ml verdünnte Kochsalzlösung instillieren.
  - Effektivität des Absaugens durch Auskultation überprüfen.
  - Vermeidung von Hypoxie während des Absaugens bei Respiratorpatienten:
    a) Zeitliche Begrenzung des Absaugvorgangs auf 30 Sek.
    b) Hyperventilation mit reinem Sauerstoff 1 Min. vor dem Absaugen.
    c) Leckkompensation durch Steigerung des eingestellten Beatmungsvolumens während des Absaugens.

Respiratortherapie

Prinzip

- Apparative Beatmung über endotracheale Tuben oder Trachealkanülen als eine Form der Therapie bei einer Vielzahl pulmonaler und extrapulmonaler Erkrankungen mit respiratorischen Komplikationen.
- Differenzierte Beatmungssysteme lassen Beatmungscharakteristika zu, die von der normalen Spontanatmung bewußt abweichen. Ziel der differenzierten Beatmung ist es, der Eigenart des Einzelfalles einschließlich seiner Komplikationen durch geeignete Auswahl von Respirator und Beatmungsmuster Rechnung zu tragen und die Beatmung nie länger als nötig durchzuführen und schonend in Spontanatmung überzuleiten (Entwöhnung).
- Beginn und Ende einer Beatmung dürfen nie unter dem alleinigen Gesichtspunkt veränderter Blutgase und Atemmechanik gesehen werden, sondern müssen stets die Gesamtsituation des Patienten miteinbeziehen.

Indikationen

- Die Indikation zur Beatmung und die Wahl des Beatmungsmusters erfolgen unter Einbeziehen
  - der Grunderkrankung;
  - möglicher oder eingetretener Komplikationen;
  - Ausmaß der respiratorischen Insuffizienz, beurteilt anhand der Blutgasanalyse;
  - Zeichen gestörter Atemtätigkeit oder erhöhte Atemarbeit und Atemfrequenz;
  - Ausmaß der gestörten Atemmechanik, meßbar an Compliance, funktioneller Residualkapazität und Vitalkapazität;
  - des klinischen Befundes einschließlich Röntgenthoraxbild.
- Die Indikation zur Beatmung läßt sich nur schwer schematisieren und muß individuell aufgrund engmaschiger Beobachtung gestellt werden.
- Nachfolgender Katalog stellt eine Orientierungshilfe zur Indikationsstellung dar, die der Tatsache Rechnung trägt, daß eine frühzeitig eingeleitete Respiratortherapie weitere intra- und extrapulmonale Komplikationen verhindern kann.

Indikationen zur Beatmung

I. *Absolute Indikation zur Beatmung* (Indikationen *erster* Ordnung)

1. Herz-Kreislauf-Stillstand mit Zustand nach Reanimation.
2. Komata Stadium III und IV.
3. Alkylphosphatintoxikationen.
4. Periphere oder zentrale neurogene Atemlähmung.

5. Intoxikationen mit Atemgiften.
6. pO_{2a} < 45 mm Hg bei 6 Liter O_2 per Sonde unabhängig vom Alter.
7. pCO_{2a} > 80 mm Hg unabhängig vom Alter.
8. Nicht beeinflußbare Atemfrequenz > 40/min.

II. *Krankheitsbezogene mögliche Indikation*
(Indikationen *zweiter* Ordnung – krankheitsbildorientierte Indikationen)

1. Akute exogene Intoxikationen.
2. Polytrauma.
3. Große Operationen.
4. Verbrennungen.
5. Schwere primäre Pneumonien einschl. Viruspneumonie.
6. Ertrinkungsunfall.
7. Akute hämorrhagisch-nekrotisierende Pankreatitis.
8. Lungenarterienembolie.
9. Immunprozesse mit Lungenbeteiligung.

III. *Krankheitszustandbezogene mögliche Indikation*
(Indikationen *dritter* Ordnung – komplikationsbezogene Indikationen)

1. Aspiration.
2. Septische Zustände jeder Genese.
3. Kreislaufschock jeglicher Genese.
4. Kompliziertes akutes Nierenversagen.
5. Schwere metabolische, innerhalb von 6 Std. nicht korrigierbare Azidose oder Alkalose (pH < 7 > 7,8).
6. Hyperlaktatämie und Laktazidose (Laktat > 4 mmol/l).
7. Gestörte Atemmechanik einschließlich Pleuraerguß.
8. pO_{2a} < Altersnorm bei Raumluftatmung.
9. pCO_{2a} > 50 mm Hg.
10. Niedrige Thoraxgesamtcompliance (< 40 ml/cm H_2O).

- Eine Notwendigkeit zur Beatmung besteht, wenn eine Indikation nach Gruppe I vorliegt oder wenn mindestens 2 mögliche Indikationen aus Gruppe II oder aus Gruppe III zusammen auftreten.
- Der Patient ist – sofern die Einleitung der Beatmung bei Bewußtsein erfolgt – aufklärend zu informieren und medikamentös zu sedieren. Sedierung und endotracheale Intubation stellen einen erheblichen Eingriff dar und erfordern deshalb, wenn möglich, Stabilisierung der Herzkreislaufverhältnisse zu Beginn.
- Im Gegensatz zu früheren Ansichten gilt heute als allgemein akzeptiert, daß den Patienten unter maschineller Beatmung möglichst viel Eigenatmung garantiert werden soll.

Geräte

- Man unterscheidet 2 große Gruppen von Gerätetypen, die nach unterschiedlichem Prinzip arbeiten:
  1. Druckgesteuerte Geräte mit variablem Flow:
     Mit regulierbarer Flußgeschwindigkeit strömt Luft oder Luft-O_2-Gemisch zum Patienten bis ein vorgewählter Druck erreicht (Flow unterschritten) ist. Daraufhin öffnet sich ein Ventil, und es vollzieht sich eine passive Exspiration.
     Die Beatmung mit diesen Geräten ist assistiert und kontrolliert möglich.
     Die Geräte besitzen ein Verneblersystem.
- Es lassen sich folgende Einsatzrichtlinien aufgrund objektivierter Erfahrungen aufstellen:
  - Gute Steuerbarkeit im Eigenatemrhythmus.
  - Therapeutische Inhalationen gut möglich.
  - Gut einsetzbar für Kurzzeitbeatmung bei zentraler Atemdepression ohne pulmonale Insuffizienz oder extrapulmonale Organbeteiligung (z. B. mittelschwere Intoxikationen zur Kurzzeitbeatmung) oder bei Patienten mit bronchialer Obstruktion.
  - Gut einsetzbar bei nicht komatösen Patienten mit neurogenen Ventilationsstörungen ohne multiple Organfunktionsstörungen (sog. Ersatzatmung).
  - Gut einsetzbar in der Entwöhnungsphase vom Respirator.
  2. Elektronisch bzw. mikroprozessorbetriebene volumenzeitgesteuerte Geräte:
     Diese Geräte sind ausgelegt für kontrollierte und assistierende Beatmung.
     Verschiedene Ventilations- und Spontanatmungsformen sind applizierbar.
     Welche Beatmungsart und -form zur Anwendung kommt, richtet sich nach dem Krankheitszustand des Patienten. Anzustreben ist eine „Eigenbeteiligung" des Patienten, die nicht zu einer erschöpfenden Atemarbeit wird, bei gleichzeitiger Optimierung von Ventilation und Diffusion.
     Dies kann nur durch ein konsequentes Monitoring und sich daraus ergebenden Veränderungen des Atemmusters erreicht werden. Ein starres Schema verbietet sich daher, zumal moderne Beatmungsgeräte sehr unterschiedlich ausgestattet sind.
     Nachfolgend sei eine Übersicht über Ventilationsformen und Nomenklatur gegeben.

Maschinenorientierte Beatmung (mandatory ventilation):

Ein einstellbares Tidalvolumen wird zeitlich definiert.

a) Ohne Patientensynchronisation:
- IPPV = Intermittent Positiv Pressure Ventilation (intermittierende Beatmung mit positivem Druck),
- CPPV = Continuous Positive Pressure Ventilation (Beatmung mit kontinuierlich positivem Druck),
- PNPV = Positive-negative Pressure Ventilation (Wechseldruckbeatmung, mit positivem und negativem Druck).

b) Mit Patientensynchronisation:
- IPPB = Intermittent Positive Pressure Breathing (assistierende Beatmung mit intermittierendem Überdruck),
- CPPB = Continuous Positive Pressure Breathing (assistierende Beatmung mit kontinuierlichem Überdruck) oder
- SIPPV = Synchronized Intermittent Positive Pressure Ventilation (synchronisierte intermittierende Beatmung mit positivem Druck),
- SCPPV = Synchronized Continuous Positive Pressure Ventilation (synchronisierte Beatmung mit kontinuierlich positivem Druck).

Patientenorientierte Beatmung (spontaneous ventilation):

Atemzeiten- und Atemgasförderung werden vom Patienten bestimmt.

a) ZAP = Zero Airway Pressure (Atmung bei Umgebungsdruck in den Atemwegen),
   CPAP = Continuous Positive Airway Pressure (Atmung mit kontinuierlich positivem Druck in den Atemwegen).
   Der Patient atmet spontan und muß die erforderliche Ventilationsarbeit selbst aufbringen.

b) ASV = Assisted Spontaneous Ventilation oder
   ASB = Assisted Spontaneous Breathing (assistierende Spontanatmung).
   Der Patient bekommt eine „Atemhilfe“, um die Spontanventilation effektiver zu gestalten und zu vertiefen.

Mischformen aus maschinenorientierter Beatmung und patientenorientierter Beatmung sind:

IMV = Intermittent Mandatory Ventilation (intermittierende maschinelle Beatmung) bzw.

SIMV = Synchronized Intermittent Mandatory Ventilation (synchronisierte intermittierende maschinelle Beatmung bei endexspiratorischem Druck = O) oder

MMV = Mandatory Minute Ventilation (maschinelles Minutenvolumen – Mindestventilation) bzw.

SMMV = Synchronized Mandatory Minute Ventilation (synchronisiertes maschinelles Minutenvolumen – Mindestvolumen).

Diese Formen setzen in jedem Fall Spontanatemaktivität des Patienten voraus.

Bei *IMV* wird die Anzahl der Maschinenhübe durch die IMV-Frequenzeinstellung definiert und damit der Zyklus zwischen den Maschinenhüben. Am Ende der maschinellen Ventilation kann der Patient einen seiner Inspirationsanforderung entsprechenden Gasbedarf abrufen. Sind die Maschinenhübe mit der Inspiration des Patienten synchronisiert spricht man von SIMV.

Bei *MMV* wird nur dann ein Maschinenhub appliziert, wenn das Atemminutenvolumen (AMV) des Patienten auf ein eingestelltes Minimum an Mindestvolumen absinkt.

Medikamente

- Analgosedierung

  Apparativ beatmete Patienten müssen in der Regel sediert und/oder analgesiert werden, sofern keine tiefe Bewußtlosigkeit vorliegt.

  – Bei patientenorientierter Beatmung genügen bei optimaler Führung des Patienten oft geringe Mengen an Sedativa und/oder Analgetika, die nach Erfordernis und nicht in festgelegtem Rhythmus verabreicht werden können (lytische Mischung [LM], Flunitrazepam, Midazolam).

  – Bei maschinenorientierter Beatmung soll die Sedierung/Analgesie so dosiert werden, daß der Patient zwar das vorgegebene Beatmungsmuster und die Pflegeleistungen toleriert, jedoch eine Kontaktaufnahme durch direktes Ansprechen und gezielte Berührung möglich bleibt.

An Sedativa und Analgetika müssen im Intensivbereich besondere Anforderungen gestellt werden:

- Rascher Wirkungseintritt und gute Steuerbarkeit.
- Möglichst geringe hämodynamische Auswirkungen.
- Kurze Halbwertszeit und keine Kumulation.
- Möglichst keine Gewöhnungsbildung.
- Gute retrograde Amnesie.
  Diese Forderungen können erfüllt werden durch Sedierung mit Benzodiazepinen mit kurzer Halbwertszeit wie beispielsweise Flunitrazepam und Midazolam. Die Dosierung erfolgt individuell, ggf. in festgelegtem Rhythmus. Die Analgesierung kann im Wechsel mit der Sedierung durch beispielsweise der Dolantin enthaltenden lytischen Mischung oder mit Fentanyl erfolgen.
- Eine Kombination von Fentanyl und Midazolam ist auch kontinuierlich perfusorgesteuert möglich:
  Gemäß dem Konzept von *P. Hoffmann*: 1,5 mg Fentanyl = 30 ml und 90 mg Midazolam = 18 ml in einer 50 ml Perfusorspritze. Die Dosierung erfolgt individuell über Perfusoreinstellung von 2 ml pro Std. bis maximal 8 ml pro Std.

- Eine Relaxierung des Patienten kann und soll, soweit möglich, vermieden werden.
  Ist sie nicht zu umgehen (nach eigener Erfahrung besonders bei Patienten mit abdominal- oder thoraxchirurgischen Eingriffen und gleichzeitiger Infektion oder Sepsis), so empfiehlt sich Pancuronium 0,1–1 mg ½stdl. (kurze Halbwertszeit) nach initialem Bolus zusammen mit einer Basissedierung.
  Pancuronium ist ohne Nebenwirkungen auch in den zentral liegenden Venenkatheter injizierbar.
- Luftbefeuchtung und Medikamentenvernebelung:

1. Die physiologische Luftbefeuchtung muß beim Beatmungspatienten künstlich ersetzt werden. Man unterscheidet:
   - Düsenvernebler, die nur bei Anwendung geeigneter Geräte homogene Aerosole liefern, welche auch tiefere Luftwege erreichen.
   - Ultraschallvernebler, mit besserer Wirksamkeit als Düsenvernebler, jedoch hohem vernebeltem Wasservolumen.
   - Wasserdampfvernebler, sinnvoll eingesetzt, wenn die Atemgastemperatur am Tubuseingang noch 37 °C beträgt.
2. Alle Verneblersysteme stellen ein erhöhtes Infektionsrisiko dar. Strenge Hygiene und Wechsel der Schlauch- und Verneblersysteme alle 12 Std. sind obligat.

3. Medikamentöse Aerosole bleiben speziellen Indikationsbereichen vorbehalten:
   - Bronchodilatatoren und Bronchosekretolytika bei bronchialer Obstruktion.
   - Kortikosteroide als Aerosol haben spezielle Indikationsbereiche (allergische Atemwegserkrankungen, akute bronchiale Obstruktion), sind jedoch als Aerosol schlechter steuerbar als bei ebenfalls wirksamer systemischer Behandlung.

   Die Anwendung von Antibiotika im Aerosol ist ungeeignet und allenfalls in Kombination mit systemischer Antibiotikagabe bei Bronchiektasen sinnvoll.
   Die Anwendung von Antimykotika im Aerosol ist umstritten, in keinem Falle kann sie bei *Pilzinfektionen* die systemische Gabe von Antimykotika ersetzen. Die Pilzbesiedelung des Tracheobronchialsystems ohne nachweisbare Infektion stellt keine Indikation für Antimykotika dar.

Technik

- Die Einstellung der Beatmungsmechanik geht von einer Grundeinstellung aus und orientiert sich dann nach blutgasanalytischem Befund sowie atemmechanischen und hämodynamischen Parametern.
  1. Als Grundeinstellung kann gelten:
     - Atemminutenvolumen (AMV) = ca. 150 ml/min/kg KG (d. h. für einen 70 kg schweren Patienten etwa 10 l/min). Der Wert ergibt sich aus annähernder CO_2-Produktion, entsprechend der Streßsituation von ca. 3,5 ml/kg/min und einer exspiratorischen CO_2-Konzentration von 2–3% (pCO_{2a} 40 mm Hg) nach der Formel

$$\text{AMV} = \frac{3{,}5 \text{ ml/kg KG} \times \text{min}}{2{,}5 \text{ ml/100 ml}} = 150 \text{ ml/min/kg KG}$$

     - Atemfrequenz: die Verteilung des Atemminutenvolumens auf 8–10 Atemzüge/min und somit ca. 15 ml/kg KG an Atem*zug*volumen stellt eine gute Ausgangsbasis dar. Also
       Atemfrequenz (AF) = 8–10/min.
       Atemzugvolumen (AZV) = 15 ml/kg KG.
       Atemminutenvolumen (AMV) = 150 ml/min/kg KG.
  2. Die Werte sind je nach Gerät zunächst einzustellen und dann mit einem Spirometer zu kontrollieren.
- Unabhängig davon wird die inspiratorische Sauerstoffkonzentration zwischen Raumluft und 100% eingestellt.

Bei volumenkontrollierter Beatmung und insbesondere bei ARDS oder Erkrankungen, die ein ARDS möglich machen, soll zur Abschätzung der respiratorischen Funktion zu Beatmungsbeginn für 15–30 Min. mit 100% O_2 beatmet werden (Bestimmung der I-aDO_2 bei F_{IO_2} 1,0), um dann schrittweise zu reduzieren.
Dabei muß versucht werden, eine ausreichende Arterialisierung durch Veränderung der Ventilationsmechanik zu erreichen.
Beispiele:
- Erhöhtes Atemzugvolumen.
- Frequenzvariationen.
- Kombination von beiden.
- Inflation hold.
- Positiv endexspiratorischer Druck (PEEP).

1. PEEP-Beatmung ist frühzeitig indiziert bei allen Formen respiratorischer Insuffizienz mit multiplen Organkomplikationen, allen Formen von ARDS sowie allen Erkrankungen mit möglicher Entwicklung eines ARDS.
2. PEEP bewirkt:
   - Aufspannung der Alveolen und Erhöhung der funktionellen Residualkapazität (FRC).
   - Senkung des pulmonalvaskulären Widerstandes (PVR).
   - Erhöhung der Compliance (C).
3. Es genügen bei frühzeitiger Anwendung im allgemeinen PEEP-Stufen von 4–10 cm H_2O.
   Die Wahl des optimalen PEEP erfolgt zur Optimierung des pulmonalen Gasaustausches.
   Klinisch relevante hämodynamische Auswirkungen (Erniedrigung von Herzminutenvolumen oder Blutdruck) werden durch Volumensubstitution oder Infusion von Dopamin (200–400 μg/min) korrigiert. Ein Diureserückgang bedingt durch Blutvolumenverteilung in der Niere läßt sich durch Furosemidgaben von 80–120 mg/24 Std., verteilt auf alle 4–6 Std., kompensieren, falls dies nicht schon durch Dopamin erreicht wurde.

Merke!
PEEP ist sowohl bei maschinen- als auch patientenorientierter Beatmung möglich und sinnvoll.

Komplikationen

- Hypoventilation durch Lecks im Schlauch-Vernebler-Gerätesystem oder Diskonnektion.
- Atelektasenbildung durch Bronchialverlegung oder Mikroatelektasenbildung.
- Infektionen.

- Barotraumen der Lunge mit Pneumothorax infolge zu hoher Atemwegsdrücke. Perakute Lebensbedrohung besteht bei Spannungspneumothorax unter Überdruckbeatmung.
- Mögliche Toxizität hoher Sauerstoffkonzentrationen in Abhängigkeit von der Expositionsdauer. Relevant bei $F_{IO_2} > 0{,}6$ über mehrere Tage.
- Verschlechterung der Respiration bei asymmetrischen Lungenerkrankungen durch Fehlverteilung des Inspirationsvolumens (Überblähung gesunder Areale) oder der Perfusion (Hyperperfusion der erkrankten Areale).

Respiratorentwöhnung

- Die Entwöhnungsphase umfaßt die gesamte Entwöhnung vom Respirator bis zur Extubation.
- Die Entwöhnung ist immer individuell vorzunehmen und ist stark abhängig von der Dauer der Beatmung, Art der Beatmung und der Grunderkrankung.
  Der Übergang zur kompletten Spontanatmung hat *graduell* vor sich zu gehen, um die Kreislaufanpassung zu garantieren und im Sinne eines Ventilationsübungseffektes.
- Folgende Methoden zur Entwöhnung sind möglich und nach ausschleichender Sedierung/Analgesie praktikabel:
  1. *Periodisches Anhängen:*
     3–5 Minuten zu Beginn mit schrittweiser Steigerung in Abhängigkeit von pulmonalen und extrapulmonalen Kriterien. Übergang vom volumenkontrollierten Gerät auf druckflußgesteuerte Geräte erleichtern dies.
  2. Periodisches Abhängen mit Atmung unter kontinuierlichem positivem Atemwegsdruck (CPAP).
  3. IMV oder MMV mit und ohne Atemhilfe.
- Die Entwöhnungsphase darf erst beginnen, wenn bestimmte pulmonale und extrapulmonale Kriterien erfolgt sind.
  1. Pulmonale Kriterien zur Entwöhnungseinleitung:
     - $pO_{2a} > 60$ mm Hg unter RL.
     - Ausreichende Oxygenierung bei F_{IO_2} von 0,3 bis maximal 0,4.
     - Vitalkapazität > 20 ml/kg.
     - $V_D/V_T < 0{,}6$.
     - Endinspiratorischer Druck (EIP) < 30 cm H_2O.
     - Totale Thoraxcompliance > 40 ml/cm H_2O.
     - Ungestörte, ausreichende Atembewegungen.
     - Keine frischen ausgedehnten alveolären oder interstitiellen Lungeninfiltrate bei Thoraxröntgenübersicht.
  2. Extrapulmonale Kriterien zur Entwöhnungseinleitung:
     - Stabile klinische Gesamtsituation.
     - Kompensierte Stoffwechselsituation.

- Ausreichend beherrschte Grunderkrankung und Krankheitskomplikation (z. B. Nierenversagen, schwere Infektion, Heilung nach ausgedehnten Operationen.

- Die Entwöhnung vom Respirator erfordert viel Aufmerksamkeit und Flexibilität, so daß sie möglichst nicht zusammen mit anderen eingreifenden Therapiemaßnahmen vorangetrieben werden sollte, wie z. B. Darmstimulation oder auch Hämodialyse zu Beginn der Entwöhnung.
- Die Entwöhnung vom Respirator kann bei Beachtung dieser Kriterien unter Kontrolle von
  - Bewußtseinslage und Ansprechbarkeit,
  - Blutdruck, Herzfrequenz und Herzrhythmus,
  - Atemfrequenz und Atemminutenvolumen

  schrittweise vorangetrieben werden und muß dann sofort unterbrochen werden, wenn es die Situation des Patienten erfordert:
  - Erschöpfende Atemarbeit.
  - Atemfrequenz anhaltend über 40/min.
  - Kein ausreichendes Atemzugvolumen.
  - Blutdruckabfall, Störung von Herzfrequenz und Rhythmus.
  - Eintrübung des Bewußtseins.
  - Zunehmende arterielle Hypoxämie unter spontaner Atmung trotz O_2-Zufuhr über Sonde.
  - Verschlechterung der klinischen Gesamtsituation oder Entgleisung der Stoffwechsellage im weiteren Verlauf der Entwöhnung (z. B. Fieber, Hyperlaktatämie).
- Die Extubation kann erfolgen, wenn der Patient:
  - Über mehrere Stunden komplikationslos spontan unter RL oder maximal 3 l O_2 geatmet hat.
  - Eine stabile pulmonale und extrapulmonale Gesamtsituation besteht.
  - Die Eigenexpektoration und der Hustenstoß suffizient sind.
  - Der Patient psychisch so weit stabil ist, daß eine ausreichende Kooperation möglich erscheint.
  - Der Larynxbereich nach Inspektion keine organisch relevante Stenosierung erwarten läßt.

1. Vor der Extubation werden nach Langzeitbeatmung 100 mg Prednisolon verabreicht.
2. Nach ca. 20–30 Minuten wird grundsätzlich abgesaugt, einige Minuten 6 l O_2 gegeben und mit dem Eigenatemrhythmus des Patienten mehrere Hübe mit dem Rubenbeutel gegeben. Zügiges Herausziehen des Tubus ohne Unterbrechung.
3. Über nasale Sonde 1–3 l O_2 nach jeder Extubation.
4. Aufmerksame Nachbetreuung und beruhigendes Einwirken auf den Patienten sowie Aufforderung und Hilfe bei der Expektoration.

Extrakorporale Membranoxygenierung (ECMO)

Prinzip

- Als extrakorporale Membranoxygenierung (ECMO) wird das Verfahren bezeichnet, Blut über einen künstlichen Oxygenator zu leiten, um so einen Zeitgewinn zur Restitution gestörter Lungenfunktion zu erzielen.
- Die ECMO ist derzeit keine oder noch keine routinemäßig anwendbare Maßnahme und ist als Ultima ratio speziellen Zentren vorbehalten.

Indikation

- Voraussetzung für den Einsatz der ECMO ist die potentielle Reversibilität der Lungenerkrankung.
- Schwerste Hypoxämie mit Herzrhythmusstörungen und beginnendem Koma.
- $pO_{2a} < 50$ mm Hg bei F_{IO_2} 1,0 > 2 Std., trotz optimaler Respiratortherapie mit PEEP.
- $pO_{2a} < 50$ mm Hg bei F_{IO_2} 0,6 > 12 Std., trotz optimaler Respiratortherapie mit PEEP.
- Sehr hohe Atemwegsdrücke (Barotraumen), die sich nicht durch Änderung des Beatmungsmusters beeinflussen lassen.
- Eine mögliche Indikation besteht darin, daß durch reduzierte Lungendurchblutung während des Bypasses die Heilung der Lunge durch Entlastung beschleunigt werden kann.

Geräte – Technik

- Der Bypass ist möglich:
  - arteriovenös mit dem Herzen als Pumpe und dem Nachteil begrenzten Durchflusses durch den Oxygenator;
  - venovenös mit dem Nachteil, daß sauerstoffgesättigtes Blut rezirkuliert und die Lungendurchblutung nicht vermindert ist;
  - venoarteriell, am meisten praktiziert. Dabei ist darauf zu achten, daß dem linken Ventrikel und den Koronarien ausreichend oxygeniertes Blut zukommt.
- Die Reduktion von F_{IO_2} erfolgt schrittweise. Die Blutgasanalyse ist aus der rechten A. radialis als Referenzwert für das zum Hirn strömende Blut zu entnehmen.

Komplikationen

- Blutungen.
- Infektionen.
- Mechanisches Versagen.

Prinzip

- Aufrechterhaltung einer minimalen Kreislauffunktion (externe Herzmassage) und/oder Wiederherstellung eines normalen Rhythmus (Elektrotherapie: Kardioversion-Defibrillation bzw. Elektrostimulation).
- Aufrechterhalten der Atemfunktion (Beatmung).

Indikation

Kreislaufstillstand (s. S. 59).
Beachte!
Beginn, wenn irgend möglich, nicht später als 5 Min. nach Eintreten des Kreislaufstillstandes (sonst: irreversibler Hirnschaden, im Extremfall Hirntod).

Externe Herzmassage

Prinzip

Zwei Mechanismen:
- Rhythmische Kompression des Herzens zwischen Brustbein und Wirbelsäule.
- Rhythmische Schwankungen des intrathorakalen Druckes.

Dadurch kann das im Herzen befindliche Blut in den Kreislauf ausgeworfen werden. In der Entleerungsphase: Füllung der Kammern mit Blut aus den Vorhöfen.

Technik

- Rückenlagerung des Patienten auf fester Unterlage (Fußboden, Tisch oder Einlegen eines Brettes im Bett).
- Bei länger dauernder Massage: automatisches Herz-Lungen-Wiederbelebungsgerät.
- *Technik:*
  1. *Manuelle Herzmassage:*
     - Helfer steht oder kniet seitlich vom Patienten.
     - Ellenbogen gestreckt.
     - Druckpunkt: unteres Drittel des Sternums.
     - Übereinandergelegte Handballen auf Druckpunkt.
     - Senkrechter Druck unter Einsatz des Körpergewichtes soll Sternum etwa 5 cm der Wirbelsäule nähern.
     - Kompression rhythmisch, Druck- und Entlastungsphase von gleicher Dauer.
     - Frequenz 80–100/min.
     - Kontrolle der Wirksamkeit: palpabler Femoralispuls.

- Verhältnis zur Beatmung im Rhythmus 5/1, wenn 2 Helfer, wenn nur 1 Helfer, im Rhythmus 15/2.

2. *Maschinelle Herzmassage:*
   - Oberkörper des Patienten auf der vorgeformten Platte anbringen.
   - Stempel auf das untere Sternumdrittel aufsetzen.
   - Einstellung der gewünschten Exkursion und Frequenz der Stempelbewegung.
   - Einschalten des Gerätes.

   Beachte!
   Mit Hilfe des Gerätes kann auch die künstliche Beatmung im Rhythmus 5/1 durchgeführt werden.

- *Zeichen der erfolgreichen Reanimation:*
- Tastbare Pulse an den großen Arterien.
- Rosiger werden und Wiedererwärmung der Haut.
- Pupillenverengung.
- Positive Lichtreflexe der Pupillen.
- Wiederkehrender Muskeltonus.
- Wiedereinsetzende Spontanatmung.
- Spontanbewegungen.
- Wiederkehren des Bewußtseins.
- Meßbarer arterieller Druck.
- Wiedereinsetzen der Diurese.

Komplikationen:
- Knöcherne Frakturen am Sternum und an den Rippen (in ca. ⅓ der Fälle).
- Hämatothorax, Pneumothorax, Hämatoperikard.
- Leber- und Milzruptur.
- Magenschleimhautriß.
- Blutungen und Hämatome an der Thoraxwand, subepikardial, subendokardial, am Perikard, am Mediastinum, subpleural, an der Adventitia der großen Gefäße, Leberkapsel, Zwerchfell, retroperitoneal.
- Knochenmarkembolien.
- Fettembolien.
- Lungenödem.

Elektrotherapie (s. S. 293, 295).

Atemspende und Beatmungsbeutel

Prinzip

Insufflation von Luft aus der Lunge des Helfers (Atemspende) oder aus einem Beutel.

Indikation

- Atemstillstand bei:
  - Kreislaufstillstand.
  - Verlegung der Atemwege.
  - Zentrale Atemlähmung durch Trauma, Vergiftung.
  - Periphere Atemlähmung durch neuromuskuläre Paralyse, Medikamente.
- Schwere Ateminsuffizienz bei:
  - Schock.
  - CO-Intoxikation.
  - Globaler respiratorischer Insuffizienz.

Technik

- *Vorbereitung:*
  Freimachen der Atemwege durch:
  - Überstrecken des Kopfes in den Nacken.
  - Vorziehen des Unterkiefers und Öffnen des Mundes.
  - Reinigung des Mund-Rachen-Raumes.
- *Ausführung.*
  Mund-zu-Nase-Beatmung:
  - Helfer kniet seitlich neben dem Kopf des Patienten.
  - Eine Hand an der Stirn, die andere unter dem Kinn.
  - Unterkiefer nach vorn schieben und gegen Oberkiefer pressen.
  - Abdichten der Nase des Patienten mit Mund des Helfers.
  - Insufflation. Frequenz 12–15/min Dauer 1–1,5 s.

  Mund-zu-Mund-Beatmung:
  - Helfer kniet seitlich neben dem Patienten.
  - Eine Hand an der Stirn, die andere unter dem Kinn.
  - Unterkiefer nach vorn schieben, Mund für einen fingerbreiten Spalt geöffnet lassen.
  - Abdichten des Mundes des Patienten mit Mund des Helfers.
  - Nasenöffnung des Patienten durch Wange des Helfers abdichten.
  - Insufflation. Frequenz 12–15/min Dauer 1–1,5 s.

  Mund-zu-Tubus-Beatmung (Orotubus-Safartubus):
  - Mundansatz in den Mund des Patienten einführen.
  - Helfer steht am Kopfende des Patienten und überstreckt den Kopf nach hinten.
  - Mit Mittel-, Ring- und Kleinfinger Kiefer des Patienten beiderseits untergreifen und vorschieben.
  - Mit Zeigefinger Abdeckplatte des Tubus um den Mund des Patienten dicht abdrücken.
  - Nase des Patienten mit Daumen verschließen.

- Luft in die äußere Öffnung des Tubus einblasen.
- Frequenz und Rhythmus wie bei Mund-zu-Mund-Beatmung.

Mund-zu-Maske-Beatmung:

- Helfer kniet hinter dem Kopf des Patienten.
- Mit beiden Händen Unterkiefer und Kinn untergreifen, Vorschieben und gleichzeitig Kopf nach hinten überstrecken.
- Maske fest auf das Gesicht pressen und Luft in die äußere Öffnung der Maske einblasen.
- Frequenz und Rhythmus wie Mund-zu-Nase-Beatmung.

Beutel-zu-Maske-Beatmung (Atembeutel mit Ventil, Atemmaske):

- Maske über Ventil mit Beutel verbinden.
- Helfer kniet oder steht hinter dem Kopf des Patienten.
- Mit Mittel-, Ring- und Kleinfinger der einen Hand Unterkiefer des Patienten untergreifen, vorschieben und Kopf reklinieren.
- Mit dem Daumen derselben Hand Maske von kranial umfassen und gemeinsam mit dem Zeigefinger über Mund- und Nasenöffnung pressen.
- Mit der anderen Hand Beatmungsbeutel bedienen.

Komplikationen

- Luftinsufflation in den Magen (meistens wenn Kopf nicht ausreichend rekliniert wird) mit Erbrechen und Aspiration von Mageninhalt.
- Bei Anwendung von Pharyngealtuben: Auslösen von Würgen, Erbrechen oder Laryngospasmus, Zahnschäden.

Indikationen

- Diagnostisch: Perikarderguß unklarer Genese.
- Therapeutisch: zur Entlastung des Herzens.

Prinzip

- Einführung einer Kanüle oder eines Katheters in den Herzbeutel mit Absaugen einer nur geringen (diagnostische Perikardpunktion) oder der nahezu gesamten Flüssigkeitsmenge (therapeutische Perikardpunktion).

Instrumente – Technik

- *Vorbereitung:*
  Kreislaufüberwachung: EKG, arterieller Blutdruck, zweidimensionales Ultraschallgerät, kreislaufwirksame Pharmaka, Defibrillator und Beatmungsbeutel in Bereitschaft.
- *Instrumente:*
  Desinfektionsmittel, Lokalanästhesie, spitze Lanzette (oder Skalpell), EKG-Gerät, Verbindungskabel mit Krokodilklemme, 20-ml-Injektionsspritze, Dreiwegehahn, Punktionsnadel mit speziellem Schliff, evtl. Rotanda-Spritze, Kleinverband.
- *Technik:*
  - Patient in Rückenlage halb sitzend.
  - Punktionsstelle: Winkel zwischen Schwertfortsatz und linkem Rippenbogen desinfizieren.
  - Lokalanästhesie.
  - Stichinzision.
  - Verbindungskabel zu einer unipolaren Brustwandableitung an Punktionsnadel mittels Krokodilklemme befestigen.
  - Injektionsspritze über Dreiwegehahn auf Punktionsnadel aufsetzen.
  - Punktionsnadel einstechen und in Richtung re. Schulter unter Aspiration vorschieben.
  - EKG beachten: Hebungen der PQ- und ST-Strecke (Verletzungsstrom) zeigen den Kontakt der Nadelspitze mit Myokard an. Die Kontrolle der Punktionslage kann auch mittels zweidimensionalem Echokardiogramm erfolgen.
  - Nadel einige Millimeter zurückziehen.
  - Aspirieren des Ergusses in Injektionsspritze, Umstellen des Dreiwegehahns und Ausstoßen der aspirierten Flüssigkeit in das Auffanggefäß. Herstellung der Verbindung zur Rotanda-Spritze.

Alternative:

- Vorschieben eines Seldinger-Drahtes mit seinem weichen Ende in den Herzbeutel. Entfernen der Punktionskanüle. Vorschieben eines Einführungsbesteckes über den Seldinger-Draht. Seldinger-Draht zurückziehen und durch einen Pigtail-Katheter ersetzen. Diesen um den linken Herzrand in den posterolateralen Abschnitt des Herzbeutels einführen.
- Nach Abschluß der Ergußentleerung: Nadel bzw. Pigtail-Katheter unter Aspiration entfernen, kleiner Verband, Auskultation des Herzens und der Lungen (Pneumothorax). Oder:
- Belassen des Katheters zu Perikard-Dauerdrainage. Der Katheter wird verschlossen und der Herzbeutel durch intermittierendes Aspirieren entleert.

Komplikationen

- Kammertachykardie, Kammerflimmern.
- Pneumothorax.
- Beachte: Kontraindikation bei Antikoagulantientherapie.

Prinzip

- EKG-getriggertes rhythmisches Füllen und Entleeren eines Ballons, der über die A. femoralis in die Aorta thoracica eingeführt ist. Durch die diastolische Füllung steigt der arterielle Druck an, was eine bessere Koronarperfusion zur Folge hat. Während der Systole kollabiert der Ballon, so daß es zur Abnahme der Nachlast kommt. Daraus ergibt sich eine bessere Ventrikelentleerung und eine Erhöhung des HMV um 10–20% des Ausgangswertes.

Indikationen

- Therapierefraktärer kardiogener Schock.
- Präoperativ bei schwerer instabiler Angina pectoris mit drohendem Infarkt, bei Ventrikelseptumdefekt und Papillarmuskelabriß infolge Herzinfarkt.
- Postoperativ nach Herzklappen- oder aortokoronaren Bypass-Operationen, wenn Patienten total abhängig von der Herz-Lungen-Maschine sind.

Technik

Zwei Möglichkeiten: perkutan und nach chirurgischer Freilegung der A. femoralis.

- Perkutane Technik:
  - Stichinzision.
  - Punktion der A. femoralis.
  - Spiralmandrin einführen.
  - Punktionsnadel entfernen.
  - Einführungsbesteck über Spiralmandrin vorschieben.
  - Spiralmandrin und Dilatator entfernen.
  - Ballonkatheter durch Einführungsbesteck bis in die Aorta thoracica unterhalb des Abgangs der linken A. subclavia vorschieben.
- Chirurgische Technik:
  - Freilegung der A. femoralis und Anbringen einer Dacron-Prothese.
  - Einführung des Ballonkatheters und vorschieben bis in die Aorta thoracica unterhalb des Abganges der linken A. subclavia.
  - Katheter an Prothese mittels Naht fixieren.
  - Verschluß der Schnittinzision durch Hautnähte.

Unabhängig von der Technik folgt danach die Herstellung der Verbindung zwischen Ballonkatheter und Ballonpumpe sowie die Einstellung der Ballonpumpe.

Komplikationen

- Dissektion der Aorta bei Einführung des Katheters.
- Intraaortale Ruptur des Ballons.
- Thrombosen im Bereich des iliofemoralen Systems.
- Blutung (u. a. durch Abfall der Thrombozytenzahl).
- Schwerwiegende mechanische Hämolysen.
- Infektion.
- Pumpenabhängigkeit: in diesem Falle ist eine Herzoperation anzustreben.

Beachte!

Die intraaortale Ballonpulsation kann nur in großen Zentren, meist dort, wo auch die Möglichkeit einer Herzchirurgie gegeben ist, eingesetzt werden.

Therapie nicht abrupt, sondern ausschleichend beenden. Prognose infaust: wenn innerhalb der ersten 24–48 Std. keine hämodynamische Besserung zu beobachten ist.

Prinzip

- Ein durch Kondensatorenentladung an der Thoraxwand abgegebenen Stromstoß mit einer Dauer von etwa 0,01 Sek. und mit einer hohen Energie (bis zu 400 Ws).
  Folge: gleichzeitige Depolarisation aller Herzabschnitte („Synchronisation"). Das Zentrum mit der höchsten intrinsischen Automatie – Sinusknoten – übernimmt danach die Herztätigkeit.
- Mit Ausnahme von Kammerflimmern erfolgt die Kondensatorentladung getriggert, d. h. außerhalb der vulnerbalen Phase der Kammer, um somit nicht Kammerflimmern auszulösen.

Indikationen

- Kammerflimmern (Defibrillation).
- Vorhofflimmern/Vorhofflattern.
- Paroxysmale supraventrikuläre Tachykardie.
- Kammertachykardie.
  Beachte!
  Die Indikation ist vor allem dann gegeben, wenn diese Rhythmusstörungen mit Komplikationen wie Blutdruckabfall, Myokardischämie, Bewußtseinstrübung einhergehen oder durch antiarrhythmische Substanzen nicht beeinflußbar sind.

Technik

- *Vorbereitung:*
  - Rückenlagerung der Patienten.
  - Wenn Patient bei Bewußtsein, Kurznarkose oder tiefe Sedierung (z. B. Diazepam i. v. oder Midazolam i. v.).
  - Rasieren von Haar und Flaum.
- *Instrumente:*
  - Defibrillator mit Aufsatzelektroden.
  - Kontaktpaste.
  - EKG-Gerät oder Monitor.
  - Narkotikum oder Sedativum.
  - Spritzen, Kanülen, Tupfer.
- *Technik:*
  - EKG-Gerät anlegen.
  - Defibrillator an Netz anschließen und einschalten.
  - Triggerung kontrollieren (bei Kammerflimmern nicht notwendig).
  - Kondensator laden. Die Wahl der Konversionsenergie hängt von der Art der zu behandelnden Rhythmusstörung ab:
    a) Vorhofflattern, paroxysmale supraventrikuläre Tachykardie und Kammertachykardie ab 50 Ws.

b) Vorhof- und Kammerflimmern ab 100 Ws.

- Ganze Oberfläche beider Elektroden reichlich mit Kontaktpaste beschmieren.
- Aufsetzen der Elektroden:
  a) wenn 2 Aufsetzelektroden, erste Elektrode über Herzbasis, zweite Elektrode über Herzspitze;
  b) wenn eine Aufsetz- und eine Unterschiebeelektrode: Aufsetzelektrode am linken Sternalrand zwischen Herzbasis und Herzspitze, Unterschiebeelektrode unter die linke Skapularspitze.
- Kondensator auslösen.
- Beurteilung des EKG:
  a) erfolgreiche elektrische Therapie: medikamentös weiterbehandeln;
  b) erfolglose elektrische Therapie: Wiederholung mit höherer Kondensatorentladungsenergie.

Komplikationen

- Sog. defibrillatorische Rhythmusstörungen: supraventrikuläre Extrasystolen, ventrikuläre Extrasystolen, Kammertachykardie, Kammerflimmern, begünstigt durch vorherige Gabe von Digitalis oder Chinidin und Hypokaliämie.
- Herzstillstand.
- Arterielle Embolien (nach Regularisierung von Vorhofflimmern, wenn nicht mit Antikoagulantien vorbehandelt).
- Hautverbrennung.

Prinzip

- Bei bradykarden Rhythmusstörungen direkte Reizung des Ventrikels mit einer adäquaten Stimulationsfrequenz (70–80/min).
- Bei tachykarden Rhythmusstörungen Unterbrechung des Erregungskreises durch einen oder mehrere elektrische Impulse.

Indikationen

- Bradykarde Herzrhythmusstörungen wie:
  - AV-Block 2. und 3. Grades.
  - Syndrom des kranken Sinusknotens.
  - Bradykardes Vorhofflimmern.
  - Syndrom des überempfindlichen Karotissinus,

  wenn:
  - Herzfrequenz < 40/min.
  - Synkopen.
  - Herzinsuffizienz.
- Tachykarde Rhythmusstörungen wie:
  - Vorhofflattern.
  - Paroxysmale supraventrikuläre Tachykardie einschließlich WPW-Tachykardie.
  - Kammertachykardie, wenn medikamentös nicht zu beeinflussen.

Technik

- *Vorbereitung:*
  - Bei externer (transthorakaler) Stimulation: Reinigung der Haut mit Leitungswasser.
  - Bei transösophagealer Stimulation: evtl. Rachenanästhesie.
  - Bei interner (endokardialer) Stimulation: Hautdesinfektion und Lokalanästhesie über eine geeignete Vene.
- *Instrumente:*
  - Bei externer (transthorakaler) Stimulation: großflächige Klebeelektroden.
  - Bei transösophagealer Stimulation: mehrpolige Ösophaguselektrode.
  - Bei interner (endokardialer) Stimulation: venöses Einführungsbesteck, Elektrodenkatheter, Lokalanästhetikum, Desinfektionsmittel, Spritzen, Kanülen, Tupfer, Abdeckmaterial, sterile Handschuhe und Kittel.
- *Externe (transthorakale) Stimulation:*
  - Klebeelektroden an der Thoraxwand anbringen (präkordial neben dem linken Sternalrand und unterhalb des linken Schulterblattes neben der Wirbelsäule).

- Gewünschte Stimulationsfrequenz wählen und Reizschwelle bestimmen (in der Regel über 40 mA), danach Impulsamplitude einstellen: ca. 10% oberhalb der Reizschwelle.
- Stimulierter Herzabschnitt: Ventrikel. Kann bei allen Formen von bradykarden Rhythmusstörungen eingesetzt werden. Bei Kammertachykardie wegen der begrenzten Stimulationsfrequenz und fehlender Möglichkeit von programmierter Stimulation, weniger effektiv.
- Vorteile: nicht invasive und schnell durchführbare Methode, unsterile Vorgangsweise, keine Röntgenkontrolle.
- Nachteile: gelegentlich Mitkontraktion der Thoraxmuskulatur mit empfindlichen Sensationen für den Patienten. Selektive Stimulation des Vorhofes nicht möglich.

• *Transösophageale Stimulation:*
- Einführen der Ösophaguselektrode (über Mund oder Nase) in den Ösophagus (ca. 35 cm).
- Ableitung der Vorhof- bzw. Kammerpotentiale.
- Anschließen des Stimulators und bipolare Stimulation über die Elektroden mit den größten Vorhof- bzw. Kammerausschlägen. Erforderliche Ausgangsspannung: über 20 V.
- Stimulierter Herzabschnitt: linker Vorhof und linke Kammer (nicht immer möglich).
- Vorteile: unsterile Vorgangsweise, keine Röntgenkontrolle, keine Mitkontraktion der Thoraxmuskulatur. Eignet sich besonders zur atrialen Stimulation bei Sinusknotensyndrom oder tachykarden supraventrikulären Rhythmusstörungen wie: paroxysmale supraventrikuläre Tachykardie, WPW-Tachykardie und Vorhofflattern.
- Nachteile: Gefahr der Ösophagusverletzung, Kammerstimulation nicht immer möglich (daher bei AV-Blockierungen nicht immer anwendbar).

• *Interne (endokardiale) Stimulation:*
- Punktion einer Vene (Armvene, Femoralvene oder V. subclavia).
- Plazierung des Einführungsbesteckes.
- Vorschieben des Elektrodenkatheters unter Röntgenkontrolle (wenn nicht vorhanden oder nicht möglich, unter Kontrolle des intrakardialen EKG – s. S. 37):
  a) in den rechten Vorhof bei supraventrikulären Tachykardien,
  b) in den rechten Ventrikel: bei bradykarden Rhythmusstörungen und Kammertachykardie.
- Anschließen der Katheterelektroden an das Schrittmachersystem.
- Entfernung des Besteckes. Verband und Fixation der Elektrode sowie des Schrittmachers.

- Bei bradykarden Rhythmusstörungen: Stimulation bei konstanter Frequenz (70–80/min). Reizspannung soll nicht höher als 1 V, Reizstrom nicht höher als 1,5 mA liegen. Reizspannung bzw. Reizstrom auf das 3–5fache der Reizschwelle einstellen. Empfindlichkeit des Triggersystems bei Demand-Einstellung beachten.
- Bei tachykarden Rhythmusstörungen: programmierte Stimulation. Zunächst Einzelimpulse auslösen (Ausnahme: bei Vorhofflattern benötigt man mindestens 3 Impulse). Wenn Tachykardie weiterbesteht, 2 vorzeitige Impulse abgeben. Falls erfolglos, 3 bzw. 4 Impulse. Wenn auch dann ohne Erfolg (und in den meisten Fällen mit Vorhofflattern): Serienimpulse auslösen.

Komplikationen

- Externe (transthorakale) Stimulation: Reizung der Haut, Kammerflimmern.
- Transösophageale Stimulation: Verletzung des Ösophagus, Vorhofflimmern, -flattern, Kammerflimmern.
- Interne (endokardiale) Stimulation:
  - Thrombophlebitis bei länger dauernder passagerer Stimulation.
  - Bei Vorhofstimulation: Vorhofflimmern oder Vorhofflattern, Perforation des Vorhofes.
  - Bei Kammerstimulation: Kammerflimmern, Perforation der Kammer.
  - Elektrodendislokation mit fehlender oder intermittierender Stimulation. Gelegentlich Verknoten des Katheters im Ventrikel.
  - Reizschwellenerhöhung mit Stimulationsverlust, wenn Elektrode mehrere Tage im Herzen verweilt.

Herzwirksame Glykoside

- Wirkungsweise:
  - Steigerung der Kontraktilität des Herzmuskels.
  - Verlangsamung der AV-Überleitung.
- Indikationen:
  - Akute und chronische Herzinsuffizienz.
  - Supraventrikuläre Tachykardien.
- Kontraindikationen:
  - AV-Überleitungsstörungen.
  - Syndrom des kranken Sinusknotens.
  - Vorhofflimmern bei WPW-Syndrom.
  - Digitalisinduzierte Rhythmusstörungen.
  - Asymmetrische Septumhypertrophie.
- Nebenwirkungen:
  - Gastrointestinale: Inappetenz, Nausea, Erbrechen, Durchfall.
  - Kardiale: ventrikuläre Extrasystolen, Sinusbradykardie, supraventrikuläre Tachykardie, AV-Überleitungsstörung.
- Dosierung bei intravenöser Verabreichung:
  a) Aufsättigung: wenn Patient noch nicht anbehandelt 0,8–1,5 mg, dann:
  b) Erhaltungsdosis täglich ca.:
     - Digoxin 0,375 mg.
     - Beta-Acetyldigoxin 0,3 mg.
     - Beta-Methyldigoxin 0,2 mg.
     - Digitoxin 0,1 mg.

  Bei Patienten mit Vorhofflimmern kann sich die Dosierung nach der Kammerfrequenz richten.

Dopamin

- Wirkungsweise:
  - Direkte adrenerge Wirkung: Stimulation der alphaadrenergen sowie der Beta-1-adrenergen Rezeptoren.
    Bei geringen Dosen nur leichte Vasokonstriktion, bei hohen Dosen (über 10 µg/kg/min) starke periphere Vasokonstriktion.
  - Indirekte adrenerge Wirkung: durch Freisetzung von Noradrenalin.
  - Stimulation der Dopaminrezeptoren mit Erweiterung der mesenterialen und renalen Gefäße (Steigerung der Diurese).
- Indikationen:
  - Kardiogener Schock mit stark reduziertem Blutdruck.
  - Andere Schockformen bei Versagen der Basistherapie (Volumensubstitution, Azidoseausgleich, Sauerstoffzufuhr).
  - Aufrechterhalten der Diurese bei Überdruckbeatmung sowie bei beginnendem Nierenversagen.

- Kontraindikationen:
  - Thyreotoxikose, Phäochromozytom, Glaukom.
  - Asymmetrische Septumhypertrophie.
  - Bei kardiogenem Schock infolge Septumperforation zuerst Natriumnitroprussid versuchen.
- Nebenwirkungen:
  Auslösen von Extrasystolen, Herzfrequenzanstieg.
- Dosierung:
  Dopamin Nattermann oder Dopamin Giuini.
  Lösung zur i. v. Infusion à 50 und 200 mg: 2–10 µg/kg/min per infusionem.

Dobutamin

- Wirkungsweise:
  - Stimulation der Beta-1-adrenergen Rezeptoren und weniger der Beta-2- und alphaadrenergen Rezeptoren. Keine Stimulation der Dopaminrezeptoren.
- Indikationen:
  - Schwere Herzinsuffizienz.
  - Kardiogener Schock ohne stark reduzierten Blutdruck.
- Kontraindikationen:
  - Bei kardiogenem Schock mit stark reduziertem Blutdruck mit Dopamin kombinieren.
  - Asymmetrische Septumhypertrophie.
  - Bei kardiogenem Schock infolge Septumperforation zunächst Natriumnitroprussid versuchen.
- Nebenwirkungen:
  - Herzfrequenzanstieg und Extrasystolie.
- Dosierung:
  - Dobutrex-Injektionsflasche à 250 mg: 2,5–10 µg/kg/min per infusionem.

Noradrenalin

- Wirkungsweise:
  - Stimulation der alphaadrenergen Rezeptoren und im geringeren Maße der Beta-1-adrenergen Rezeptoren. Im Vordergrund stehen die Erhöhung des peripheren Widerstandes und der Blutdruckanstieg. Die koronare und zerebrale Durchblutung nehmen zu.
- Nachteile:
  - Konstriktion der renalen Gefäße mit Reduktion der Nierendurchblutung und Abnahme der Urinausscheidung.
  - Erhöhung des Sauerstoffbedarfs des Herzens durch erhöhten peripheren Widerstand.

- Indikationen:
  - Starker Blutdruckabfall bei Schock.
- Kontraindikationen:
  - Thyreotoxikose, Phäochromozytom, Glaukom.
- Nebenwirkungen:
  - Ventrikuläre Rhythmusstörungen, Extrasystolen.
- Dosierung:
  - Arterenol-Amp. zu 1,22 mg: 10–100 µg/min per infusionem.

  Beachte!
  Dosis möglichst niedrig, Therapiedauer möglichst kurz halten. Möglichst mit anderen Katecholaminen (Dopamin, Dobutamin) kombinieren.

Amrinon

- Wirkungsweise:
  - Steigerung der Kontraktilität: genauer Wirkungsmechanismus noch nicht völlig geklärt.
  - Senkung der Vor- und Nachbelastung.
- Indikation: auf herzwirksame Glykoside, Diuretika und Vasodilatantien nicht ansprechbare Herzinsuffizienz.
- Kontraindikationen:
  - Obstruktive Klappenerkrankung.
  - Asymmetrische Septumhypertrophie mit Obstruktion.
  - Schwere Hypovolämie.
  - Kammertachykardie und supraventrikuläre Tachykardien mit rascher Kammerfrequenz.
  - Thrombozytopenie.
  - Schwere Niereninsuffizienz (Kreatinin über 4 mg/dl).
  - Schwangerschaft und Stillzeit.
- Nebenwirkungen:
  - Anstieg der Fermente: GOT, AP und LDH.
  - Cholestase.
  - Thrombozytopenie.
  - Supraventrikuläre und ventrikuläre Tachykardien.
- Dosierung: Wincoram Amp. à 100 mg. Bolusinjektion von 0,5 mg/kg KG mit einer Geschwindigkeit von 1 mg/s. Evtl. Wiederholung nach 10–15minütigen Intervallen. Erhaltungsdosis 5–10 µg/kg KG und Minute. Maximale Tagesdosis 10 mg/kg KG.

  Beachte!
  - Individuell dosieren.
  - Nicht länger als 14 Tage verabreichen.
  - Nur mit physiologischer Kochsalzlösung verdünnen (nicht kompatibel mit Glukoselösungen).
  - In eine große Vene injizieren oder über einen zentralvenösen Zugang applizieren.

Natriumnitroprussid

- Wirkungsweise:
  - Senkung der Vorbelastung des Herzens durch Erweiterung der kapazitiven Gefäße.
  - Senkung der Nachbelastung durch Abnahme des peripheren Widerstandes durch direkte Erweiterung der Arteriolen.
- Indikationen:
  - Hypertone Krisen.
  - Senkung der Nachlast bei Herzpumpversagen.
- Kontraindikationen:
  - Herzpumpversagen mit niedrigem Blutdruck.
- Nebenwirkungen:
  - Starker Blutdruckabfall.
  - Bei hohen Dosen (über 1000 µg/min) Zyanidvergiftung (Vorsicht bei Dosen zwischen 500–1000 µg/min);
  - bei länger (meist über 2 Tage) dauernder Therapie: Thiozyanatvergiftung.
- Dosierung:
  Nipruss-Trockenampullen à 60 mg, Nipride-Trockenamp. à 50 mg: 20 bis maximal 900 µg/min.

Nitrate

- Wirkungsweise:
  - Abnahme der Vorbelastung durch Erweiterung der kapazitiven Gefäße.

  Weniger ausgeprägt: Die Reduzierung der Nachbelastung mittels Erweiterung der Arteriolen.
- Indikationen:
  Herzpumpversagen mit stark erhöhtem Füllungsdruck.
- Kontraindikation:
  Bei Herzpumpversagen mit Füllungsdruck unter 20 mm Hg kann unter Nitraten das HMV abnehmen.
- Nebenwirkungen: Kopfschmerz, Blutdruckabfall.
- Dosierung:
  - Nitroglycerin: Nitroglycerin zur Infusion, Ampullen à 1 und 5 mg, Nitrolingual-Ampullen à 5 mg, Trinitrosan-Amp. à 5 mg: 2–5 mg/Std. per infusionem.
  - Isosorbiddinitrat: Isoket pro infusione, Amp. à 10 mg, Stech-Kappenfl. à 100 mg: 2–7 mg/Std. per infusionem.

Tabelle 24 Einteilung von Antiarrhythmika nach Vaughan-Williams

Klasse	Wirkungsmechanismus	Klinisch relevanter Angriffsort	Medikamente für Notfälle
I A	Natriumantagonismus	Vorhof Kammer	Procainamid Disopyramid Ajmalin
I B	Natriumantagonismus	Kammer	Lidocain Mexiletin
I C	Natriumantagonismus	Vorhof Kammer	Flecainid Propafenon
II	Betablockade	AV-Knoten	s. S. 305
III	Kaliumantagonismus	Vorhof AV-Knoten Kammer	Amiodaron*
IV	Calciumantagonismus	AV-Knoten	Verapamil

* Als Notfallmedikament nur in Ausnahmefällen indiziert

Lidocain

- Wirkungsweise:
  - Unterdrückung der Extrasystolieneigung in der Kammer.
  - Abnahme der Automatie ventrikulärer Zentren.

  Keine Wirkung auf die normale AV-Überleitung.
- Indikationen:
  - Ventrikuläre Extrasystolie.
  - Ventrikuläre Tachykardie.
- Kontraindikationen:
  AV-Block 3. Grades mit breiten Kammergruppen.
- Nebenwirkungen: meistens zentralnervöse: Verwirrtheit, Müdigkeit, Lethargie, Parästhesien, selten Krampfanfälle.
- Dosierung: Lidocainlösung 2%, Xylocainlösung 1 und 2%: bei ventrikulärer Tachykardie 50–100 mg (ca. 1 mg/kg Körpergewicht) i. v. als Bolus. Wenn notwendig, Wiederholung nach 5–10 Min.
  Bei ventrikulärer Extrasystolie und Prophylaxe der ventrikulären Tachykardie: 100 mg als Bolus, Wiederholung nach 10 Min. und Infusion: 2–5 mg/min.

Mexiletin

- Wirkungsweise: wie Lidocain.
- Indikationen: wie Lidocain.
- Kontraindikationen: wie Lidocain.

- Nebenwirkungen: meistens zentralnervöse: Schläfrigkeit, Verwirrtheit, Schwindel, Sprachstörungen, Doppelsehen, Nystagmus, Parästhesien, Selten: Hypotonie.
- Dosierung: Mexitil-Ampullen à 250 mg: langsam i. v. (5–10 Min.) verabreichen. Anschließend i. v. Infusion.
  1. Std.: 250 mg, 2. und 3. Std. jeweils 125 mg, ab 4 Std. 30–60 mg/Std.

Procainamid

- Wirkungsweise:
  - Herabsetzung der Erregungsausbreitungsgeschwindigkeit in der Arbeitsmuskulatur des Herzens sowie im His-Purkinje-System.
  - Unterdrückung des Automatismus ektoper Zentren.
- Indikationen:
  - Ventrikuläre Tachykardie.
  - WPW-Tachykardie.
  - Vorhofflimmern oder Vorhofflattern bei WPW-Syndrom.
- Kontraindikationen:
  - AV-Block 2. und 3. Grades.
  - Vorsicht bei vorher bestehendem Schenkelblock und bei Herzinsuffizienz.
- Nebenwirkungen: QRS-Verbreiterung, Blutdruckabfall, negative Inotropie.
- Dosierung: Novocamid-Ampullen 1000 mg: 50–100 mg/min. Injektion unter EKG-Kontrolle, Abbrechen, wenn QRS-Dauer über 20% des Ausgangswertes.

Disopyramid

- Wirkungsweise: wie Procainamid.
- Indikationen: wie Procainamid.
- Kontraindikationen:
  - Schwere Herzinsuffizienz.
  - AV-Block II. und III. Grades.
  - Engwinkelglaukom.
  - Myasthenia gravis.
  - Vorsicht bei vorher bestehendem Schenkelblock.
- Nebenwirkungen: Atropinartige (Mundtrockenheit, Akkomodationsstörungen, Miktionsbeschwerden), QRS-Verbreiterung, negative Inotropie, Blutdruckabfall.
- Dosierung: Norpace Amp. à 100 mg und Rythmodul Amp. à 50 mg: ca. 10 mg/min i. v., Maximaldosis 150 mg. Abbrechen, wenn Zunahme der QRS-Dauer über 25% des Ausgangswertes.

Ajmalin

- Wirkungsweise: wie Procainamid.
- Indikationen: wie Procainamid.
- Kontraindikationen: wie Procainamid.
- Nebenwirkungen: Asystolie, Kammerflimmern, Blutdruckabfall.
- Dosierung: Gilurytmal, Ampullen à 50 mg: Injektionsgeschwindigkeit 10 mg/min, maximale Initialdosis 50 mg.
- Injektion unter EKG-Kontrolle. Abbrechen, wenn Zunahme der QRS-Dauer über 20% des Ausgangswertes.

Propafenon

- Wirkungsweise: wie Procainamid.
- Indikationen: wie Procainamid.
- Kontraindikationen:
  - Schwere Herzinsuffizienz (nicht arrhythmiebedingt).
  - Schwere obstruktive Lungenerkrankung.
  - Ausgeprägte Hypotonie.
  - Vorsicht bei vorher bestehendem Schenkelblock.
- Nebenwirkungen: Übelkeit, bitterer Geschmack, Schwindelgefühl, Verstärkung einer Herzinsuffizienz, Blutdruckabfall, selten Schenkelblock oder AV-Blockierungen, Kammerflimmern.
- Dosierung: Rytmonorm, Ampullen à 70 mg: 35–70 mg langsam (3–5 Min.) i. v. unter EKG-Kontrolle. Injektion unterbrechen, wenn Verlängerung der QRS-Gruppe über 20% des Ausgangswertes.

Flecainid

- Wirkungsweise: wie Procainamid.
- Indikationen: wie Procainamid.
- Kontraindikationen: wie Procainamid.
- Nebenwirkungen: Schwindelgefühl, Kopfschmerzen, Blutdruckabfall, Verstärkung einer Herzinsuffizienz, selten Schenkelblock oder AV-Blockierungen.
- Dosierung: Tambocor Amp. à 50 mg: 1 mg/kg Körpergewicht über mindestens 5 Min. i. v. Falls erforderlich nach 15–20 Min. in einer Dosis von 0,5 mg/kg Körpergewicht wiederholen. Die letztgenannte Dosis kann nach weiteren 15–20 Min. nochmals verabreicht werden.
  Injektion unter EKG Kontrolle. Abbrechen, wenn Zunahme der QRS-Dauer über 20% des Ausgangswertes.
  Beachte: Zur Verdünnung des Ampulleninhaltes nur chloridfreie Glukose- oder Lävuloselösung (5%ig) verwenden.

Betarezeptorenblocker

- Wirkungsweise: Kompetitive Betarezeptorenblockade mit daraus folgender Abnahme der Kontraktilität, der Sinusknotenfrequenz und der Leitungsgeschwindigkeit im AV-Knoten.
- Indikationen: supraventrikuläre Tachykardien mit schneller Kammerfrequenz.
- Kontraindikationen:
  - AV-Überleitungsstörungen, Sinusknotensyndrom.
  - Herzinsuffizienz, wenn Patient nicht digitalisiert.
  - Obstruktive Bronchialerkrankungen.
  - Systolischer Blutdruck unter 100 mm Hg.
- Nebenwirkungen:
  - Herzfrequenzabfall.
  - Herzinsuffizienz.
  - Blutdruckabfall.
  - Bronchospasmus.
- Dosierung bei intravenöser Verabreichung:
  - Propranolol: Dociton-Ampullen und Propranolol-Gry-Ampullen à 1 mg. Injektionsgeschwindigkeit 1 mg/min, maximale Initialdosis 5–10 mg.
  - Pindolol: Visken-Ampullen und Durapindol-Ampullen à 0,4 mg, maximale Initialdosis 0,4 mg, maximale Tagesdosis 1–2 mg.
  - Metoprolol: Beloc- und Lopresor-Ampullen à 5 mg. Injektionsgeschwindigkeit 1 mg/min., maximale Initialdosis 5 mg, maximale Tagesdosis 20 mg.
  - Acebutolol: Prent-Ampullen und Neptal-Ampullen à 25 mg. Initialdosis 12,5–25 mg langsam i. v., maximale Tagesdosis 75–100 mg.
  - Oxprenolol: Trasicor-Ampullen à 2 mg, maximale Initialdosis 1–2 mg.
  - Atenolol: Tenormin-Ampullen à 5 mg, Initialdosis 2,5 mg langsam i. v., maximale Tagesdosis 0,15 mg/kg.
  - Sotalol: Sotalex-Ampullen à 40 mg, Initialdosis 20 mg über 5 Min. i. v., maximale Tagesdosis 1,5 mg/kg.

Verapamil

- Wirkungsweise: Hemmung des Kalziumeinstroms in die Herzmuskelzellen. Daraus resultiert eine Abnahme der Sinusknotenautomatie und der Leitungsgeschwindigkeit im AV-Knoten.
- Indikationen:
  - Paroxysmale supraventrikuläre Tachykardie.
  - WPW-Tachykardie.
  - Vorhofflimmern und Vorhofflattern mit hoher Kammerfrequenz.
  - Vorhoftachykardie mit hoher Kammerfrequenz.

- Kontraindikationen:
  - Supraventrikuläre Tachykardien mit normaler oder langsamer Kammerfrequenz.
  - Herzinsuffizienz.
  - Sinusknotensyndrom.
  - Arterielle Hypotonie.
  - Vorbehandlung mit Betarezeptorenblocker.
- Nebenwirkungen: Sinusbradykardie, AV-Block 1.–3. Grades bis zur Asystolie, Blutdrucksenkung, Herzinsuffizienz.
- Dosierung: Isoptin-Ampullen à 5 mg. Initialdosis 5 mg langsam i. v., ggf. nach 5–10 Min. wiederholen. Maximale Tagesdosis 100 mg.

Atropin

- Wirkungsweise: Durch anticholinerge Wirkung Beschleunigung der Sinusknotenfrequenz und der AV-Knotenüberleitung.
- Indikationen:
  - Sinusbradykardie mit oder ohne SA-Block.
  - AV-Block 2. Grades Typ I (Wenckebach).
  - AV-Block 3. Grades mit schmalen Kammergruppen.
  - Vorhofflimmern mit niedriger Kammerfrequenz (unter 50/min).
- Kontraindikationen: Glaukom, Prostataadenom mit Restharnbildung.
- Nebenwirkungen: Mundtrockenheit, Akkomodationsstörungen, Tachykardie.
- Dosierung: Atropin sulfuric. Thilo-Ampullen à 0,5, 1 und 2 mg bzw. Atropin-sulfuricum-Amphiolen à 0,5 mg oder Itrop-Ampullen à 0,5 mg. Initialdosis 0,5–1 mg.

Orciprenalin

- Wirkungsweise: Stimulation der betaadrenergen Rezeptoren mit Zunahme der Kontraktilität, Sinusknotenfrequenz und AV-Überleitungsgeschwindigkeit.
- Indikationen:
  - Sinusbradykardie mit oder ohne SA-Block.
  - AV-Block 2. und 3. Grades.
  - Vorhofflimmern mit extrem niedriger Kammerfrequenz (unter 40/min).
- Kontraindikationen: Thyreotoxikose, asymmetrische Septumhypertrophie.
- Nebenwirkungen:
  - Rhythmusstörungen: supraventrikuläre und ventrikuläre Extrasystolie und Tachykardie, Kammerflimmern.
  - Allgemeine Nervosität, Zittern, Mundtrockenheit, Brechreiz, Schwindel.
- Dosierung: Alupent-Ampullen à 0,5 und 5 mg. Initialdosis 0,5–1 mg i. v., danach 5–20 μg/min als Dauerinfusion.

Prinzip

- Der unkritische Einsatz von Antibiotika – Chemotherapeutika hat zu gefährlichem Resistenzverhalten geführt und wirkt sich auf Intensivstation besonders ungünstig aus. Die Kenntnis des Resistenzverhaltens und möglicher Resistenzentwicklung erscheint daher wichtig.
  Man unterscheidet:
  – Natürliche Resistenz (z. B. von Pseudomonaskeimen gegen Penicillin G).
  – Resistenz durch Mutation bereits vor Therapiebeginn.
  – Resistenz während der Therapie durch Kontakt mit dem Antibiotikum und Selektion resistenter Varianten.
  – Übertragung von Resistenz von einer Bakterienart auf die andere (episomal).
  – Kreuzresistenz. Einseitig und beidseitig. Therapeutisch besonders relevant bei der Auswahl der Substanz.
- Bei Therapieversagen eines bestimmten Antibiotikums infolge beidseitiger Kreuzresistenz ist es sinnlos, eines aus nahe verwandter Gruppe zu verabreichen. Bei der Präparatewahl ist darauf zu achten, daß man bei möglicher einseitiger Kreuzresistenz noch ein anderes Präparat in Reserve hat.
- Wichtig ist die Tatsache, daß auf Intensivstationen schwerstkranke Patienten mit hoher Infektanfälligkeit und gestörter Infektabwehr behandelt werden und somit die Pathogenität ansonsten eher harmloser Keime besonders groß ist.

Indikationen

- Eine Indikation zur antimikrobiellen Therapie ergibt sich (unter Berücksichtigung der Gesamtsituation des Patienten) dann, wenn klinische Hinweise auf eine Infektion bestehen und ein positiver Keimnachweis vorliegt. Ausnahmen von dieser Grundregel stellen nur
- vital bedrohliche Zustände wie Sepsis, Meningitis, Abszesse im Schädel-Hirn-Bereich dar. Hier wäre der Zeitverlust für den Keimnachweis zu groß. Orientierungshilfen für die Antibiotikawahl sind hier Krankheitsbild und zu erwartendes Keimspektrum.
  Beachte!
  Auch in diesen Fällen: zuerst das Material für Keimanalyse und Resistenzbestimmung abnehmen, dann mit der Therapie beginnen.
- Die Aufnahme eines Patienten in die Intensivstation stellt allein keine Indikation für die antimikrobielle Therapie dar. Das häufig praktizierte „breite antibiotische Abdecken" in diesem Zusammenhang ist falsch.

- Gezielte oder kalkulierte Therapie ist die Methode der Wahl. Keine systemische Antibiotikaprophylaxe. Einzige Indikation für systemische prophylaktische Antibiotikagabe ist die kurzfristige perioperative Prophylaxe bei ausgedehnten Eingriffen. Diese Prophylaxe ist nie als Therapie weiterzuführen.

Medikamente

- Das zur Verfügung stehende Angebot ist groß. Ständige Neuentwicklungen erschweren die Übersicht. Die Auswahl des Antibiotikums muß sehr dezidiert dem spezifischen Umstand Problemkeim und Problempatient Rechnung tragen und sehr streng Aktivität, Pharmakokinetik, Applikation, Dosis und Nebenwirkung berücksichtigen. Dies impliziert, daß die Auswahl der Substanz zwar gezielt sein muß, aber nicht zu „schmalspurig" sein darf. Es ist genauso gefährlich bei der Erstwahl eines Antibiotikums „superbreitbandartig" wie „schmalspurig" vorzugehen.
  Nicht jede Neuentwicklung bedeutet ein wirklich neues Wirkungsspektrum. Oft handelt es sich lediglich um eine Verschiebung des Wirkungsspektrums.
- Vor dem Einsatz des Antibiotikums soll man sich folgende Fragen beantworten und dann entscheiden:
  - Wie ist das Wirkungsspektrum?
  - Wie ist die Wirkungsweise?
  - Wie ist das Kreuzresistenzverhalten?
  - Welche Toxizität (Niere, Leber, Knochenmark)?
  - Wie ist die Kombinationsmöglichkeit?
- Immer die Möglichkeit zur Monotherapie ausloten und nicht von vornherein kombinieren.
  Bakterizidieverstärker wie die Aminoglykoside in Reserve halten. Eine Indikation zur primären Anwendung von Antibiotikakombinationen ergibt sich in der Regel nur bei den genannten vitalbedrohlichen Infektionen (Sepsis, Meningitis, intrakranialer Abszeß), bei denen der Keimnachweis zeitlich nicht abgewartet werden kann oder eine Materialgewinnung zum Keimnachweis schwierig ist.
- In der Tab. 25 sind die Antibiotika aufgeführt, deren Einsatz am häufigsten zu erwarten ist und von denen nach Möglichkeit 2 Gruppenvertreter auf der Intensivstation geführt werden sollen. Eine Erweiterung ergibt sich aus spezifischen Gegebenheiten je nach Patientengut.
- Es ist sinnvoll, sich auf ausgewählte Antibiotika zu beschränken, um einen Überblick über Versager in Abhängigkeit von der nosokomialen Situation zu behalten.

Tabelle 25 Antibiotika auf Intensivstationen

Gruppe	Generic Name	Handelspräparat
I. Breitspektrumpenicilline	Azlocillin	Securopen
	Mezlocillin	Baypen
	Piperacillin	Pipril
	Apalcillin	Lumota
	Ticarcillin und Clavulansäure	Betabactyl
II. Staphylokokkenantibiotika	Oxacillin	Stapenor
	Flucloxacillin	Staphylex
	Vancomycin	Vancomycin
III. Carbapeneme	Imipenem	Zienam
IV. Streptomycesfiltrat	Fosfomycin	Fosfocin
V. Cephalosporine	Cefuroxim	Zinecef }
	Cefmandol	Mandokef }
	Cefoxitin	Mefoxitin }
	Cefoperazin	Cefobis
	Cefotaxim	Claforan
	Ceftriation	Rocephin
	Ceftazidim	Fortum
	Latamoxef	Moxalactam
VI. Aminoglykosid	Gentamycin	Refobacin
	Tobramycin	Gernebcin
	Netilmycin	Certomycin
	Amikacin	Biklin
VII. Gyrasehemmer	Ciprofloxacin	Ciprobay
VIII. Nitroimidazole	Metronidazol	Flagyl, Clont
Antimykotika	Miconazol	Daktar
	Amphotericin B	Amphotericin B
Virustatikum	Aciclovir	Zovirax

Trimethroprim-Sulfamethaxol ist Mittel der Wahl bei der zunehmend häufiger werdenden Infektion mit dem opportunistischen Erreger Pneumocystis carinii.

Besonderheiten
Bakterizid in Keimwachstumsphase Gut steuerbar hinsichtl. Nephrotoxizität Na-Gehalt beachten
Zusätzl. Beta-Lactamaseneffekt durch Clavulansäure
Nur gezielte Anwendung
Reserve. Enterokolitis durch Clostridium difficile
Sehr breites Spektrum / Reserveantibiotikum
Keine Parallelallergie oder -resistenz mit bisher bekannten Substanzen. Hoher Na-Gehalt
Sog. 2.-Generation-Cephalosporine Bakterizid in der Wachstumsphase Nierenfunktion beachten Gute Staphylokokkenwirksamkeit. Breites Spektrum Breites Wirkspektrum, jedoch Staphylokokkenlücke Vorteilhafte Dosierung durch langanhaltende Wirkspiegel Breites Wirkspektrum; pseudomonaswirksam Gute Wirksamkeit auch im Anaerobierbereich
Cave Nephrotoxizität bes. in Kombination Verstärken Bakterizide von I, II, III u. V Weniger Oto- und Nephrotoxizität „Reserveantibiotikum“ auch als Monotherapie
i.v. u. oral applizierbar. Gute Gewebe- u. Knochengängigkeit
Anaerobierwirksam
Systemische Behandlung von Pilzinfektionen Bei schweren Systemmykosen Herpesvirustatikum bei Herpesenzephalitis sowie schweren Herpesinfektionen immunsupprimierter Patienten

Faustregeln

- Für die initiale ungezielte Therapie einer Infektion bei Schwerstkranken entscheidet der Schweregrad des Zustandsbildes darüber, ob man zunächst mit einer Monotherapie beginnen kann (ausgewählt nach Erregerwahrscheinlichkeit, entsprechend Art des Grundleidens und Infektionsort) oder bereits initial eine Kombinationstherapie einzusetzen ist.
- Nach Erstellung des Antibiogramms sollte die Antibiotikatherapie so schmal wie möglich sein, wenn möglich von einer Kombinationstherapie auf eine Monotherapie umgestellt werden.
- Eine klinisch initial erfolgreiche Therapie sollte beibehalten werden.
- Bei klinischer Erfolglosigkeit einer Antibiotikatherapie sollte nicht nur die Wahl des Antibiotikums überdacht werden, sondern vor allem auch nach zusätzlichen Problemen wie Sekretverhaltung, Aspiration, Abszeßbildungen gesucht werden.
- Über die Wertigkeit einer lokalen Antibiotikaprophylaxe im Oropharynxbereich zur Minimierung von Beatmungspneumonien kann noch nicht abschließend Stellung genommen werden. Neuere Befunde sprechen jedoch für die Indikation einer solchen Maßnahme. Eine etablierte Medikamentenempfehlung liegt nicht vor.

Dosierungen

- Bei der Dosierung ist der Pharmakokinetik und Toxizität des Präparates einerseits und Organfunktionsstörungen des Patienten andererseits Rechnung zu tragen.
  - Dies gilt insbesondere für die Nierenfunktionseinschränkung.
  - Der hohe Natriumgehalt einzelner Präparate läßt dies bei Patienten mit Herzinsuffizienz bilanzmäßig relevant werden.
  - Die Dosisberechnung bei Niereninsuffizienz orientiert sich besser an der Kreatininclearance als am Serum-Kreatinin.
  - Bei Dialysepatienten darauf achten, ob das Medikament dialysabel ist.
    Applikation immer nach der Dialyse in hoher Dosis, sog. „priming dose“.
  - Auf sinnvollen Applikationsrhythmus achten.
    Richtwert: 8-Stunden-Rhythmus.
  - Inkompatibilitäten beachten.
  - Applikationsdauer einhalten. Zeiten schriftlich anordnen.
  - Tageshöchstdosis und Gesamthöchstdosis vermerken. Tägliches Zurechnen und Protokollieren erleichtert dies.
- Nicht zu kurze Behandlungszeiten wählen und ungezielten Präparatewechsel vermeiden.
- Das Absetzen des Medikamentes orientiert sich an den Leitlinien zur Indikation: Keimbefund, Klinik, Gesamtsituation.

Prinzip

- Für die Prophylaxe und Therapie mit Immunglobulinen stehen verschiedene Präparate zur Verfügung, die sich hinsichtlich chemischer, biologischer und immunologischer Eigenschaften unterscheiden. Der Unterschied beruht auf verschiedenen Herstellungsverfahren. Die Applikation kann intravenös und intramuskulär je nach Herstellungsart erfolgen.
- Eine spezifische Wirkung der Immunglobuline ist im klinischen Alltag nur schwer objektivierbar und orientiert sich bisher mehr an empirischen Daten. Spontane Verlaufsänderungen und der Einfluß anderer Behandlungsmaßnahmen müssen in die Bewertung mit einbezogen werden.

Indikationen

- Prophylaxe viraler und bakteriotoxischer Erkrankungen. Allgemein anerkannt ist der Einsatz bei:
  - Virushepatitis A (SGG).
  - Virushepatitis B (HIG).
  - Tetanus (HIG).
  - Röteln (HIG).
  - Vakzinia (HIG).
  - Varizellen (HIG).
  - Masern (SGG).

  entweder mit Standard-Gamma-Globulin (SGG) oder mit Hyperimmunglobulin (HIG).
  Gesicherte Indikation ist die Substitutionsbehandlung bei erworbenem oder angeborenem Antikörpermangel zur Prophylaxe akuter bakterieller Infekte (fehlender humoraler Schutz).
- Flankierende Maßnahmen bei Chemotherapie in Zusammenhang mit foudroyanten, prognostisch ernsten Infekten als antitoxische und antibakterielle Kombinationsbehandlung, auch bei Patienten ohne Störung der Immunglobulinsynthese, wobei diese Indikation nach wie vor nicht als gesichert gelten kann.
  - Schwere septische und bakteriotoxische Infekte erfordern dabei ein polyvalentes Gamma-Globulin mit rasch einsetzendem hohem Wirkspiegel, breitem Antikörperspektrum, langer Verweildauer, guter klinischer Verträglichkeit und Nebenwirkungsfreiheit.
  - Die Kosten einer solchen Behandlung sind hoch. Die Indikationsstellung muß sorgfältig sein und frühzeitig erfolgen. Auf ein Antibiotikum oder Chemotherapeutikum sowie auf mögliche Sanierung der Ursache kann keinesfalls verzichtet werden.

Medikamente – Dosierung

- Neben den bereits genannten Präparaten zur gezielten Prophylaxe sind insbesondere für die Indikation „flankierende Maßnahmen" eine Fülle von Präparaten verfügbar.
  - Das optimale Präparat gibt es bisher trotz spektakulärer Einzelerfolge noch nicht. Eine definitive Empfehlung kann daher nicht erfolgen.
  - Die Auswahl richtet sich entsprechend der Differenzierung der Immundefekte gezielt (z. B. Herpes) oder nach dem Antikörperspektrum des Präparates entsprechend der epidemiologischen Situation.
  - Entscheidend für den Therapieerfolg ist außerdem, daß die Gabe von Immunglobulinen in ausreichend hohen Dosen erfolgt.
  - Eine nur einmalige oder unterdosierte Gabe aus Kostengründen ist therapeutisch unsinnig.

Prinzip

- Kritisch kranke Intensivpatienten sind immer durch venöse Thrombosen und Verbrauchskoagulopathie mit Mikrothrombose gefährdet. Therapie und Prophylaxe thromboembolischer Komplikationen erfolgt mit Heparin.
  Heparin wirkt nur in Anwesenheit von Antithrombin III (AT III), indem es als AT-III-Heparinkomplex die Thrombinwirkung neutralisiert.
- Eine Heparinisierung erfolgt entweder
  – in Dosen, die eine Aktivierung des Gerinnungssystems verhindern sollen (*prophylaktische* Heparinisierung), mit niedrigen Dosen (PTT und TZ bleiben im Normbereich) oder
  – in Dosen, die eine meßbare Antikoagulation (Verlängerung der PTT und TZ) bewirken (*therapeutische* Heparinisierung).

Indikationen

- *Prophylaktische* Heparinisierung:
  – Generell jeder kritisch kranke Patient auf Intensivstation, auch postoperativ und präoperativ *ohne* manifeste Blutungs- und Gerinnungsstörung als Kontraindikation.
  – Einige wichtige Krankheits- und Zustandsbilder seien einzeln aufgeführt:
    – Alle potentiellen Auslöser einer disseminierten intravasalen Gerinnung, insbesondere Schockzustände.
    – Alte Patienten.
    – Adipositas und Kachexie.
    – Dehydratation.
    – Varikosis.
    – Herzinsuffizienz.
    – Lähmungen.
    – Thromboembolische Erkrankungen in der Anamnese.
    – Aspiration und Aspirationspneumonie.
    – Pneumonien.

  Eine deutliche Verkürzung der PTT gilt als Hinweis auf ein gesteigertes Thromboserisiko.
- *Therapeutische* Heparinisierung:
  – Alle thromboembolischen Erkrankungen, bei denen nicht aufgrund einer Blutung oder Blutungsgefährdung eine Kontraindikation besteht.

Medikamente – Technik – Dosierungen

- Es gibt eine Reihe von Handelspräparaten, die aus biologischem Ausgangsmaterial gewonnen werden und die standardisiert nach USP-Einheiten verabreicht werden können und kaum toxisch sind.
- Neuerdings kann auch mit niedermolekularem Heparin behandelt werden. Die Dosierung ist noch nicht standardisiert und die Kontrollen erfordern andere Gerinnungsanalysen als die Globaltests.
- Heparindosierung *prophylaktisch* 200–500 USP-E/Std. kontinuierlich über Perfusor oder Infusomat intravenös oder in einer Dosierung von 2 × 5000 IE/die s. c.
- Heparindosierung *therapeutisch:*
  - Bolus von 1000–5000 USP-E intravenös.
  - 500–1500 USP-E/Std. kontinuierlich über Perfusor oder Infusomat intravenös.
  - Die Effektivität wird anhand folgender Laborparameter nach Bedarf, mindestens jedoch 12stdl., bei prophylaktischer Gabe 24stdl. kontrolliert:
    a) TZ „therapeutisch" 1½–3fach verlängert. Nicht jedoch > 150 Sek.
    b) PTT „therapeutisch" oberhalb des Normbereichs.
    c) Quick-Wert geringgradig abfallend, deutlich erniedrigt bei Heparinüberdosierung.
- Zusätzliche Laborkontrollen ergeben wichtige Informationen:
  - Thrombozyten (in Einzelfällen heparininduzierte Thrombopenie möglich).
  - Plasmatische Gerinnungsfaktoren zur Differenzierung möglicher Gerinnungsstörungen.
  - Reptilasezeit zur Erfassung einer begleitenden Fibrinolyse. Sie wird *nur* durch Fibrin-(ogen)Spaltprodukte, nicht jedoch durch Heparin beeinflußt.
  - Thrombelastogramm bei Verdacht auf Thrombozytenfunktionsstörung (Thrombopathien).
  - Heparinkonzentration „therapeutisch" 0,3 USP-E-0,8 USP-E Heparin/ml Plasma.
  - AT-III-Normwert 14–20 mg/dl. Bereits Verminderung auf 60–70% der Norm, entsprechend < 10 mg/dl therapeutisch relevant.
- Viele kritisch Kranke weisen einen AT-III-Mangel mit erhöhtem Thromboserisiko auf.
  - Wenn im Dosisbereich über 2000 IE Heparin/Std. keine Verlängerung von PTT und TZ zu erzielen ist, immer an AT-III-Mangel denken.
    Substitution möglich mit:
    „fresh frozen plasma" alle 6–8 Stunden oder AT-III-Konzentrat, initial 1000–2000 IE, dann 500 IE alle 4–6 Stunden (1 IE entspricht der Aktivität in 1 ml Frischplasma).

Komplikationen

- Häufigste Komplikation ist die Blutung infolge Überdosierung oder Nichtbeachtung der gesteigerten Blutungsneigung bei Niereninsuffizienz.
- Unverträglichkeitserscheinungen (selten).
- Alopecia diffusa (selten).
- Thrombozytopenie (zwingt allgemein nicht zum Absetzen).
- Osteoporose (selten, allenfalls nach langer Behandlung).

Nachbehandlung – Nachbeobachtung

- Die prophylaktische Behandlung erfolgt solange der Patient gefährdet ist.
- Die therapeutische Behandlung erfolgt im allgemeinen ca. 1 Woche mit nachfolgendem Übergang auf orale Antikoagulantien.
  - Der Übergang erfolgt überlappend mit der Heparintherapie. Heparin wird abgesetzt, wenn der Quick-Wert unter 30% sinkt.
- Eine physikalische Therapie wird durch eine Antikoagulantienbehandlung nicht ersetzt.

Thrombolyse

Prinzip

Unter Thrombolyse versteht man den enzymatischen Abbau eines fibrinhaltigen Thrombus oder Embolus. Die Auflösung von Fibrin geschieht durch proteolytische Spaltung des Fibrinmoleküls mittels Plasmin, dessen inaktive Vorstufe Plasminogen ist. Die Aktivierung des Plasminogens und damit des fibrinolytischen Systems im Blut stellt das Grundprinzip therapeutischer Fibrinolyse dar. Der Aktivierungsvorgang kann sich *direkt* durch Umwandlung von Plasminogen in Plasmin vollziehen (körpereigene Aktivierung, Urokinase) oder *indirekt* über einen Aktivatorkomplex (Streptokinase-Plasminogen-Aktivatorkomplex).

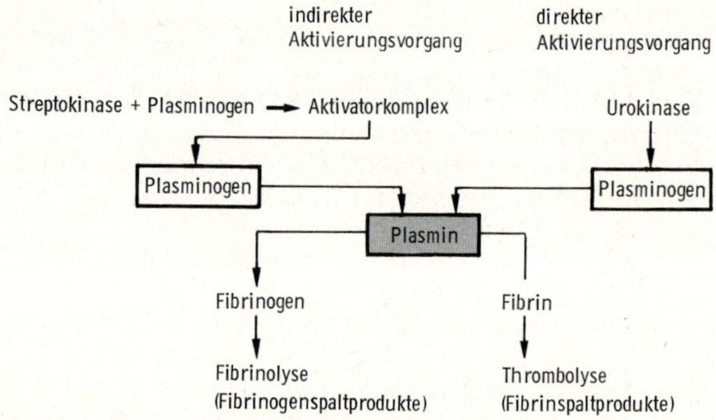

Der Zieleffekt ist die Auflösung von Fibrin durch Plasmin im Thrombus. Die gleichzeitige Aufspaltung von Fibrinogen (und anderen plasmatischen Gerinnungsfaktoren) im strömenden Blut durch Plasminämie ist als antikoagulatorischer Effekt erwünscht, bringt jedoch die Gefahr der Blutung mit sich.

Unter *Streptokinase* kann sich das Plasminogen sowohl in Aktivator als auch in Plasmin umwandeln. Aus dieser Doppelfunktion resultieren die besonderen Reaktionsvorgänge unterschiedlicher Streptokinasekonzentrationen:

Geringe Menge Streptokinase → wenig Aktivator = starke Plasminämie.

Große Menge Streptokinase → viel Aktivator = geringe Plasminämie.

Für *Urokinase* gilt Dosiswirkbeziehung.

Indikationen

- Thrombotische Verschlüsse:
  - Tiefe Bein- und Beckenvenenthrombose, soweit Oberschenkel mitbetroffen. Bei Begrenzung der Thrombose bis zur Poplitealvene keine Lyse.
    Bei reinen Beckenvenenthrombosen eher Indikation zur chirurgischen Intervention.
  - Vena-subclavia- und Vena-axillaris-Thrombosen in Abhängigkeit von dem Ausmaß klinischer Störungen und vom Beruf. Venenkatheterinduzierte Subklavia-Axillaris-Thrombosen, die mit deutlichen entzündlichen Begleitreaktionen einhergehen, haben nach Entfernen des Katheters eine größere Tendenz zur spontanen Wiedereröffnung (daher Zurückhaltung mit der Lysetherapie) als blande thrombotische Verschlüsse nach länger liegendem Venenkatheter.
  - Nierenvenen und Nierenarterienverschlüsse, soweit es sich um frische Thrombosen handelt.
  - Zentralvenen- und Zentralarterienverschlüsse der Retina mit Zurückhaltung. Aus Mangel an Erfahrung bestehen noch keine klar definierten Indikationen.
  - Thrombotische Verschlüsse der Extremitätenarterien, falls der Operation nicht zugänglich.
  - Koronararterienverschlüsse bei frischem Herzinfarkt.
- Embolische Verschlüsse:
  - Lungenarterienembolie bei zentraler Embolisation mit akutem, massivem klinischem Verlauf (akute Rechtsherzbelastung, Hypoxämie, verminderte periphere Perfusion). Peripher lokalisierte Lungenembolien nur in Ausnahmefällen.
  - Embolische Verschlüsse der Extremitätenarterien, falls der Operation nicht zugänglich.
- Generelle Aspekte zur Indikation:
  1. Altersbegrenzung: 65 Jahre in Abhängigkeit vom Allgemeinzustand und von dem von der thrombotischen Komplikation unabhängigen Grundleiden.
     Ausnahme: akuter arterieller Verschluß ohne Möglichkeit der chirurgischen Intervention.
  2. Lysezeitpunkt:
     Generell so früh wie möglich lysieren.
     - Gute bis sehr gute Erfolgsaussichten insbesondere im tiefen Bein- und Beckenvenenbereich innerhalb von 3 Tagen.
     - Mäßige bis schlechte Erfolge, vom 4.–12. Tag, etwas bessere Erfolge wieder in der 3.–4. Woche, danach nur geringe Erfolge.
     - Lungenembolien sofort nach Abklärung einer evtl. chirurgischen Intervention.

- Beim Herzinfarkt innerhalb 4 Stunden nach Auftreten des akuten Ereignisses.

Kontraindikationen

Absolut:
- Frische Operationen oder Verletzungen (Wartezeit: 7–14 Tage).
- Translumbale Aortographie (Wartezeit: 4 Wochen).
- Arterielle Punktionen und i. m. Injektionen (Wartezeit: 7 Tage).
- Generalisierte Blutungsübel (auch Heparin und orale Antikoagulantien müssen vor Lysebeginn in ihrer Wirksamkeit aufgehoben sein).
- Generalisierte Gefäßschäden, insbesondere fixierter Art. Hypertonus über 200/110 mm Hg; Augenhintergrundsveränderungen, Schweregrad II und mehr.
- Vorangegangene Hirnembolie oder strikter Verdacht auf die Möglichkeit einer Hirnembolie.
- Absolute Arrhythmie bei Vorhofflimmern.
- Floride Endokarditis.
- Graviditas bis zur 14. Schwangerschaftswoche.
- Blutende Hämorrhoiden.
- Aktive Lungentuberkulose.
- Akute Pankreatitis.
- Kardiopulmonale Reanimation.

Relativ:
- Alter des Patienten sowie Allgemeinzustand.
- Anamnestisch Hochdruck.
- Diabetes mellitus.
- Wochenbett, Menses, Graviditas > 14. Woche.
- Anamnestisch Ulzera.
- Schwere Leber- und Niereninsuffizienz.
- Schwere Pneumonien.
- Streptokokkeninfekt oder Streptokinasetherapie < als 3 Monate zurückliegend (gilt nicht für Urokinase).
- Urolithiasis.
- Punktion der V. jugularis interna oder der V. subclavia.

Vorbereitung

Voraussetzungen für die Lysetherapie:

- Klinisch:
  - Eingehender Untersuchungsbefund und neurologischer Status.
  - Phlebographischer oder szintigraphischer Verschlußnachweis.
  - Eindeutiger Herzinfarktnachweis.

• Laborchemisch: Quick-Wert, PTT, TZ, Fibrinogen, Reptilasezeit oder Thrombinkoagulasezeit. Blutbild, HK, Hb, Thrombozytenzahl. Urinsediment. Blutgruppe mit Bereitstellung von Blutkonserven.	obligat
FSP, Plasminogen, plasmatische Gerinnungsfaktoren. Serumtransaminasen. Harnpflichtige Substanzen. Streptokinaseresistenztest (in der Anamnese vorangegangener Streptokokkeninfekt).	fakultativ

Medikamente

- *Streptokinase* – Indirekte Plasminogenaktivierung.
  Vorteil: Wirksamkeit und Dosisfrage aufgrund langjähriger Erfahrung weitgehend gesichert.
  Nachteil: schwierige Steuerbarkeit bei Komplikationen.
  Mögliche Antigenität.
- *Urokinase* – Direkte Plasminogenaktivierung.
  Vorteil: gute Steuerbarkeit. Fehlende Antigenität.
  Nachteil: erfolgversprechende Dosis nicht schematisierbar.

Technik – Dosierung

Applikation des jeweiligen Medikamentes kontinuierlich mittels Perfusor oder Infusomat über zentralen – von peripher eingeführten – Venenkatheter in zentraler Lage der Katheterspitze (radiologische Katheterkontrolle mittels Thoraxübersicht). In Ausnahmefällen peripherer Zugang.

- Lysedurchführung *Streptokinase:*
  Dosierung in Form der Schemalyse mit angepaßter Erhaltungsdosis:
  250000 IE initial in 5% Glukoselösung.
  100000 IE als Erhaltungsdosis in 5% Glukoselösung.
  Schrittweise Reduktion um 20000 IE bei mangelhafter lytischer Aktivität im strömenden Blut (gemessen mittels Gerinnungsparametern im Plasma) bzw. Erhöhung der Dosis bei überschießender lytischer Aktivität (gemessen anhand der Gerinnungsparameter im Plasma). Keine vorschnelle Dosisänderung, Kontrolle der Laborparameter doppelt, ggf. unter Blutentnahme an verschiedenen Stellen.

Gabe von Heparin in therapeutischer Dosis bei Nichtansprechen auf Dosisreduktion. Ggf. Substitution von „fresh frozen-plasma" oder Plasminogen und AT III, wenn sich bei mangelhafter lytischer Aktivität eine Indikation zur Fortsetzung der Lyse stellt.

- Lysedosis Streptokinase beim akuten Herzinfarkt: 1,5 Mill. IE in 1 Std., dann Übergang auf Heparin in therapeutischer Dosierung, zusätzlich Thrombozytenaggregationshemmer peroral.
- Lysedurchführung *Urokinase:*
  Dosierung in individuell angepaßter Dosis.
  250000 IE initial in 5% Glukoselösung.
  Dann zunächst mit 100000 E weiter; jedoch individuelle Dosisanpassung in Abhängigkeit der Reptilase oder Thrombinkoagulasezeit. Gleichzeitige Gabe von Heparin in therapeutischen Dosen (von TZ abhängig).
- *Laborchemische Überwachung:*

- *Laborchemische Überwachung:*

– Gerinnungsparameter: Quick-Wert, PTT, TZ, Reptilase oder Thrombinkoagulase 4–6 Std. nach Beginn, dann alle 12 Std. Bei Dosisänderung Kontrolle nach 4–6 Std. (PTT gering bis 2fach verlängert, TZ 1½- bis 3fach verlängert, Reptilasezeit verlängert) (individuellen Ausgangswert beachten). – Blutbild, Hk, Hb, Urinsediment täglich zur Erfassung latenter Blutungen.	obligat
– FSP, Fibrinogen, Plasminogen, AT III und mehr. Serumtransaminasen, Elektrolyte, harnpflichtige Substanzen alle 3 Tage.	fakultativ

Beachte!
TZ wird durch Heparin und Spaltprodukte beeinflußt. Reptilase wird nur durch Spaltprodukte, nicht durch Heparin beeinflußt.

- *Dauer:*
  5–6 Tage Lysedauer anstrebenswert bei tiefen Extremitätenvenenthrombosen. Gegebenenfalls Übergang von Streptokinase auf Urokinase + Heparin.
  14 Tage Lysedauer bei Ausbleiben des Lyseerfolges nach dieser Zeit, wobei dann allerdings die Erfolgschancen unter 30% liegen. Gegebenenfalls länger mit Urokinase oder Übergang von Streptokinase auf Urokinase + Heparin.
  24–48 Std. Lysedauer bei akuter, massiver Lungenembolie.

Komplikationen

- *Spezifisch:*
  Pyrogene Reaktionen auf Streptokinase.
  Allergische Reaktionen auf Streptokinase.
- *Unspezifisch:*
  Blutungskomplikationen (am häufigsten aus Stichkanälen und Wunden).
  Transaminasenanstieg (Streptokinase > Urokinase).
  Verwirrtheitszustände und depressive Verstimmung.
  Kopf- und Gelenkschmerzen.
- *Indikationen zum Behandlungsabbruch:*
  Schwere lebensbedrohliche Blutungen unter Streptokinase (Mikrohämaturie als frühes Warnzeichen!)
  dann: Epsilonaminocapronsäure 6 g i. v.,
  danach 1 g stdl. für 10 Std.
  Erst danach Absetzen der Streptokinase.
  Bei Urokinase: sofortiges Absetzen der Therapie.

  Oberflächliche Blutungen, insbesondere aus Stichkanälen oder Punktionsstellen (Sandsack), stellen *keine* Indikation zum Abbruch der Therapie dar.

Nachbehandlung

- Beendigung der Therapie (Absetzen von Urokinase oder Streptokinase) unter Fortführung von Heparin in therapeutischer Dosis (nach TZ-Verlängerung orientieren).
  - Rasche orale Antikoagulation mit Marcumar unter Quick-Kontrolle (beachte laborchemisch bedingte Quick-Erniedrigung unter Lyse und/oder Heparingabe) für ½ bis 1 Jahr nach Lyse.
  - Auftrainierende physikalische Nachbehandlung am besten in Rehabilitationszentren.
  - Funktionelle Erfolgskontrolle (mit Beurteilung der Funktion der Venenklappen) mittels klinischem Befund, Venenkapazitätsmessung, Ultraschall-Doppler, Phlebodynamometrie und Phlebogramm.
    Phlebogramm als alleiniger Erfolgsparameter nicht ausreichend.

Prinzip

- Stoffaustausch an einer semipermeablen Filtermembran für gelöste Substanzen durch *Diffusion* entlang einem Konzentrationsgefälle zwischen Blutplasma und einer Spülflüssigkeit. Wenn der osmotische Druck der Dialysierflüssigkeit höher ist als der des Blutes, kann dem Organismus Wasser entzogen weden, ebenso wie bei Erhöhung des hydrostatischen Druckes des Blutkompartiments über den der Dialysierflüssigkeit *(Ultrafiltration)*.
  Mit steigendem Molekulargewicht nimmt die Clearance der Stoffe bei Hämodialyse ab.

Indikationen

- Die Hämodialyse der *chronischen* Niereninsuffizienz gehört in der Regel nicht zu den Aufgaben der Intensivbehandlungsstation und geschieht nach eigenen Grundsätzen und Erfahrungswerten.
  Das Einsatzgebiet der Akutdialyse ist:
  1. *ANV* jeglicher Genese, insbesondere bei bedrohlicher Hyperhydratation („fluid lung") und Hyperkaliämie. Bei ANV ohne diese Vitalbedrohung und bei polyurischem ANV stützt sich die Indikation auf die weiteren klinischen und laborchemischen Parameter (s. S. 125).
     – Vorausgegangen sein muß der Versuch, ausreichende Volumenzirkulation und ausreichenden onkotischen Plasmadruck herzustellen (s. S. 127).
     – Danach Stimulationsversuch mit Furosemid (500–1000 mg als Kurzinfusion 30–60 Min.) oder Etacrynsäure 0,5–1 mg/kg Körpergewicht.
  2. Akute respiratorische Insuffizienz bei Hyperhydratation oder akute massive und therapierefraktäre Herzinsuffizienz zum *raschen* initialen Flüssigkeitsentzug (s. auch Hämofiltration).
  3. Akute exogene Intoxikationen, soweit die Substanz dialysierbar ist und die renale Elimination anderen Verfahren überlegen ist oder eine forcierte Diurese angesichts vitaler Bedrohung zu Beginn und im Verlauf einer Vergiftung ineffektiv ist.
     – Gut dialysierbar sind gelöste Salze und Alkohole. Wichtige Einzelindikationen:
       a) Salizylate ab 500 mg/l i. S.
       b) Methanol ab 30 ml eingenommene Menge.
       c) Äthylenglykol, absolute Indikation.
       d) Äthanol ab 4‰ + Atem- und Kreislauflähmung.
       e) Isopropanol ab 19 g/kg Körpergewicht.
       f) Thallium bei Nierenfunktionseinschränkung.
  4. In Kombination mit Hämoperfusion bei schweren exogenen Intoxikationen (z. B. Paraquat, Alkylphosphate) mit Nierenfunktionseinschränkung.

Kontraindikation

- Eine absolute Kontraindikation gibt es nicht. Strenge Risikoabwägung muß bei protrahiertem Schock und schweren Gerinnungsstörungen erfolgen.
  Relative Kontraindikation ist eine infauste Grund- oder Begleiterkrankung.

Vorbereitung

- Klärung der Indikation (postrenales Hindernis ausschließen).
- Aufklärung des Patienten bzw. der Angehörigen.
- Möglichkeit zur Bilanzierung und zum Monitoring schaffen.
- Ruhigstellung und Lagerung des Patienten (Rücken). Einsatz einer Bettenwaage.
- Röntgen-Thoraxübersicht.
- Laborchemisch:
  Blutbild mit Thrombozyten, Hb, Hk, BZ, Na i. S., K i. S., Ca i. S., Kreatinin i. S., Harnstoff i. S., Blutgasanalyse, Kreuzblut.
- Dialyseanweisung mit Dialysatangabe, Heparin-Protamin-Dosis, Überwachungsparameter und Zeitpunkt angestrebter Dauer der Hämodialyse sowie angestrebter Gewichtsreduktion schriftlich niederlegen.

Technik – Dosierungen

- Zugangswege für Katheter unter sterilen Bedingungen schaffen. Am besten Shaldon-Katheter per Seldingertechnik.
  1. 1 Zugangsweg bei Möglichkeit zur „Single-needle-Technik" über:
     - V. jugularis int.
     - V. subclavia.
     - V. femoralis.
  2. 2 Zugangswege bei Nichtvorhandensein dieser Möglichkeit wie bei Hämoperfusion (s. S. 331).
  3. Scribner-Shunt. Nur noch in Ausnahmefällen, wenn häufige Dialysen zu erwarten oder Katheter nicht möglich sind (Zeitverlust, Shuntvolumen, Thrombose, Blutungsrisiko).
- Radiologische Lagekontrolle der Katheter zumindest bei Zugang über V. subclavia oder V. jugularis.
- Die Überwachung und Durchführung der Hämodialyse richtet sich nach der Indikation und der vorhandenen Ausrüstung.
  Allgemein gilt:
  - EKG-Monitoring.
  - Blutdruck, Puls ½stdl.
  - ZVD (wenn Möglichkeit vorhanden) 2stdl.

- Gewicht stdl.
- Dialyseprotokoll führen!

Heparinsisierung kann regional oder allgemein erfolgen. Die allgemeine Heparinisierung kann kontinuierlich oder intermittierend, in jedem Fall jedoch intravenös, erfolgen.

Laborkontrollen:

Mindestens einmal während der Dialyse sowie nach Abschluß Blutbild mit Thromboyzten, Hb, Hk, BZ, Na i. S., K i. S., Ca i. S., harnpflichtige Substanzen, Blutgasanalyse.

Beachte!

Nephrotoxische Medikation, soweit nicht vital erforderlich, auch unter Hämodialyse vermeiden.

Dosisanpassung in Abhängigkeit der Elimination durch Hämodialyse.

Antibiotika werden jeweils *nach* Hämodialyse verabreicht in einer Einzeldosis, die der Erstdosierung beim Nierengesunden entspricht.

- Dialysedauer und Frequenz:
  - Dauer: 4–6 Stunden.
  - Frequenz: unabhängig vom Anstieg harnpflichtiger Substanzen täglich bis 2täglich.

Komplikationen

- Zerebrale Krampfanfälle.
- Hartwassersyndrom.
- Fieberreaktionen.

Dialysehypoxämie:
- O_2-Zufuhr erhöhen.

- Dialysehypotonie:
  - Plasmaersatz, vasoaktive Substanzen.
- Thrombopenie (meist wenig ausgeprägt bei Akutdialysen).
- Blutungen:
  - Heparindosis reduzieren.
- Hämolyse.

Nachbeobachtung

- Jede Hämodialyse erfordert eine konsequente Nachbeobachtung nach allgemeinen Intensivkriterien.
- Thoraxübersicht nach Abschluß (insbesondere bei Überwässerung).
- Laborkontrollen mit Gerinnungsstatus und Elektrolytstatus sowie harnpflichtiger Substanzen einige Stunden nach Beendigung der Hämodialyse und unmittelbar vor jeder weiteren Hämodialyse.

- Die Hämodialyse-Behandlungsserie kann beendet werden, wenn:
  - akute exogene Noxen meßbar eliminiert sind und/oder aufgrund der klinischen Situation eine Indikation nicht mehr besteht;
  - der vorher anurische Patient in die polyurische Phase kommt (Urinproduktion > 1000 ml/24 Std.) und die harnpflichtigen Substanzen bei Laborkontrollen gleichbleiben oder stetig abfallen.
- Stimulationsversuche mit Furosemid während der Hämodialyseserie wegen möglicher zusätzlicher Tubulusschädigung vermeiden. Furosemid, falls erforderlich, erst nach Beendigung der Hämodialyseserie.
- Exakte Bilanz in der polyurischen Phase verhindert prärenale Niereninsuffizienz und Rückschläge.

Hämofiltration

Prinzip

- Die Hämofiltration ist ein Verfahren zur Abtrennung toxischer Substanzen aus dem Blut. Die treibende Kraft für den Stoffaustausch an einer Filtermembran ist der Transmembrandruck. Transmembrandruck und molekulare Trenneigenschaften der Membran bestimmen Qualität und Quantität der zu eliminierenden Substanzen, unabhängig von ihrer Plasmakonzentration. Mit der Hämofiltration können Moleküle von 300–30000 Dalton ausgeschieden werden. Das Ultrafiltrat wird verworfen und muß künstlich ersetzt werden.

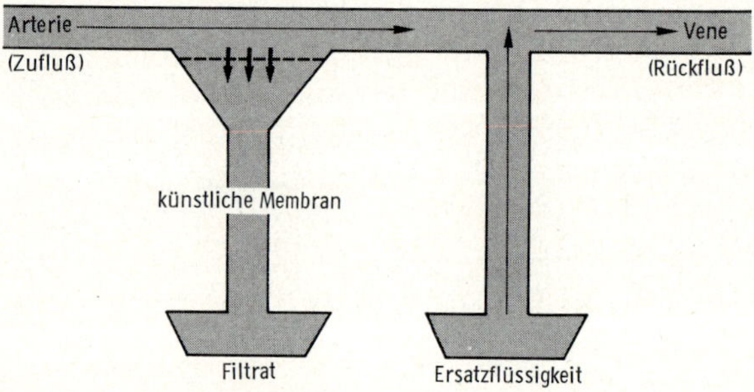

Indikation

- Die Wirksamkeit ist für viele Stoffe noch in der klinischen Erprobung.
- Der Einsatz kann erfolgen bei:
  - Niereninsuffizienz und/oder schwer therapierbaren Überwässerungszuständen (akute respiratorische Insuffizienz mit Hyperhydratation, akute massive therapieresistente Herzinsuffizienz).
  - Intoxikationen durch Noxen mit einem Molekulargewicht > 300 Dalton und Substanzen, die, in der Nase filtiert, jedoch größtenteils rückresorbiert werden.
  - Krankheiten, für die die Plasmazellseparation ein therapeutisches Prinzip darstellt (s. S. 337) (sog. Plasmafiltration).

Vorbereitung

- Bereitstellung von Ersatzflüssigkeit, Albumin, „fresh frozen-plasma".
- Monitoring und Bilanzierung des Patienten sicherstellen.
- Laboranalytisch:
  - Blutbild mit Thrombozyten, Hb, Hk, Elektrolytstatus, harnpflichtige Substanzen, Elektrophorese, Kreuzblut.
  - Falls möglich: Quantitativer Giftnachweis bei Intoxikationen.
  - Quantitative Immunglobuline oder Immunkomplexe bei Autoimmunkrankheiten.

Geräte – Technik

Verschiedene apparative Möglichkeiten:

- Hämofiltrationsanlage mit volumetrischer Bilanzierung und Substitution der Ersatzflüssigkeit.
  Zugangswege und Überwachung sowie allgemeine Heparinisierung wie bei Hämodialyse (s. S. 325).
- Umgebaute Dialysemaschine mit Thermostatisierung der Ersatzflüssigkeit im Dialysekreislauf sowie weiterer Blutpumpe für die Ersatzflüssigkeit. Der Unterdruck auf Filtratseite wird mit der Wasserstrahlpumpe erzeugt.
  Zugangswege und Überwachung sowie allgemeine Heparinisierung wie bei Hämodialyse (s. S. 326).
- Dialysemaschine unter Nutzung des Monitoring und der Rollerpumpe ohne Dialysierflüssigkeit unter Zwischenschaltung eines geeigneten Hämofilters, Auffangbehälter und Zufluß von Albumin und „fresh frozen-plasma" am venösen Schenkel.
- Monitorlose Hämofiltration mittels arteriellem Zufluß, venösem Abfluß und Dauerheparinisierung. Der Transmembrandruck wird hier durch den arteriellen Druck des Blutes und hydrostatischen Unterdruck des filtratführenden Schlauches erzeugt (sog. arterio-venöse Hämofiltration).
  Geeignet für nicht speziell eingerichtete Intensiveinheiten.
- Die Dauer der Einzelbehandlung und der Behandlungsserie richtet sich nach dem klinischen Befund und der Objektivierung der Substanzelimination.

Komplikationen

- Insgesamt weniger als bei Hämoperfusion und Hämodialyse, was ein Hauptvorteil gegenüber den genannten Verfahren ist.
  - Luftembolie.
  - Membranruptur.
  - Hyper- und Hypovolämie (Bilanzierungsprobleme).
  - Albuminverlust (Ersetzen!).
  - Immunglobulinverlust (Ersetzen!).
  - Hypertonie.
  - Schüttelfrost.
  - Blutungen.

Nachbehandlung – Nachbeobachtung

- Spezifische Nachbehandlung nicht erforderlich.
- Nachbeobachtung, insbesondere Laborkontrollen wie bei Vorbereitung unerläßlich.
- Bei lang andauernder Behandlung Eiweißverluste (Albumin, Globulin) beachten und ggf. substituieren (Infektionsgefahr durch Antikörperverluste).
- Mögliche Infektionsübertragung (Hepatitis) durch „fresh frozen-plasma" beachten und Leberparameter kontrollieren.

Prinzip

- Die Hämoperfusion ist ein Verfahren zur extrakorporalen Detoxikation, bei dem Aktivkohlegranula oder Austauschharze mit Blut perfundiert werden. Dabei werden Gase und gelöste Substanzen an der Oberfläche dieser Feststoffe durch Bindungskräfte an den Grenzflächen gebunden.

Indikation

- Man kann zwischen gesicherter und möglicher Indikation unterscheiden.
  1. *Gesicherte Indikationen:*
     Schwere akute perorale Intoxikationen mit Stoffen geringer Plasmaeiweißbindung in vital bedrohlicher Blutkonzentration, wenn andere Verfahren nicht mehr oder nicht erfolgversprechend sind.
     a) *Absolute Indikation:* Paraquat oder Deiquat.
     b) *Indikation abhängig vom Schweregrad:*
        – Klinisch-neurolog. Befund einer schweren Vergiftung (z. B. Reed IV).
        – EEG (z. B. burst suppression).
        – Kritische Blutspiegel (potentiell letal) (s. Tab. 26).
        Die Indikation ist gegeben, wenn *zwei* der genannten drei Voraussetzungen vorliegen.

  Beachte!
  Hämoperfusion ersetzt nicht die primäre Giftelimination und die Allgemeinmaßnahmen der Intensivtherapie.
  Unter Wahrung der Verhältnismäßigkeit der Mittel nie auf nur 1 Voraussetzung (z. B. „burst suppression EEG“) basierend hämoperfundieren.
  2. *Mögliche Indikationen:*
     – Leberzerfallskoma:
     a) foudroyante Hepatitis,
     b) toxisch, insbesondere bei Knollenblätterpilzintoxikationen.

Tabelle 26 Kritische Blutspiegelkonzentrationen der wichtigsten Noxen

Demeton	3 mg/l	Diphenhydramin	10 mg/l
Parathion	0,2 mg/l	Gluthetimid	20 mg/l
Dimethoat	1 mg/l	Chinidin	10 mg/l
Bromcarbamide	40 mg/l	Digitoxin	80 mg/l
Phenobarbital	100 mg/l	Paracetamol	200 µg/l
Andere Barbiturate	50 mg/l	Salizylate	300 mg/l
Metaqualon	40 mg/l		

Vorbereitung

- Nach Möglichkeit stabile Gesamtsituation (Herz-Kreislauf, Atmung) herstellen.
- Laboranalyse:
  - Blutbild *mit* Thrombozytenzahl, Hb, Hk.
  - Gerinnungsstatus (Quick-Wert, PTT, TZ).
  - Blutgruppenbestimmung und Bereitstellung von 4–6 Konserven Vollblut.
  - Elektrolyte i. S.
  - Harnpflichtige Substanzen i. S.
  - Blutgasanalyse.
  - Laktat i. S.
- Rückenlagerung der Patienten (ggf. Sedierung, Fixierung).

Instrumente – Geräte

- Aktivkohlekartusche (z. B. Fresenius und die DHP 1 Boehringer, Mannheim).
- Kunstharzkartusche (z. B. Fa. Braun).
- Gemischte Kartusche (z. B. Gambro).
- Die Wahl der für die Substanz am besten geeigneten Kartusche soll sich an den jeweils neuesten Ergebnissen orientieren. Das Einleiten der Hämoperfusion sollte dadurch jedoch nicht verzögert werden, da die Auswahl nur einen Teilaspekt darstellt.
- Rollerpumpe oder spezielles Gerät zur Hämoperfusion mit Flow-Kontrolle und Druckmanometer.
  Optische und/oder akustische Alarmkontrollmöglichkeit. Luftfalle.
  Schlauchsystem „arteriell-venös“ mit „bubble catcher“ und Mikrofilter.

Technik – Dosierung

- Zugangswege mittels Seldinger-Technik und großlumigen Kathetern unter sterilen Bedingungen über:
  - V. jugularis int. oder V. subclavia bei Single-Needle-Technik.
  - Femoralgefäße: venovenös, arteriovenös möglich.
  - Femoralgefäß/V. subclavia.
  - Femoralgefäß/V. jugularis.
  - Subklavia/V. jugularis.

  Cave!
  Beiderseits Subklaviapunktion.
  Möglich:
  - Beiderseits Jugularispunktion.
  - Möglich ist der Rückfluß über weitlumigen *peripheren* Zugang.

  Radiologische Katheterkontrolle erforderlich.

- Kartuschenschlauchsystem mit 1000 ml NaCl 0,9% une 2000 IE Heparin durchspülen.
- Kartuschenschlauchsystem mit Humanalbumin 5% und 2000 IE Heparin füllen (besser als Kochsalz, insbesondere bei Blutdruckproblemen).
- Initial 2000 IE Heparin auf 10 ml NaCl 0,9% langsam i. v. systemisch.
- Vor Beginn langsam 100 mg Prednisolon i. v.
- Regionale Heparinisierung:
  - Heparin kontinuierlich i. v. *vor* Kartusche ins Schlauchsystem.
  - Protamin kontinuierlich i. v. *nach* Kartusche ins Schlauchsystem.

  Dosis und Zufuhrraten so berechnen, daß im Blutkreislauf im Nettoeffekt 500 IE Heparin/Std. ungepuffert verbleiben (bei Niereninsuffizienz weniger).
- Langsam beginnen – Flow bis Optimum steigern.
- Kontrollen:
  - Klinisch:
    Blutdruck, Puls ½stdl.
    Temperatur und ZVD 1stdl.
    Allgemeine Intensivüberwachung.
    EKG-Monitoring.
  - Laborchemisch:
    Blutbild und Thrombozyten, Quick-Wert, PTT, TZ, Laktat (Anstieg möglich).
    Blutgase (pO_{2a} Abfall möglich, Azidose möglich).
  - Dauer der Perfusion richtet sich nach der Kartusche.

Komplikationen

- Blutungen:
  - Generalisiert (insbesondere Nasen-Rachen-Raum).
  - Lokal aus den Stichkanälen → TZ Kontrolle, Protamin ggf. erhöhen.
  - Blutgerinnsel im Kartuschenschlauchsystem ggf. Protamin ↙ oder Systemwechsel.
  - Allergische Reaktionen → Kortikosteroide.
  - Kreislaufdepression → Vasoaktive Substanzen.
  - Druckerhöhung – Negativdruck → Katheter durchspülen, ggf. System kurzschließen und Katheter wechseln.
  - Thrombozytopenie → Therapieabbruch bei < 30000–50000. → Thrombozytenreiches Frischplasma.
  - pO_{2a} ↙ (meist zu Beginn passager) → O_2-Gabe erhöhen.
  - Azidose (meist zu Beginn) → ausgleichen.

Nachbehandlung – Nachbeobachtung

- Katheter liegen lassen und perfundieren, solange weitere Hämoperfusion vorgesehen oder wahrscheinlich.
- Gerinnungsstatus und Blutbild mit Thrombozyten kontrollieren. Weitere Hämoperfusion nicht bei Thrombozyten < 50000.
- Beendigung der Behandlung, wenn keine Giftkonzentration mehr im Blut nachweisbar ist oder bei minimaler Blutspiegelkonzentration. Gesamtsituation mit einbeziehen.
  Beachte!
  Rückdiffusion vieler Substanzen aus dem Gewebe ins Blut (besonders bei Alkylphosphaten) möglich, daher Hämoperfusionsbereitschaft bis 24 Std. nach letzter Blutanalyse aufrechterhalten. Bei Deiquat und Paraquat so lange hämoperfundieren, bis Kontrolle im Serum *und* im Urin negativ ist.

Prinzip

- Mit der Peritonealdialyse macht man sich die Tatsache zunutze, daß das Peritoneum eine Austauschmembran zur selektiven Diffusion und Filtration von Noxen, Wasser und Elektrolyten darstellt. In den Bauchraum infundiertes Dialysat steht dabei in dichtem Kontakt zum Peritoneum und ermöglicht so eine effektive Osmose je nach Art der Spülflüssigkeit.
  Man unterscheidet:
  - IPD (=intermittent peritoneal dialysis).
  - CPD (= continuous peritoneal dialysis).
  - CAPD (= continuous ambulatory peritoneal dialysis).

  Methode der Wahl in der Intensivtherapie ist die CPD.

Indikation

- Grundsätzlich gilt das Indikationsspektrum der Hämodialyse und auch der Hämofiltration.
- Hauptvorteil der CPD ist die einfache Handhabung, die auch eine Durchführung in nicht speziell eingerichteten Krankenhäusern ermöglicht.
  Weitere Vorteile sind:
  - Keine generelle Heparinisierung erforderlich.
  - Flüssigkeitsentzug mit geringer Kreislaufbelastung.
  - Weniger invasiv.
  - Unabhängigkeit vom Gefäßzugang.
- Nachteile sind jedoch:
  - Geringere Effizienz.
  - Eiweißverluste.
  - Eher Überwässerung möglich.
  - Gefahr der Peritonitis.

Vorbereitung

- Rasieren der Bauchdecke.
- Instrumentarium zur Bauchdeckenpunktion und Katheterfixierung richten.
- Entsprechendes Dialysat bereitstellen.
- Sterile Kompressen und Abdecktücher richten.
- Laboranalyse wie bei Hämodialyse.

Geräte – Technik

- Das einfachste System ist ein Infusionsständer mit erwärmter Spülflüssigkeit, ein Überleitungsschlauchsystem und ein Abflußbehälter.
- Halbautomatische Geräte.
- Vollautomatische Geräte.
- Nach Lokalanästhesie und Stichinzision wird unter sterilen Kautelen ein Stilettkatheter (Trenckhoff-Katheter) an der Grenze zwischen oberem und mittlerem Drittel Nabel-Symphysen-Linie in den Bauchraum eingeführt.
- Instillation der Spülflüssigkeit je nach Gerät. In jedem Fall Erstmenge rasch. 1,5–2 Liter Dialysat einlaufen lassen und nach kurzer Verweildauer kontrolliert ablaufen lassen. Dieses Verfahren wird nach Möglichkeit kontinuierlich wiederholt und Pausen nach technischen Möglichkeiten und klinischer Zumutbarkeit eingelegt.
- Allmähliche Negativbilanz herbeiführen.
- Überwachung und Kontrollen wie bei Hämodialyse.

Komplikationen

- Katheterverstopfung bzw. Flußbehinderung ggf. 1000 IE Heparin/2 l Dialysat.
- Überwässerung (Bilanzproblem).
- Hypokaliämie (Kontrollproblem).
- Hypovolämie.
- Eiweißverluste.
- Blutungen.
- Perforationen.
- Peritonitis.

Prinzip

- Das therapeutische Prinzip der Plasmapherese ist die Elimination von Plasmaproteinen und proteingebundenen toxischen Substanzen.
  Plasma wird separiert und ersetzt (Plasmaaustausch). Der Hämofiltration mit großporigen Membranen (sog. Plasmafiltration) verwandtes Verfahren.

Indikation

- Es gibt eine Reihe von Indikationen, insbesondere aus dem immunologischen Bereich, die als möglich gelten, jedoch ungesichert sind.
  Folgende Auswahl wichtiger Krankheitsbilder lassen die Plasmaaustauschbehandlung als gesichert indiziert in krisenhaften Situationen erscheinen.
  1. Immunologische Erkrankungen:
     - Goodpasture-Syndrom.
     - Myasthenia gravis.
     - Entzündlich systemische Erkrankungen (wie z. B. LED) bei Erschöpfung aller konservativer Möglichkeiten.
  2. Guillain-Barré-Syndrom.
  3. Endogene Intoxikationen:
     - Thyreotoxische Krise.
  4. Para- und Dysproteinämien.
  5. Exogene Intoxikationen mit Stoffen hoher Plasmaeiweißbindung (s. auch Hämofiltration).

Vorbereitung

- Wie bei Hämofiltration (s. dort).

Geräte – Technik

- *Einfachste Methode:*
  - Abnahme von Blut in Blutkonserven.
  - Zentrifugieren.
  - Rückgabe der Blutzellen und Ersatz der Eiweißverluste.
  1. Vorteil: kaum organisatorische Vorbereitungen.
  2. Nachteil: Einschränkung der Effizienz durch quantitative Begrenzung.
  3. Ein zentraler Venenkatheter ist im Prinzip ausreichend, besser jedoch 2 venöse Zugänge, um Volumenentzugsprobleme direkt kompensieren zu können.

- *Blutzellseparation mit Trennung im Schwerefeld:*
  - Diskontinuierlicher Blutfluß.
    Vorteil: nur ein Katheter erforderlich (single needle).
    Nachteil: mehr Zeitaufwand, Bilanzprobleme.
  - Kontinuierlicher Blutfluß.
    Vorteil: langzeitige Plasmaseparation ohne wesentliche Bilanzprobleme.
    Nachteil: zwei Katheter erforderlich.
- Geräte sowie Plasmaersatz nach dem Prinzip der *Hämofiltration* unter Verwendung großporiger Membranen (sog. Plasmafiltration) (s. S. 328).

Komplikationen

- Volumenprobleme.
- Unterkühlung.
- Elektrolytverluste.
- Unverträglichkeitsreaktionen.
- Blutungen.
- Antikörperverlust.

Wiedererwärmung bei Hypothermie

Prinzip

- Steigerung der Körperkerntemperatur zur Behebung oder Vermeidung von Komplikationen der Hypothermie (s. u.).

Indikationen

- Aktive Wiedererwärmung bei jeder schweren Hypothermie (Rektaltemperatur unter 32 °C).
- Bei mäßiger Hypothermie genügt in der Regel passive Erwärmung.
  Beachte!
  Mäßig subnormale Temperaturen von 35–36 °C sind bei kritisch Kranken aus metabolischen Gründen günstiger als überhöhte Werte.

Technik

- Passive Wiedererwärmung durch Steigerung der Umgebungstemperatur: Einhüllen in Wolldecken, warme Räume von 25–30 °C.
- Aktive Erwärmung von außen durch warmes Vollbad mit Temperaturen von 40–42 °C bei jungen, gesunden Menschen nach Kälteexposition.
  Beachte!
  Aktive und rasche Erwärmung von außen ist bei älteren Menschen gefährlich und ist bei Patienten mit Schlafmittelvergiftung kontraindiziert.
  Gründe: Blutdruckabfall und Zunahme der Azidose bei Erwärmung der Körperschale und fortbestehender Hypothermie des Körperkerns.
- Aktive Erwärmung des Körperkerns:
  - Infusion angewärmter Lösungen (39–40 °C).
  - Hämodialyse oder Hämoperfusion mit überwärmtem Dialysat.
  - Vorsichtige Wiedererwärmung bedeutet Zunahme der Temperatur um etwa 1 °C/Std.

Komplikationen

- Herzrhythmusstörung, im Extremfall Kammerflimmern.
- Blutdruckabfall durch periphere Vasodilatation.
- Verstärkung einer Azidose.
- Lokale Wärmeläsion der Haut bei unsachgemäßer Erwärmung von außen.

Kühlung bei Hyperthermie

Prinzip

- Anwendung symptomatischer temperatursenkender Maßnahmen unabhängig von der Behandlung des Grundleidens.
- Hyperthermie geht einher mit gesteigertem Metabolismus und hyperkinetischer Kreislaufeinstellung:
  - Erhöhter Kalorienumsatz.
  - Gesteigerter Sauerstoffverbrauch.
  - Hyperventilation mit Hypokapnie (es besteht eine lineare Korrelation zwischen Körpertemperatur und pCO_{2a}).
  - Tachykardie.
  - Steigerung des Herzminutenvolumens.
- Hyperthermie ist bei kritisch Kranken ausgesprochen häufig, die Ursachen sind vielfältig und komplex:
  - Temperatursteigerung als Teil der Pathophysiologie akuter schwerer Erkrankungen jeder Genese.
  - Fieber durch Infektionen und infektiöse Komplikationen.
  - Exzitationsstadium der Schlafmittelvergiftung.
  - Spezielle Vergiftungen, besonders Atropinintoxikation.
  - Thyreotoxikose.
  - Schädel-Hirn-Trauma.

  Beachte!
  Fieber bedeutet beim Intensivpatienten nicht gleich Infektion.
  Beachte!
  Typische infektiöse Komplikationen des Intensivpatienten sind:
  - Pulmonale Infekte bei Intubierten und Beatmeten.
  - Harnwegsinfekte bei Blasendauerkathetern.
  - Wundinfektionen.
  - Gefäßkatheterinduzierte Infektionen.

  Der Nachweis pathogener Keime per se genügt nicht zur Diagnose, vielmehr ist die Trennung von Kontamination und Infektion stets anzustreben.
- Sepsis ist selten primäre Ursache zur Aufnahme in die Intensivstation, 3–4mal häufiger tritt sie als Komplikation während der Intensivbehandlung auf. Sepsis ist ein zentraler pathogenetischer Faktor in der Entwicklung des multiplen Organversagens: septische Lunge, septischer Schock, septisch ausgelöstes akutes Nierenversagen, Koma bei Sepsis, gastrointestinale Streßblutungen bei Sepsis, septisch ausgelöste Leberinsuffizienz.

Indikationen

- Anhaltende Steigerung der Körpertemperatur über 39 °C.

Technik

- Medikamente mit sedierender und neurovegetativ blockierender Wirkung zur Hemmung der Wärmeproduktion und der körpereigenen Gegenregulationen bei Wärmeentzug:
  „Lytische Mischung" (200 mg Dolantin + 100 mg Atosil + 1,2 mg Hydergin), davon 1 ml ½–2stdl. i. v.
  Mäßige Fieberzustände bis 38,8 °C können allein mit lytischer Mischung behandelt werden.
- Wärmeentzug durch Kühlung (in Kombination mit lytischen Medikamenten).
  - Aufdecken des Patienten (= Erniedrigung der Umgebungstemperatur).
  - Einschalten eines Ventilators (= Luftstromkühlung).
  - Auflegen von kalten Kompressen auf Extremitäten und Stamm (= Wärmeentzug durch Verdunstung).
  - Auflegen von Eisbeuteln oder Plastik-Gel-Kühlelementen auf die Gegend der großen Arterien (Halsregion, Leistengegend) (= Blutstromkühlung).
- Antipyretika zur medikamentösen Beeinflussung des Temperaturzentrums.
  Akute, steile Temperaturanstiege sind in der Regel nur durch die Gabe von Metamizol zu beherrschen. Die wiederholte Gabe von Antipyretika wird wegen der bekannten Nebenwirkungen wenn möglich vermieden. Im Einzelfall ist zwischen der Gefährdung durch Hyperthermie und Arzneimittelnebenwirkungen abzuwägen.

Prinzip

- Alle Patienten bedürfen im Rahmen der Intensivtherapie einer gezielten physikalischen Therapie, die in der Regel von Krankengymnastinnen vorgenommen und von den Schwestern der Intensivstation ergänzt werden soll.
- Die physikalische Therapie besteht in
  1. Passiver Übungsbehandlung mit
     - Durchbewegen sämtlicher Gelenke beim sedierten und insbesondere relaxierten Beatmungspatienten.
     - Manueller und apparativer Vibrationsbehandlung zur Lungenpflege.
  2. Aktiver Übungsbehandlung mit
     - Atemgymnastik.
     - Atemtherapie.
     - Aktiven isometrischen und isotonischen Spannungsübungen.
     - Mobilisierungstraining insbesondere nach Herzinfarkt.

Indikation und Durchführung

- Die Indikation zur passiven oder aktiven Krankengymnastik erfolgt nicht nach starren Richtlinien, sondern muß sich am Einzelfall orientieren.
- Das krankengymnastische Personal muß täglich vom Arzt über Art der Erkrankung, Zustand des Patienten und möglichen Belastungsgrad informiert werden.
- Behandlungszeiten sind festzulegen und mit dem Pflegepersonal zu koordinieren.
- Eine zweimalige tägliche Behandlung von 15 Min. mit ausreichend großem zeitlichen Abstand ist optimal.
- Sedierte und relaxierte Beatmungspatienten bedürfen der konsequenten passiven Durchbewegung, um Versteifungen der Gelenke mit und ohne Verkalkungen des Kapsel- und Bandapparates zu verhindern.
- Bei nur leicht sedierten Patienten ist ein frühestmöglicher Einsatz isometrischen Muskeltrainings zu beginnen. Dies gelingt auch oft bei stärker sedierten Beatmungspatienten, wenn die Befehle klar und sich wiederholend gegeben werden.
- In der Aufwachphase gehen passive und aktive Übungsbehandlung ineinander über, und bei der Entwöhnung vom Respirator und schließlich Spontanatmung liegt die Betonung auf Atemgymnastik und -therapie.
- Mit der Mobilisierung sollte erst bei kompletter Spontanatmung aufsteigend begonnen werden bis hin zum Gehtraining.

Komplikationen

- Ergeben sich aus unsachgemäßer Durchbewegung von Extremitäten mit liegenden Gefäßkathetern (Information!).
- Herz- und Kreislaufprobleme.
  Vorbeugung:
  Anwesenheit von erfahrenem Pflegepersonal, ärztliche Kontrollen, Puls und Blutdrucküberwachung.
- Komplikationen durch ungezielte und falsche Indikationsstellungen bei schwerstkranken Patienten mit multiplem Organversagen.
  Beachte!
  Bei Mangel an qualifiziertem Personal Schwerpunkte setzen. Keine Behandlung während der Hämodialyse, Hämoperfusion oder Hämofiltration.

Nachbehandlung

- Nach intensivtherapeutisch orientierter Krankengymnastik frühzeitig mit gezielter Krankengymnastik aufgrund spezieller Krankheitsbilder beginnen, z. B. Thrombosenachbehandlung, Herzinfarktnachbehandlung, Gehschule, aktives Muskeltraining.
  Beachte!
  Sorgfältige Instruktionen geben.
  Krankengymnastisches Personal nicht nur zum Spazierengehen mit dem Patienten abstellen.

Prinzip

- Die forcierte Diurese ist ein Behandlungsverfahren zur sekundären Giftentfernung, bei dem die renale Elimination bestimmter Schadstoffe durch Hemmung der passiven tubulären Rückdiffusion gesteigert wird. Eine wesentliche Änderung glomerulärer Filtration oder tubulärer Sekretion wird durch die forcierte Diurese nicht erreicht.
- Die Wirksamkeit der forcierten Diurese hängt in hohem Maße von der Lipoidlöslichkeit der Substanz ab und läßt sich für einzelne Noxen durch Änderung des Ionisationsgrades mittels Ansäuerung bzw. Alkalisierung der Tubulusflüssigkeit steigern.

Indikation

- Von seiten der *Substanz,* wenn diese
  - eine hauptsächliche renale Clearance aufweist und eine Steigerung der renalen Elimination bewiesen ist;
  - eine niedrige Plasmaeiweißbindung besitzt.
- Von seiten des *Patienten,* wenn:
  - die Vergiftungsdiagnose ausreichend gesichert ist und
  - die Zufuhr hoher Mengen von Wasser und Elektrolyten über den Basisbedarf hinaus toleriert wird.
- Toxikologische Analytik der Substanzen und ihrer Metaboliten sowie Quantifizierung der ausgeschiedenen Mengen haben die Wirksamkeit der forcierten Diurese erheblich relativiert, so daß die Anwendung eine strenge Indikationsstellung erfordert und weniger großzügig gehandhabt werden sollte.
- Nachfolgende Aufstellung nennt gesicherte Indikationen wichtiger Substanzen, die sehr gut bzw. gut eliminierbar sind:
  - Salizylate.
  - Barbital.
  - Phenobarbital.
  - Lithiumsalze.
  - Thallium.
  - Meprobamat.
  - Isoniacid.
  - Kalzium bei bedrohlicher Hyperkalzämien.

Kontraindikationen

- Unklare Komata.
- Medikamente, die zu einer Permeabilitätsstörung führen und bei positiver Flüssigkeitsbilanz Lungen- und Hirnödem bedingen können (Methaqualon, Carbromal).

- Schädel-Hirn-Traumen.
- Einschränkung der Nierenfunktion, soweit nicht prärenalexsikkotisch bedingt.
- Manifeste Herzinsuffizienz, insbesondere bei älteren Patienten.
- Unsichere oder fehlende Wirksamkeit der forcierten Diurese zur Giftelimination.

Vorbereitung

- Voraussetzung für exakte Flüssigkeitsbilanz schaffen.
- Elektrolyte und harnpflichtige Substanzen sowie Blutgasanalyse als Ausgangswerte.
- Zentraler Venenkatheter in ZVD-Position.
- EKG-Monitoring.
- Blasenkatheter.

Medikamente – Dosierungen

- 5%ige Glukoselösungen mit Natriumchlorid-, Kaliumchloridkonzentraten.
  10%ige Glukoselösungen mit Natriumchlorid-, Kaliumchloridkonzentraten.
  Furosemid.
- *Forcierte Diurese:*
  500 ml Glukose 5%ig stdl. (entsprechend 12l/24 Std.).
  1. Glukose 5%ig 500 ml + 40 mval NaCl + 20 mval KCl,
  2. Glukose 5%ig 500 ml + 40 mval NaCl + 20 mval KCl,
  3. Glukose 5%ig 500 ml + 40 mval NaCl,

  dann
  4. wie 1.,
  5. wie 2.,
  6. wie 3. usw.

  – Furosemid in Abhängigkeit von ZVD und Harnvolumen.
- *Mäßig forcierte Diurese:*
  10%ige Glukoselösung 2 stdl. (6 l/24 Std.).
  1. Glukose 10%ig 500 ml + 40 mval NaCl + 20 mval KCl,
  2. Glukose 10%ig 500 ml + 40 mval NaCl + 20 mval KCl,
  3. Glukose 10%ig 500 ml + 20 mval KCl.

  – Furosemid in Abhängigkeit von ZVD und Ausscheidung.
- Überwachung:
  – Urinausscheidung 1stdl.
  – ZVD 2–4stdl.
  – Blutdruck, Puls 1stdl.
  – Na, K, Blutgase 8stdl.
- Beendigung der forcierten Diurese, wenn der Patient wach und ansprechbar ist.

- Fortsetzung der Bilanzierung und Überwachung, bis der Patient voll enteral ernährt und eine stabile Gesamtsituation hergestellt ist.

Komplikationen

- Ergeben sich insbesondere aufgrund Nichtbeachtung der Kontraindikation und fehlender Detailkenntnis der Substanz sowie des Elektrolyt- und Wasserhaushaltes:
  - Hypokaliämien, Hyponatriämien.
  - Hyperkaliämien, Hypernatriämien.
  - Hypoxämie durch Zunahme des intravasalen Lungenwassers (interstitielles Lungenödem).
  - Hypervolämie mit Lungen- und Hirnödem, Herzinsuffizienz.
  - Hypovolämie mit prärenaler Niereninsuffizienz.

Sachverzeichnis